ANNE WANITSCHEK · SEBASTIAN VIGL

Gesund mit heimischen Heilpflanzen

Mit 10 Heilkräutern 100 Beschwerden und Erkrankungen behandeln

Mit Beiträgen vom Extrembotaniker Jürgen Feder

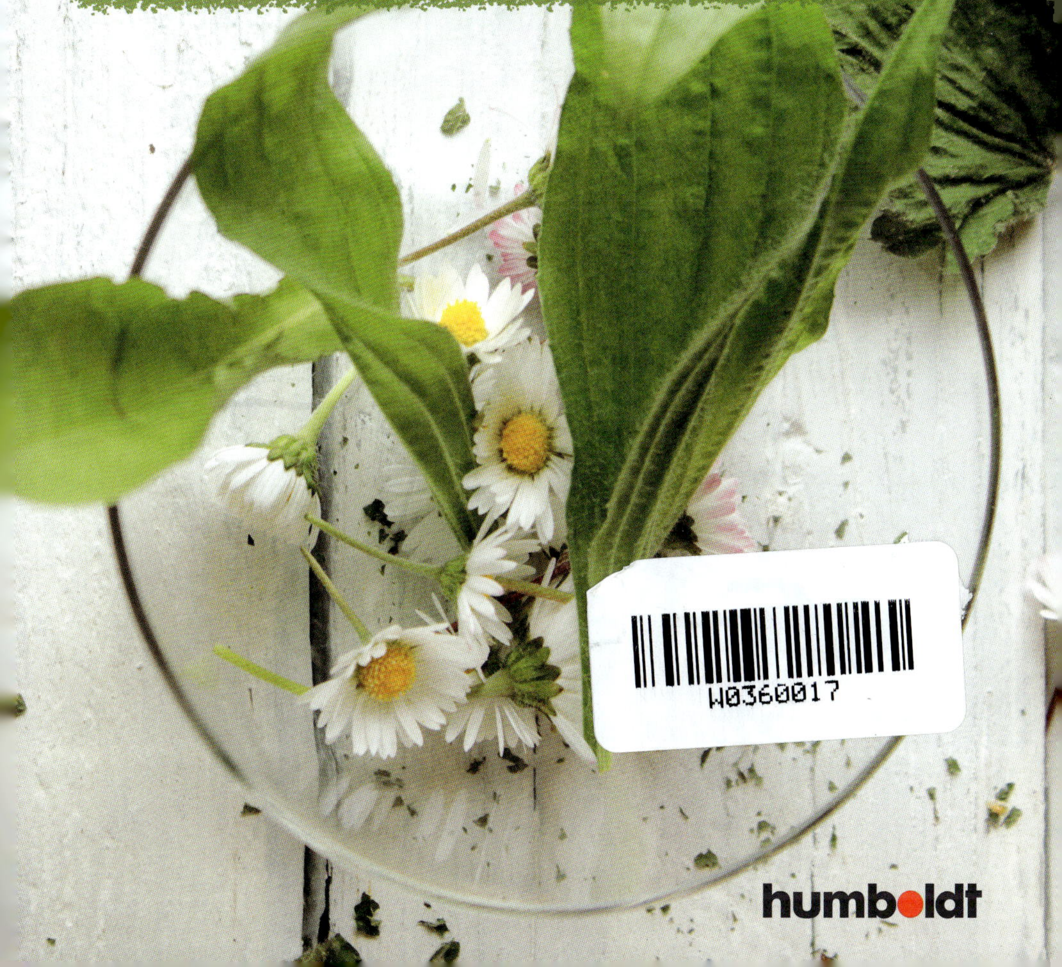

humboldt

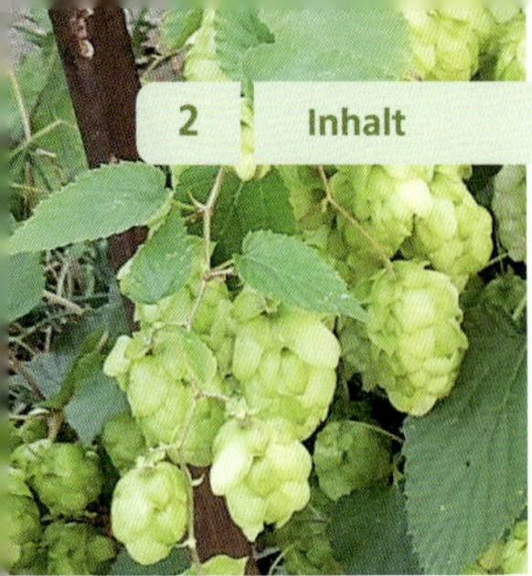
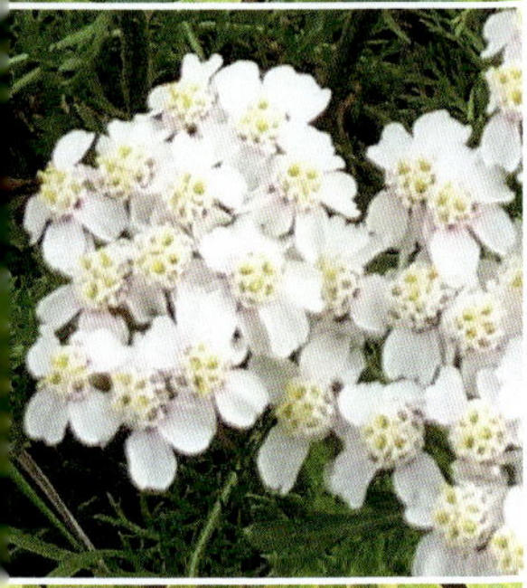
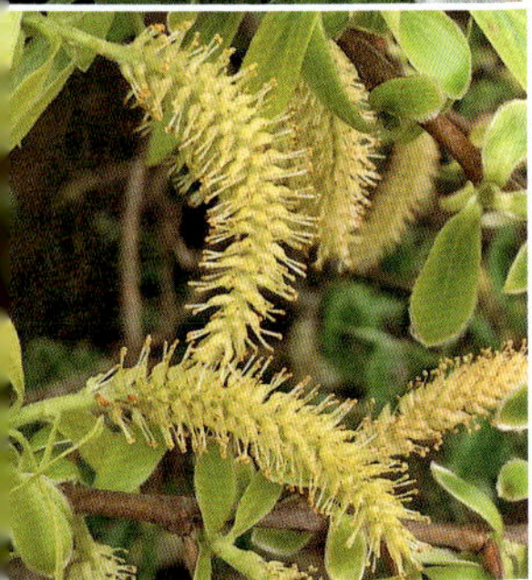
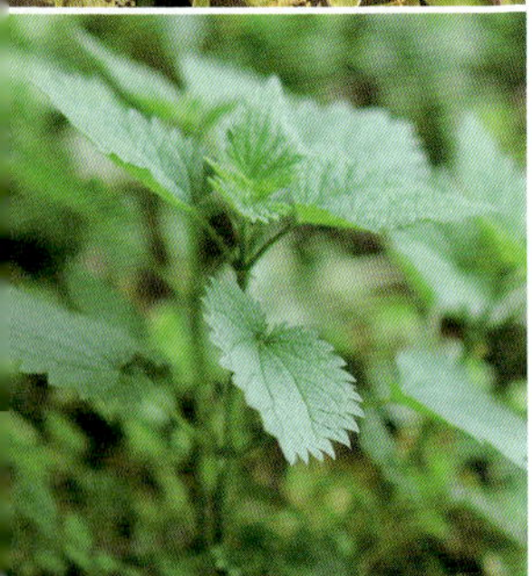
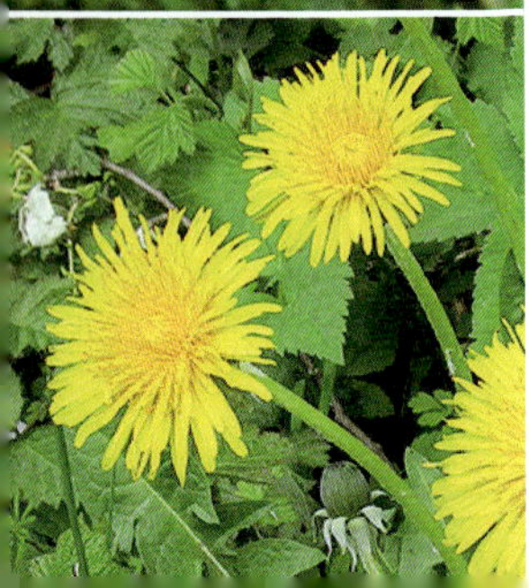

6 **VORWORT**

9 **ZEHN HEILPFLANZEN VOR IHRER HAUSTÜR**

10 **Grüne Heiler sind nah – Heilpflanzen in unserer Nachbarschaft**

20 **Warum Pflanzen heilen – Gesundheit aus der Apotheke Darwins**

26 **Heilsame Begegnungen mit der einheimischen Pflanzenwelt**

32 Mit dem Hopfen zur Ruhe kommen

46 Frieden stiften mit der Schafgarbe

53 Heilsamer Baumfunk: die Silber-Weide

60 Die Brennnessel, die Therapeutin mit den Spritzen

67 Löwenzahn: der Stickstoff-Liebhaber für den Stoffwechsel

75 Schild und Lanze für umkämpfte Schleimhäute: Breit- und Spitzwegerich

84 Die herb gerbende Nelkenwurz

91 Der Holunder heilt Menschen und Vögel

99 Zweierlei reizend: das Gänseblümchen

105 Kapuzinerkresse und Meerrettich – *das* pflanzliche Antibiotikum

109 Eleu-Wurzel: Natürliche Hife bei Erschöpfungszuständen wie Müdigkeit und Schwäche

113 **DIE GRÜNE HAUSAPOTHEKE MIT ZEHN HEILPFLANZEN**

114 **Die Hausapotheke zusammenstellen**

114 Heilpflanzen besorgen und aufbewahren

116 Präparate, Holunderbeerensaft, Flohsamen

116 Heilpflanzen selbst sammeln

120 So trocknen Sie selbstgesammelte Heilpflanzen

121 **Tees richtig zubereiten und dosieren**
121 Die Teetherapie schont Ihren Geldbeutel
121 Das ideale Lösungsmittel für die Heilpflanzentherapie
122 Die Aktivierung von Pflanzenwirkstoffen beim Trocknen
122 Tees herstellen und richtig anwenden
124 Das Mischen von Teekräutern
125 Zusammenfassung
126 **Tee trinken und abwarten**
126 Länger leben und gesund sein mit dem richtigen Lebensstil
127 Warum Heilpflanzen unterschiedlich schnell wirken
128 Zusätzliches Leiden vermeiden
129 Hindernisse bei der Teetherapie
129 Darmkur für Heilpflanzenfreunde
131 „Sei lieb zu deinem Aua"
132 Eine freundliche und verständnisvolle Haltung
133 Sich selbst ein guter Freund sein
135 Zusammenfassung
136 **Wichtige Hinweise vor der Behandlung**

139 **100 ERKRANKUNGEN UND BESCHWERDEN MIT 10 HEILPFLANZEN BEHANDELN**
140 Erkrankungen und Beschwerden von A bis Z

228 **ANHANG**
228 **Nebenwirkungen, Wechselwirkungen und Gegenanzeigen**
231 **Weiterlesen: Büchertipps**
232 **Botanische Führungen und Heilpflanzenführungen**
232 **Bezugsadressen**
234 **Verwendete Literatur und Verzeichnis der zitierten Studien**

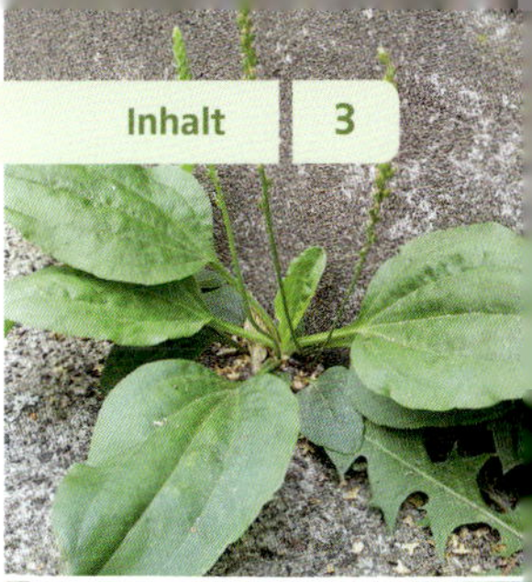
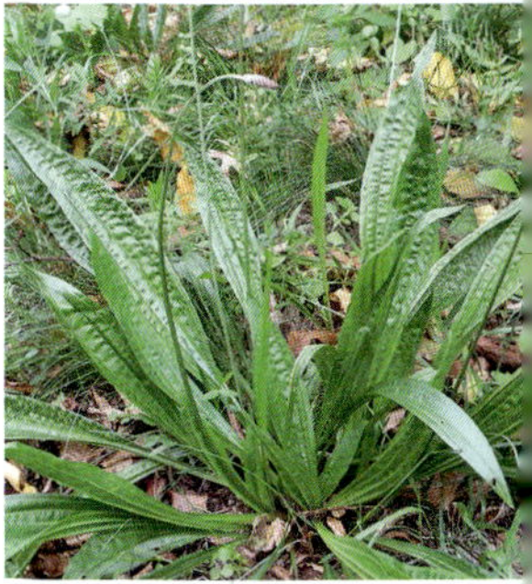
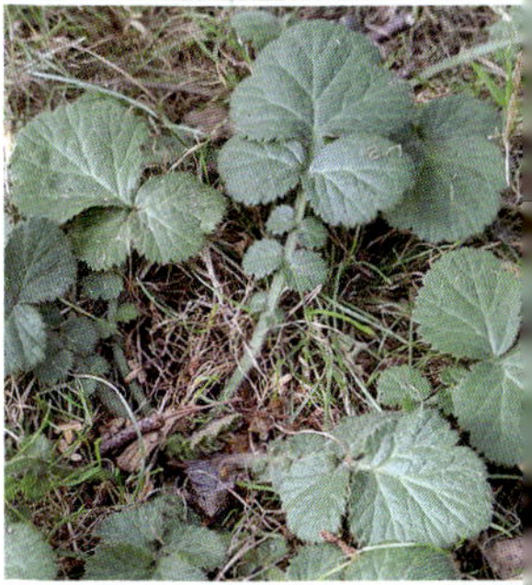
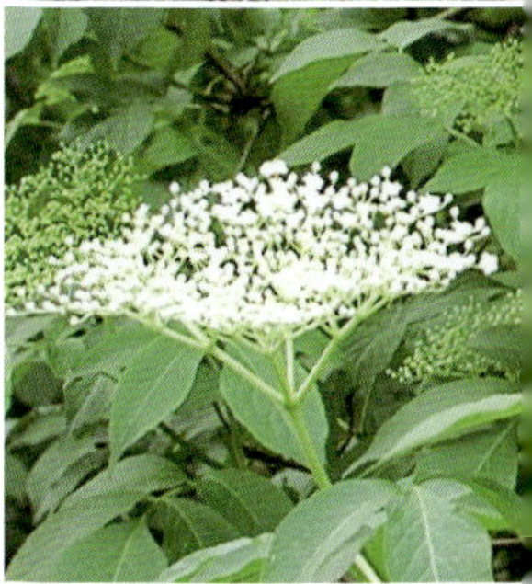
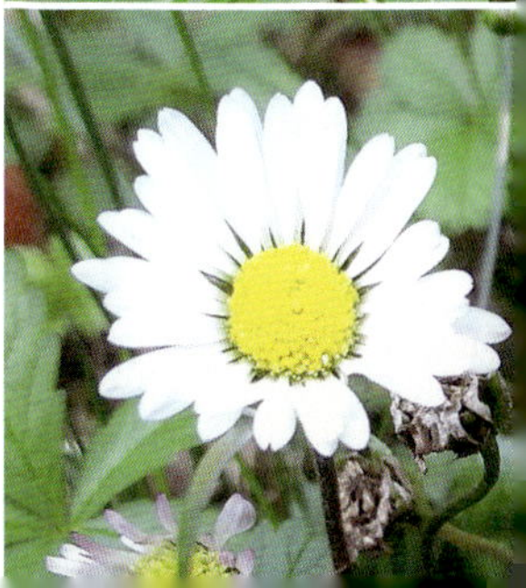

100 Erkrankungen und Beschwerden

140 Akne
141 Ängste
143 Appetitlosigkeit
144 Ärger
145 Arthritis
145 Arthrose
147 Asthma
148 Bauchschmerzen
149 Bettnässen (Enuresis nocturna)
150 Blähungen
151 Blasen an den Füßen
151 Blasenentzündung (Zystitis)
153 Blutarmut (Anämie)
154 Bluthochdruck (Hypertonie)
155 Blutfettwerte, erhöhte (Hypercholesterinämie)
156 Bronchitis, akute
158 Burnout
158 Darmerkrankungen, chronisch entzündliche (Morbus Crohn und Colitis ulcerosa)
160 Depressive Verstimmung (Stimmungstief)
161 Diabetes mellitus Typ 2
162 Durchfall
162 Erkältung (grippaler Infekt)
165 Erschöpfung und Müdigkeit
166 Fasten
166 Fettleber
167 Fettleibigkeit (Adipositas)
169 Fieber
170 Frühjahrsmüdigkeit
171 Gewichtsreduktion
171 Gicht (Arthritis urica)
172 Grippe
172 Gürtelrose
172 Haarausfall
173 Hämorrhoiden
175 Harninkontinenz
176 Hautausschlag
177 Heiserkeit
177 Heißhunger
178 Heuschnupfen (Rhinitis allergica)
179 Husten
179 Hüftschmerzen
179 Insektenstiche
179 Insulinresistenz
179 Juckreiz
180 Kehlkopfentzündung (Laryngitis)
180 Konzentrationsschwäche
181 Kopfschmerzen
182 Knieschmerzen
183 Krebs, Nebenwirkungen behandeln

mit 10 Heilpflanzen behandeln

184 Lampenfieber
184 Magen-Darm-Entzündung (Gastroenteritis)
185 Magengeschwür (Ulcus ventriculi)
186 Magenschleimhautentzündung (Gastritis)
187 Magenübersäuerung (Hyperazidität)
188 Mandelentzündung (Angina tonsillaris)
189 Mittelohrentzündung
189 Migräne
191 Morbus Bechterew
191 Mundgeruch
192 Mundtrockenheit
193 Muskelkater
194 Muskelschmerzen
194 Myome der Gebärmutter
194 Nasennebenhöhlenentzündung (Sinusitis)
195 Nervenschmerzen
196 Neurodermitis
196 Ohrenschmerzen
197 Offenes Bein (Ulcus cruris)
197 Osteoporose
198 Polyneuropathie
198 Prostatavergrößerung, gutartige (benigne Prostatahyperplasie)
199 Psoriasis-Arthritis
199 Rachenentzündung (Pharyngitis)
200 Regelschmerzen (Dysmenorrhoe)
202 Reizblase
203 Reizdarm
205 Reizmagen
206 Rheuma, entzündliches
207 Rückenschmerzen
209 Schlafstörungen
210 Schnupfen
211 Schweißfüße
211 Sodbrennen
212 Sommerhitze
212 Sonnenbrand
213 Stress
215 Trigeminusneuralgie
215 Übergewicht
215 Unruhe und Nervosität (vegetative Dystonie)
217 Verbrennungen
217 Verstopfung
218 Völlegefühl
218 Wechseljahresbeschwerden
220 Winterblues/Winterdepression
220 Wunden und Verletzungen
222 Wundliegegeschwüre (Dekubitus)
222 Zahnbettentzündung (Parodontitis)
223 Zahnfleischentzündung (Gingivitis)
225 Zahnschmerzen
226 Zyklusstörungen

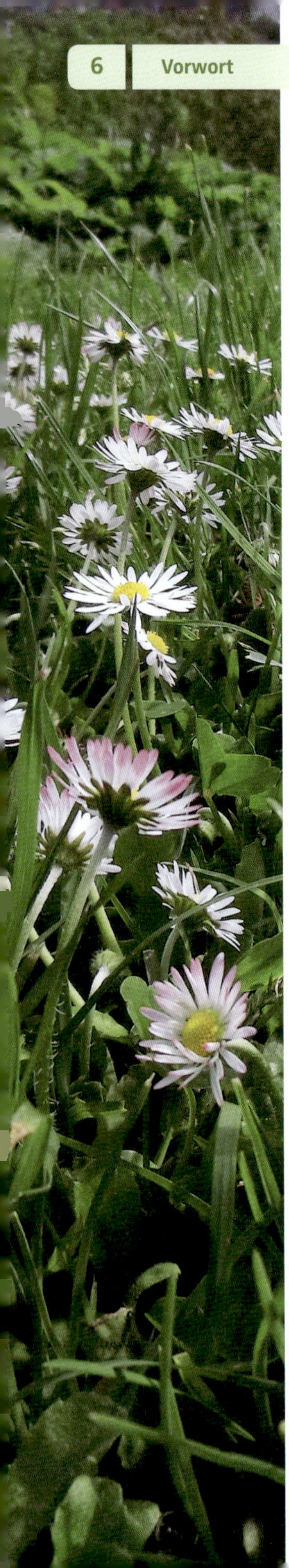

VORWORT

Liebe Leserin, lieber Leser,

auf der Suche nach Heilmitteln durchforsten Wissenschaftler extreme Lebensräume und finden dort Lebewesen, die Strategien entwickelt haben, um den Widrigkeiten zu trotzen. Die Wirkstoffe, die sie dafür bilden, können uns bei Krankheiten helfen. Der Biochemiker Giuseppe Brotzu entdeckte 1945 beispielsweise einen Pilz in einem sardischen Abwasserrohr. Dieser produziert einen Stoff, der bis heute in einzelnen Antibiotika zu finden ist und jedes Jahr viele Menschenleben rettet.

Lassen Sie uns gemeinsam einen extremen Lebensraum besuchen und dort nach Heilmitteln Ausschau halten: menschliche Siedlungen. Für uns sind diese recht komfortabel, doch Pflanzen stellen sie vor große Herausforderungen. Will eine Pflanze zum Beispiel auf einem Gehsteig gedeihen, braucht sie starke Widerstandskräfte. Hitze, Dürre, Überschwemmungen und der Tritt unserer Füße schwächen ihren Organismus. Die Pflanze schützt sich mit besonderen Inhaltsstoffen, die uns wiederum zur Genesung dienen können.

Viele unserer bekanntesten Heilpflanzen leben in menschlichen Siedlungen – wir begegnen ihnen jeden Tag! Vielleicht haben Sie bislang keine davon oder nur einzelne wahrgenommen; das möchten wir mit diesem Buch ändern. Wir stellen Ihnen zehn Heilpflanzen vor, die in Ihrer Nachbarschaft leben – ob Sie nun auf dem Land oder in der Stadt wohnen. Wir zeigen Ihnen, wie Sie mit diesen zehn Heilpflanzen eine komplette Hausapotheke zusammenstellen und mit ihr gerüstet sind gegen 100 der häufigsten Beschwerden und Krankheiten.

Das Wissen von Generationen von Heilkundigen konnte die moderne Wissenschaft inzwischen zu großen Teilen bestätigen.

Auch in unserer Praxis und auf unseren Heilpflanzenführungen in Berlin profitieren Patienten heute von den Heilmöglichkeiten der einheimischen Pflanzenwelt. Wer den Pflanzenheilkundler Klaus Krämer gekannt hat, der begegnet seinem Geist und Wissen bei der Lektüre dieses Buches: Der 2016 verstorbene Heilpraktiker hat die Therapie mit Heilpflanzen in Deutschland durch die Verbindung von moderner Forschung und traditionellem Wissen belebt. Unsere Kenntnis und unsere Begeisterung für Heilpflanzen verdanken wir den Lehrjahren in seiner Schule und seiner Praxis.

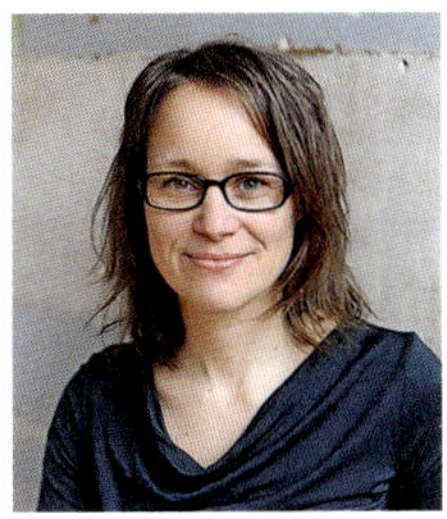

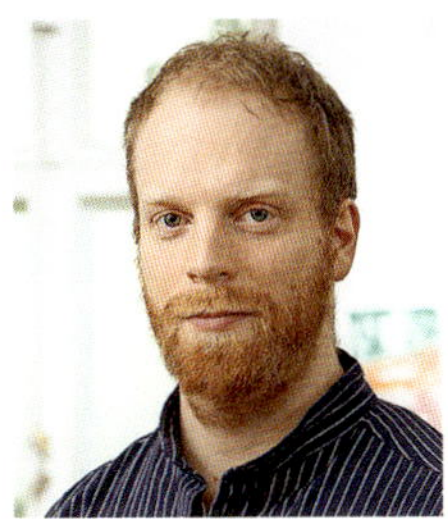

Und jetzt sind Sie an der Reihe! Wir laden Sie ein, in die lange Tradition von Heilpflanzenkundigen einzutreten und Ihr Leben mit der Pflanzenheilkunde zu bereichern. Die Beschäftigung mit ihr ist nicht nur heilsam, sondern auch spannend. Daher haben wir für Sie interessante Porträts der einzelnen Heilpflanzen angefertigt – und dafür den „Extrembotaniker" Jürgen Feder um seine Mitarbeit gebeten. Vielleicht kennen Sie Deutschlands bekanntesten Pflanzenexperten schon durch seine Auftritte im Fernsehen oder seine unterhaltsamen Bücher. Möge sein liebevoller, kenntnisreicher und humorvoller Blick auf die Pflanzenwelt und unser praktisches Wissen dieses Buch zu einem echten Gewinn für Sie und Ihre Lieben machen.

Wir wünschen Ihnen anregende und spannende Lesestunden und natürlich: Alles Gute für Ihre Gesundheit.

Anne Wanitschek Sebastian Vigl

Die Heilpraktiker Anne Wanitschek und Sebastian Vigl

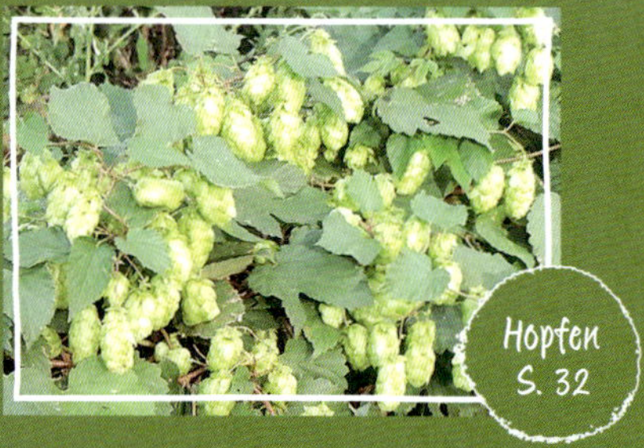
Hopfen
S. 32

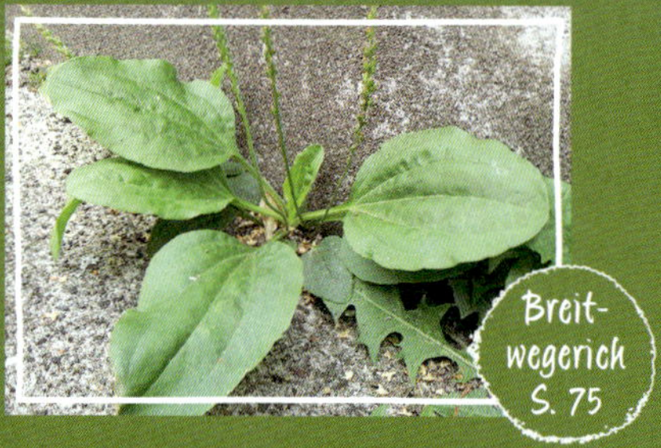
Breit-
wegerich
S. 75

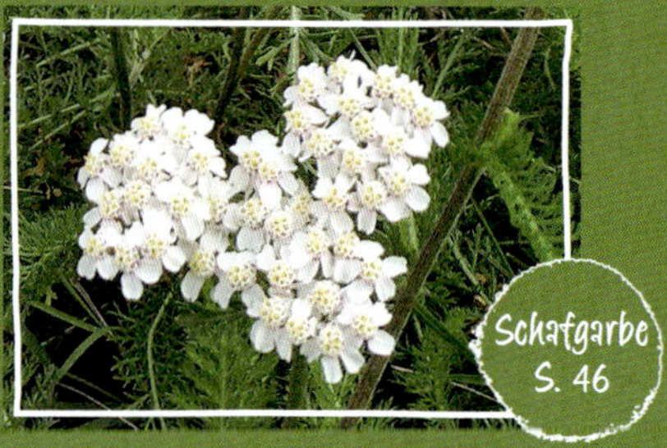
Schafgarbe
S. 46

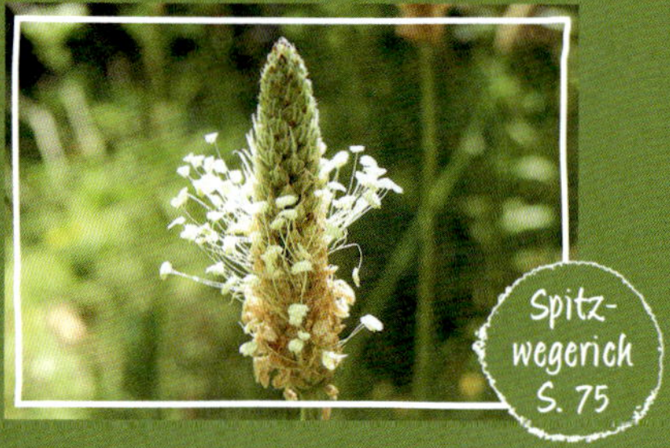
Spitz-
wegerich
S. 75

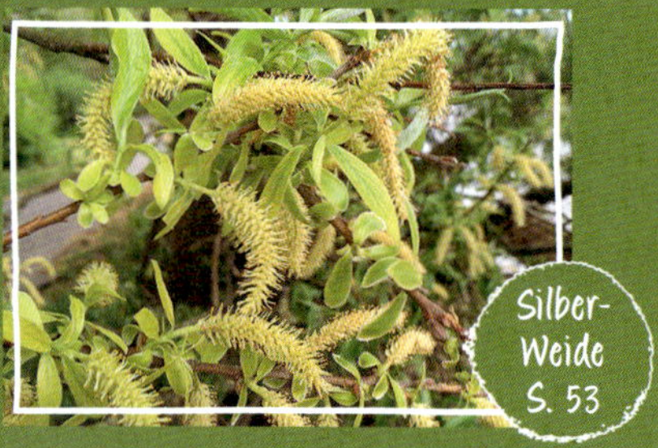
Silber-
Weide
S. 53

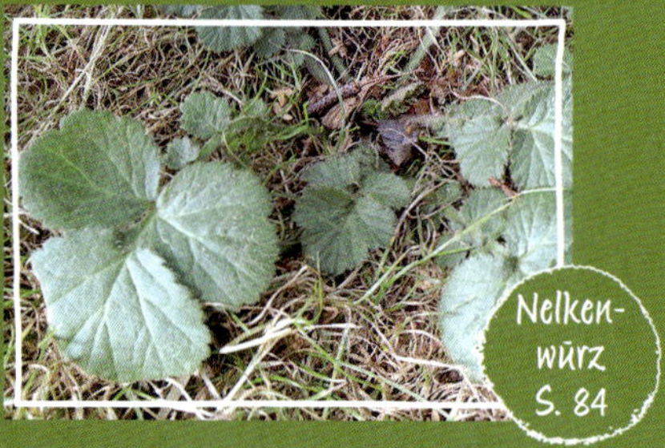
Nelken-
wurz
S. 84

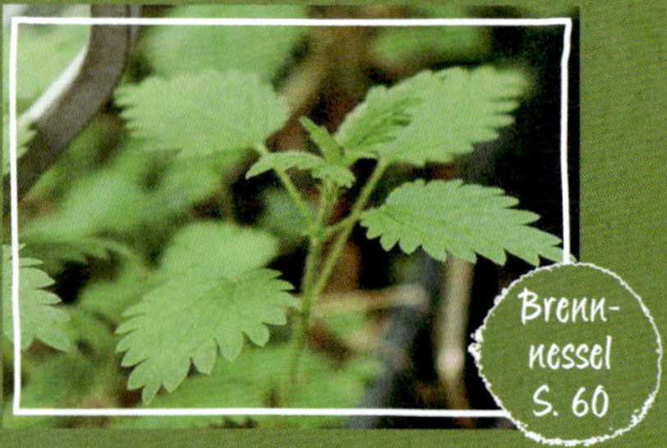
Brenn-
nessel
S. 60

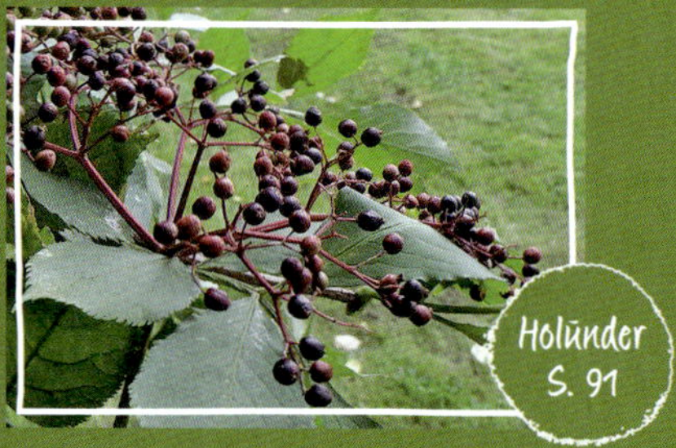
Holunder
S. 91

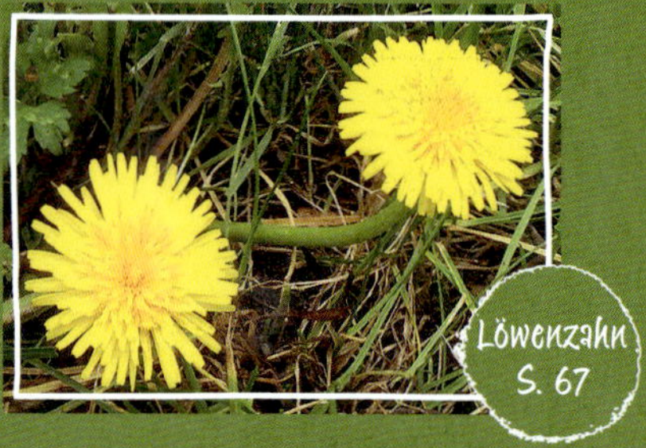
Löwenzahn
S. 67

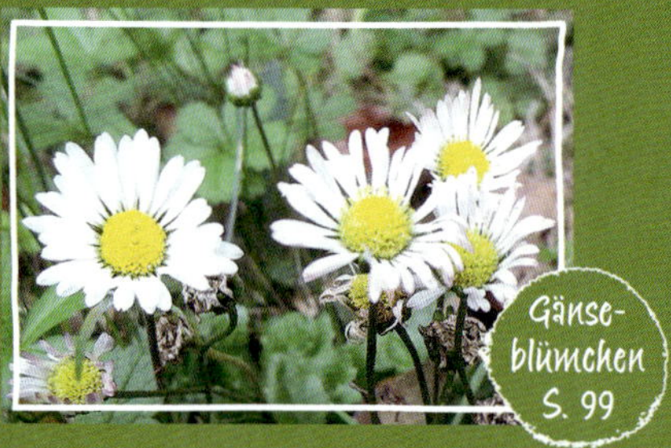
Gänse-
blümchen
S. 99

ZEHN HEILPFLANZEN VOR IHRER HAUSTÜR

Manche Nachbarn lernt man erst im Laufe der Zeit kennen, schätzen und lieben. Oft erst dann, wenn man plötzlich auf ihre Hilfe angewiesen ist. Solche Nachbarn stellen wir Ihnen in Ihrer Ortschaft vor. Dabei lernen Sie einige von einer neuen Seite kennen. Jemand, der Sie vielleicht bei der Gartenarbeit schon zur Weißglut gebracht hat, kann Ihnen Ruhe und Gelassenheit verschaffen. Ein bissiges grünes Wesen lindert Ihre Schmerzen. Eine der lieblichsten Pflanzen unserer Vorgärten und Parks kratzt Sie im Hals. Begleiten Sie uns auf eine spannende Entdeckungsreise zu den heilsamen Überraschungen der heimischen Pflanzenwelt.

Grüne Heiler sind nah – Heilpflanzen in unserer Nachbarschaft

Heilpflanzenführungen in Siedlungen sind ein Kinderspiel, denn auf zehn Metern Wegstrecke begegnen wir oft genau so vielen Heilpflanzen. Manche kriechen zwischen den Pflastersteinen, andere sprengen sich durch den Asphalt oder klettern an Laternen empor. Sie wachsen dort wegen uns: Sie kamen schon immer, wenn der Mensch sich ansiedelte und dabei die natürliche Vegetation störte.

Der Weg der Natur zurück zum Wald

„Wie sähe es hier wohl ohne uns Menschen aus?“ Zu diesem Gedankenexperiment laden wir manchmal auf unseren Führungen ein. Denn dabei lernen wir viel über die Heilpflanzen in unserer Umgebung. Sie kennen sicher den Alexanderplatz in Berlin. Täglich laufen über 300.000 Menschen über den mit Granit gepflasterten Platz. Wie sähe es hier aus, wenn wir Menschen nicht wären? Statt des von Einkaufszentren und Sehenswürdigkeiten wie Fernsehturm und Nikolaiviertel eingefassten Platzes stünde dort wahrscheinlich ein Buchenurwald. Wenn wir Menschen plötzlich nicht mehr da wären, würde es gar nicht so lange dauern: Dann stünden Buchen rund um den Alexanderturm.

!

In einer Welt ohne Menschen wäre die Gegend von Berlin wahrscheinlich ein Buchenurwald.

Unweit des Alexanderplatzes gab es bis vor Kurzem noch einige Brachflächen, Relikte der bewegten Geschichte Berlins. Dort ließ sich sehr gut beobachten, welchen Weg die Natur nimmt, wenn wir sie gedeihen lassen. Auf den ersten Blick mag so eine Brache immer gleich aussehen: Irgendetwas Grünes wächst da. Wer die Brache über einen längeren Zeitpunkt beobachtet, sieht, wie sie sich verändert. Jedes Jahr stehen neue Pflanzen auf ihr, andere verschwinden. Zunächst siedeln sich kleine, meist einjährige Pflanzen an. Dann gesellen sich etwas höhere, mehrjährige Kräuter dazu und in ein paar Jahren bilden sich schon kleinere

Büsche. Zum Schluss stehen die ersten Bäume auf der Brache. Dies ist die natürliche Vegetationsentwicklung an zunächst pflanzenfreien Standorten: Zuerst kommen die ganz kleinen und kurzlebigen. Dann kommen die etwas größeren und ausdauernden, bis zum Ende ein Wäldchen dasteht. Auf den Brachen Berlins besteht es häufig aus Pappeln, Weiden, Birken, Götterbäumen oder Robinien.

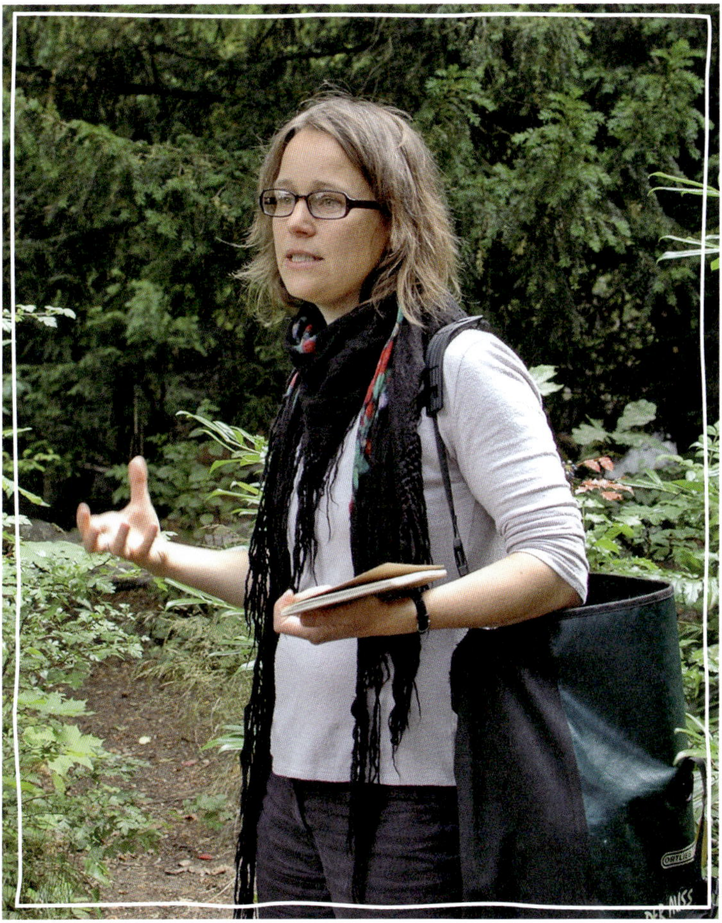

Begleiten Sie uns auf eine spannende Entdeckungsreise zu den heilsamen Überraschungen der heimischen Pflanzenwelt.

Heilpflanzen in menschlichen Siedlungen

Unter natürlichen Bedingungen wäre der größte Teil Deutschlands mit Buchen oder Buchenmischwäldern bedeckt. Die Buche wäre die dominante Pflanzenart – wenn wir Menschen nicht wären. Lassen Sie uns 5000 Jahre zurückreisen in der Zeit: Wir befinden uns in der Jungsteinzeit und gründen irgendwo im heutigen Deutschland eine Siedlung an einem Fluss. Zunächst müssen wir Platz schaffen und jede Menge Buchen fällen. So schaffen wir uns Raum für unsere Wohnstätten, unsere Felder und die Weideflächen unserer Tiere. Nach ein paar Jahren leben wir ganz gut in unserer Siedlung. Wir haben dort sogar eine Frau, die sich mit Heilpflanzen auskennt. Zu ihr schleppen wir uns, wenn wir Fieber haben. Zu ihr laufen wir mit verschleimten Lungen oder blutenden Armen, wenn wir uns beim Fällen der harten Buchen verletzen. Wir könnten sie Eir nennen, nach der Göttin der Heilkunde der nordischen Mythologie. Wenn wir ihr zeigen, wo es uns schmerzt, nickt sie. Sie gibt uns zu verstehen, dass sie gleich wieder bei uns ist und macht sich auf die Suche nach der Heilpflanze, die uns helfen wird. Lange müssen wir mit unseren blutenden Armen oder fiebrigen Kindern nicht warten. Eir tritt keine gefährliche Reise an ein entlegenes Moor oder eine heilige Quelle in den Bergen an. Sie muss nicht an magischen und verwunschenen Orten nach seltenen Heilpflanzen suchen. Wenn sie eine Heilpflanze nicht vorrätig hat, tritt sie kurz vor die Tür. Sie denken vielleicht, sie hätte einen Kräutergarten angelegt? Das musste sie gar nicht! Alle Heilpflanzen, die sie braucht, wachsen direkt in unserer jungsteinzeitlichen Siedlung.

!

In der jungsteinzeitlichen Siedlung wuchsen die Heilpflanzen sicherlich vor der Haustür.

Heilpflanzen an einer Kreuzung in Berlin

In den letzten 5000 Jahren hat sich viel ereignet – wenn wir den Zeitraum aus der Perspektive der Menschen betrachten. Käme Eir gleich morgen zu Besuch, sie würde ganz schön staunen! Viele der Dinge, die für uns heute selbstverständlich sind, könnten wir ihr gar nicht erklären: Wie wir heute mithilfe von fossilen Energieträgern aus der Dinosaurierzeit in kurzer Zeit einmal um den Globus reisen. Oder wie wir das Manuskript dieses Buches in einer Datenwolke in Sekunden auf verschiedenen Servern in der ganzen Welt speichern.

Gewisse Dinge haben sich in den letzten 5000 Jahren sehr wenig verändert. Wir sehen etwas anders aus, doch unsere Körper funktionieren nach dem gleichen Bauplan. Eir weiß sicher, was Fieber ist und dass Wunden versorgt werden müssen. Wenn wir husten, wüsste sie uns zu helfen. Wir könnten mit ihr mitten in Berlin einen Spaziergang machen und sie würde viele Pflanzen wiedererkennen. Sie haben dieselben Inhaltsstoffe und damit auch dieselbe Wirkung. Schon im Umkreis von 20 Metern rund um unser Haus mitten in Berlin würden wir viele verschiedene Heilpflanzen finden. Neun der zehn Heilpflanzen, die wir Ihnen in unserem Buch vorstellen, finden sich allein an der Kreuzung, an der wir wohnen.

!

In 5000 Jahren haben wir Menschen uns stark verändert – die Heilpflanzen blieben dieselben.

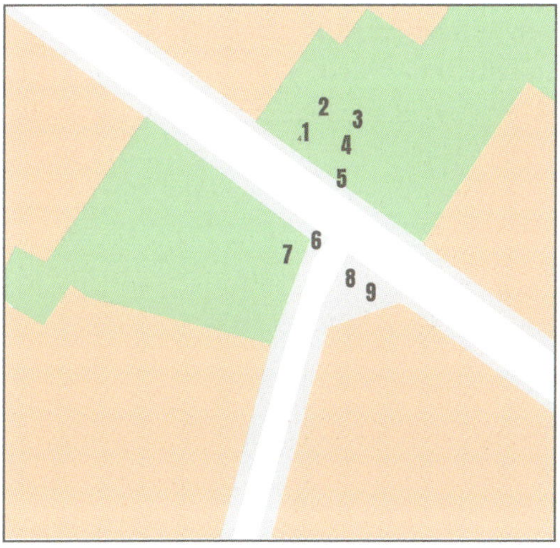

Die Heilpflanzen an unserer Kreuzung in Berlin:
(1) Gänseblümchen
(2) Spitzwegerich
(3) Große Brennnessel
(4) Echte Nelkenwurz
(5) Hopfen
(6) Gewöhnlicher Löwenzahn
(7) Schwarzer Holunder
(8) Gemeine Schafgarbe
(9) Breitwegerich

Der Hopfen klettert an einem Zaun empor, der den Spielplatz umgibt. In dessen schattiger Ecke tummeln sich Nelkenwurz und Brennnessel. Das Gänseblümchen und der Spitzwegerich fühlen sich in einem Rasen wohl. Der Holunder wächst inmitten von Sträuchern. Die Schafgarbe blüht in den geschützten Bereichen am Gehsteig rund um Fahrradständer und Mülleimer. Der Löwenzahn mag Stellen, an denen Hunde ihr Geschäft verrichten. Der Breitwegerich steht exponiert mitten am Gehsteig. Um eine Weide zu finden, müssten wir nur ein paar Schritte laufen. Dann hätten wir alle Heilpflanzen beisammen, die wir Ihnen in diesem Buch vorstellen – mitten in Berlin. Unweit Ihrer Haustüre wachsen dieselben Pflanzen, egal ob Sie auf dem Land oder in der Stadt wohnen. Sie wachsen wild, niemand hat sie gesetzt und sie fühlen sich in unseren Siedlungen offenbar wohl.

!

Die Heilpflanzen lernen wir in unseren Siedlungen kennen – sammeln sollten wir sie dort nicht.

Eine Skizze von der näheren Umgebung Ihres Hauses kann auch für Sie hilfreich sein. Darauf können Sie jede Heilpflanze eintragen, die Ihnen begegnet. So lernen Sie die Bestandteile unserer Hausapotheke kennen. Zum Sammeln der Heilpflanzen eignen sich Siedlungen meist aber nicht. Wie Sie die Hausapotheke bestücken, zeigen wir Ihnen im zweiten Teil dieses Buches.

Wie viele der zehn Heilpflanzen finden Sie? Die folgende Tabelle verrät, wo Sie suchen müssen.

Hier finden Sie die Heilpflanzen aus diesem Buch

HEILPFLANZE	VORLIEBEN	HÄUFIG ZU FINDEN
Hopfen (Humulus lupulus)	Eher sonnig, sehr nährstoffreiche und feuchte Böden	An Hecken, Bäumen oder Gebüschen kletternd
Gemeine Schafgarbe (Achillea millefolium)	Sonnig, eher trockene Böden	Auf Fußwegen, Weidewiesen, Trockenrasen und Baumscheiben
Silber-Weide (Salix alba)	Nährstoffreiche, sehr feuchte Böden	An Ufern von Seen oder Flüssen, in Gräben und Parks
Große Brennnessel (Urtica dioica)	Eher feuchte und sehr nährstoffreiche Böden	Auf Baumscheiben und Schutt- und Müllplätzen, an Weg- und Straßenrändern, in Hecken, auf Weideplätzen, an Häuserwänden
Gewöhnlicher Löwenzahn (Taraxacum officinale)	Sonnige und nährstoffreiche Böden	Auf Fußwegen und Baumscheiben, an „Gassiplätzen", auf Fettwiesen, Weiden, Park- und Gartenrasen
Breitwegerich (Plantago major)	Sonnig, trockene oder feuchte, mäßig fruchtbare bis nährstoffreiche Böden	Auf Fußwegen und Baumscheiben, an Straßen, auf stark benutzen oder feuchten Rasen und Wiesen
Spitzwegerich (Plantago lanceolata)	Sonnig	In Wiesen, Weiden und an Weg- und Straßenrändern
Echte Nelkenwurz (Geum urbanum)	Schattig, nährstoffreiche Böden	In lichten Baumbeständen, an Waldrändern
Schwarzer Holunder (Sambucus nigra)	Sonnig, eher feuchte und sehr nährstoffreiche Böden	Auf fruchtbaren, frischen Böden, in Hecken, Gebüschen und Gärten
Gänseblümchen (Bellis perennis)	Sonnig, mäßig fruchtbare bis nährstoffreiche Böden, regelmäßiges Mähen	Auf Fettwiesen, Weiden, Park- und Gartenrasen

!

Die Heilanzeigen der meisten Heilpflanzen haben sich in den letzten 2000 Jahren kaum geändert.

Tradition trifft moderne Forschung

Eir wüsste mit den Heilpflanzen an unserer Kreuzung wahrscheinlich einiges anzufangen. Es wäre interessant, bei diesem Spaziergang noch mehrere Pflanzenheilkundler aus verschiedenen Epochen dabeizuhaben. Zum Beispiel den griechischen Gelehrten und Militärarzt Pedanios Dioskurides aus dem ersten Jahrhundert. Oder den deutschen Arzt und Apotheker Jacobus Theodorus Tabernaemontanus, der im 16. Jahrhundert lebte. Als Jugendlicher verdiente er sich sein Geld als Heilpflanzensammler, nach Abschluss eines Medizinstudiums lehrte er als Professor für Heilpflanzenkunde. Aus der heutigen Zeit würden wir gerne die Professorin Karin Kraft mitnehmen, die an der Universität Rostock lehrt und Heilpflanzen erforscht. Unserer Gruppe würde

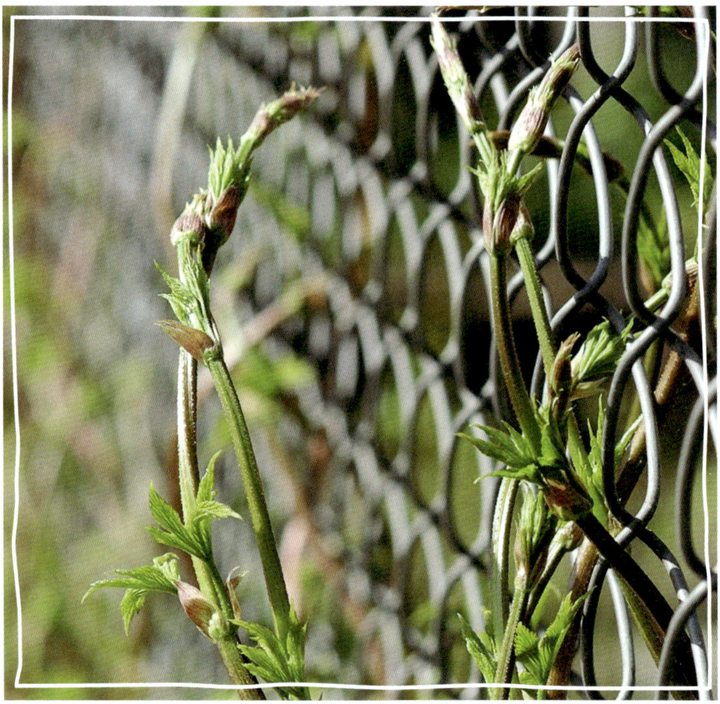

Der Hopfen webt seine Triebe in den Drahtzaun an unserer Kreuzung.

es nicht leicht fallen, sich zu verständigen. Wir müssten viel gestikulieren und uns vielleicht mit ein paar Brocken Latein behelfen. Was die Anwendungsmöglichkeiten der einzelnen Heilpflanzen betrifft, wären wir uns aber einig: Wir würden übereinstimmen, dass zum Beispiel die Schafgarbe gegen Bauchschmerzen hilft und der Löwenzahn bei Blasenentzündung eine gute Wahl ist. Die Pflanzenheilkundler früherer Epochen verdanken ihr Wissen der praktischen Anwendung und der genauen Pflanzenbeobachtung. Die Professorin Karin Kraft könnte davon sprechen, wie wir uns heute die Wirkung der Heilpflanzen durch ihre Inhaltsstoffe erklären. Pflanzliche Inhaltsstoffe werden mittlerweile intensiv beforscht, denn sie können unsere Körpervorgänge beeinflussen. Wissenschaftler nehmen sie unter anderem als Vorbilder, um neue Medikamente zu entwickeln. Viele der Chemotherapeutika, die Ärzte bei Krebsleiden einsetzen, sind zum Beispiel pflanzlichen Ursprungs.

Heilpflanzen wachsen an extremen Standorten

In allen Kulturen haben die Menschen zunächst die Pflanzen kennengelernt, die vor ihrer Haustüre wuchsen. Die kamen nicht plötzlich, sondern so, wie auf der Brache auf Seite 10 beschrieben: Der Mensch lässt sich nieder und zerstört dabei die ursprüngliche Vegetation wie den Wald. Doch vertreiben lassen sich die Pflanzen nicht! Zunächst kommen die kleinen einjährigen zurück. An ungestörteren Ecken wachsen dann die mehrjährigen Kräuter und die busch- oder baumbildenden Pflanzen.

Nur bestimmte Pflanzen nehmen an dieser Rückeroberung teil. Denn Pflanzen, die in menschlichen Siedlungen wachsen, sind Überlebenskünstler und hart im Nehmen. Sie müssen mit widrigen Umständen zurechtkommen, wie die folgende Tabelle zeigt.

Der Einfluss des Menschen auf die wild lebenden Pflanzen in den Siedlungen

VORAUSSETZUNGEN FÜR DAS PFLANZENWACHSTUM	NEGATIVER EINFLUSS DES MENSCHEN
Luft	Belastung durch Schwefeldioxid und Ozon. Hohe Feinstaubwerte erschweren den Wasserhaushalt von Pflanzen.
Wasser	Meist wasserarme Böden, Grundwasserspiegel oft abgesenkt, das Regenwasser fließt sehr schnell ab. An exponierten Stellen oft längere Dürreperioden.
Boden	Übersättigt mit Nährstoffen, basisch durch den Kalk von Bautätigkeiten, belastet mit Schwermetallen oder Chemikalien. Durch die Last von Gebäuden und Fahrzeugen verdichtet sich der Boden und ist damit nicht leicht zu bewurzeln.
Standort	Einflüsse wie Tritt, Rasenmähen, das Streuen von Salz oder Bauvorhaben stören das Wachstum. Der Belag von Straßen und Gehsteigen erhitzt sich schnell und kann für sehr hohe Temperaturen in Bodennähe sorgen.

!

In menschlichen Siedlungen finden wir Pflanzen, die mit potenten Wirkstoffen den widrigen Umständen trotzen.

Die meisten Pflanzen sind diesen Bedingungen nicht gewachsen. Die unwirtlichen Begebenheiten schwächen das Wachstum und machen sie anfällig für Krankheiten. Pflanzen, die trotzdem wild in unseren Siedlungen gedeihen, zeichnen sich durch besondere Widerstandskraft aus. Diese Widerstandskraft spiegelt sich in ihren Wirkstoffen wider, die wir wiederum für Heilzwecke verwenden. Nehmen wir zum Beispiel den Breitwegerich, die Nelkenwurz und die Schafgarbe. Das sind drei der Pflanzen, die wir in diesem Buch vorstellen. Der Breitwegerich kann einiges einstecken. Er wächst mitten auf unseren Gehsteigen und wir fügen ihm mit unseren Tritten Schaden zu. Eine zarte Orchideenart hätte da keine Chance! Die Verletzungen am Wegerich müssen schnell versorgt werden, Bakterien und Pilze infizieren sonst das Blatt und dann die ganze Pflanze. Der Breitwegerich bildet daher zum Eigenschutz stark antibakterielle und pilzwidrige Stoffe aus. Diese nutzen uns Menschen, wenn wir von Bakterien oder Pilzen befallen sind. Die Nelkenwurz wächst in unseren Siedlungen an schattigen Stellen, an denen der Boden durch Abfall oder Hundekot überdüngt ist. Das Überangebot an Nährstoffen macht Pflanzen anfällig für Krankheitserreger. Denen hält die Nelkenwurz wirkungsvolle antivirale, antibakterielle und pilzwidrige Wirkstoffe entgegen. Dasselbe gilt für die Schafgarbe, darum empfehlen wir sie Ihnen bei verschiedenen Infektionen. Ihre kraftvollen Abwehrstoffe lassen sie selbst an Stellen gedeihen, die durch Dürre und Schwermetalle stark belastet sind.

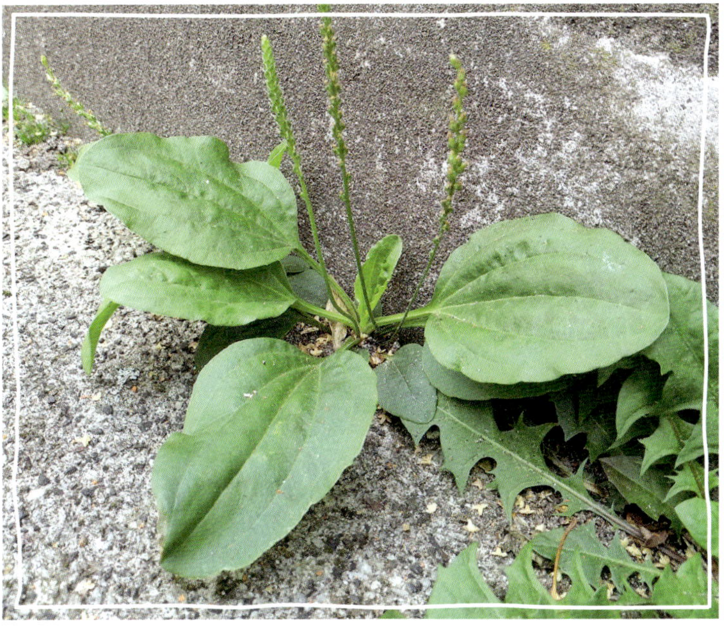

Auf dem Gehsteig machen wenige Pflanzen dem Breitwegerich den Platz streitig. Er muss dafür aber widrigen Umständen trotzen.

Von Göttern, Geistern und Inhaltsstoffen

!

Jede Epoche fand eine andere Erklärung, warum gewisse Pflanzen heilen.

Die Pflanzenheilkunde ist mehrere Jahrtausende alt. Im Laufe dieser Zeit fanden Menschen unterschiedliche Erklärungen für die Heilkraft der Pflanzen. Viele Naturvölker vermuteten Pflanzengeister am Werk – spätere Kulturen ihre Götterwelt. Würden wir die oben erwähnten Heilpflanzenexperten aus unterschiedlichen Epochen befragen, bekämen wir unterschiedliche Antworten. Moderne Antworten könnte uns die Professorin Kraft liefern: Die Heilpflanzen wirken aufgrund ihrer Inhaltsstoffe. Diese beeinflussen unseren Organismus. Die Inhaltsstoffe der Brennnessel sorgen zum Beispiel dafür, dass wir mehr Harn bilden. Das kann bei Entzündungen der Harnwege hilfreich sein, denn häufiges Wasserlassen spült Bakterien einfach aus dem Körper. Bestimmte Inhaltsstoffe beeinflussen unser Innenleben und können heilend wirken. Doch warum bildet die Pflanze sie? Warum reguliert sie unseren Stoffwechsel? Bei der Beantwortung dieser Fragen werden uns keine Götter und keine Pflanzengeister begegnen ... wir werden aber eine sehr mächtige Kraft kennenlernen, eine Kraft, die alles Leben auf diesem Planeten geschaffen hat!

Warum Pflanzen heilen – Gesundheit aus der Apotheke Darwins

Warum heilen uns Pflanzen? Warum sie bei Infektionen helfen, haben wir schon erklärt: Auch sie haben mit Viren, Bakterien und Pilzen zu kämpfen und produzieren wirksame Stoffe dagegen. Heilpflanzen beeinflussen aber auch das Zusammenspiel unserer Botenstoffe, regulieren Entgiftungsorgane oder fördern Schlaf und Appetit. Warum machen sie das? Diese Frage beschäftigte Heilpflanzeninteressierte aller Epochen. Sie wollen unsere Antwort jetzt schon wissen? Also gut: Sie können uns heilen, weil sie nicht laufen können. Wer sich nicht bewegen kann, muss eben die Welt um sich herum bewegen!

Auf dem Planet der Pflanzen

Erinnern Sie sich an den erfindungsreichen Serienhelden McGyver? Mit einem Schweizer Taschenmesser, ein paar Büroklammern und Kaugummi bestand er jedes Abenteuer. Pflanzen sind die McGyvers unter den Lebewesen. Sie benötigen vier Zutaten für die unglaubliche Gestaltungsvielfalt und die Produktion komplexer chemischer Verbindungen: mineralischen Boden, Luft, Wasser und Sonnenlicht. Mithilfe eines Verfahrens, der sogenannten Photosynthese, verwandeln sie die Energie der Sonne in energiereiche Stoffe. Sie ernähren sich, indem sie ihre Blätter in die Sonne halten. Die Wurzeln versorgen sie mit Mineralien und Wasser und mit der Blattunterseite nehmen sie Kohlendioxid auf. Wäre das nicht großartig: sich einfach ein Weilchen in die Sonne stellen, und wir wären satt? Uns ist das leider nicht vergönnt, wir müssen Nahrung zu uns nehmen, und ohne die Pflanzen wären wir dabei aufgeschmissen. Denn jedes Nahrungsmittel, das wir zu uns nehmen, gäbe es ohne die Schaffenskraft der Pflanzen nicht. Das gilt auch für Fleisch oder Molkereiprodukte. Sie stammen von Tieren, die Pflanzen aßen oder die Tiere verspeisten, die wiederum Pflanzenfresser waren. Ohne Pflanzen hätten wir nicht nur nichts zu beißen: sie liefern außerdem den Sauerstoff für unsere Atemluft und bilden den Rohstoff für Kleidung, Möbel, Bausubstanzen, Treibstoff, Medikamente oder das Papier für dieses Buch. Wir sind von Pflanzen abhängig – und damit sind wir nicht allein.

!

Luft, Nahrung, Gesundheit, Gebrauchsgegenstände: unser Leben ist ohne Pflanzen undenkbar.

Neben den Pflanzen betreiben nur ein paar Bakterien Photosynthese. Alle anderen Lebewesen decken ihren Energiebedarf durch den Verzehr von Pflanzen, beziehungsweise von Lebewesen, die Pflanzen verzehrt haben. Seit mehreren Milliarden Jahren fressen die einen, die kein Sonnenlicht verwerten können, die anderen auf, die das eben können. Und dennoch sind die, die gefressen werden, immer noch in der Überzahl. Wenn wir das Gewicht aller Lebewesen auf diesem Planeten addieren, entfallen auf die Pflanzen 80 Prozent. Wie können sie so erfolgreich sein, obwohl sie dem Rest des Planeten als Futter dienen?

Die Evolution der Lebewesen

Der britische Naturforscher Charles Darwin veröffentlichte 1858 eine Theorie, an der er 20 Jahre gefeilt hatte. Die Zeit war gut investiert, denn seine Gedanken waren revolutionär und entsprachen nicht dem vorherrschenden religiösen und wissenschaftlichen Weltbild. Darwin sah hinter der Entstehung aller Lebewesen einen dynamischen Prozess, den er Evolution nannte. Heute lässt sich seine Theorie wissenschaftlich belegen. Mithilfe der Evolution können wir erklären, dass alle Lebewesen dieser Erde die gleichen Vorfahren haben. Aus kleinen Einzellern entwickelte sich die immense Vielfalt an Tieren, Pilzen, Bakterien und Pflanzen. Die heute lebenden Arten sind das Resultat eines vier Milliarden Jahre langen Prozesses, bei dem immer die Spezies überlebt, die sich am besten an ihre Umweltbedingungen anpasst. Ständige Mutationen sorgen dafür, dass dem Prozess der natürlichen Selektion nicht der Treibstoff ausgeht. Durch Mutation veränderten sich die Flossen von einzelnen Fischen. Die erlaubten es ihnen, kurze Landgänge zu unternehmen. Aus den veränderten Flossen wurden schließlich Beine, die uns und den meisten anderen Landtieren die Bewegung ermöglichen. Durch Bewegung können wir uns Dingen nähern, die uns anziehen und interessieren, oder vor Gefahren fliehen. Bewegung bringt die Maus zum nahrhaften Käse und schnell weg von der hungrigen Katze.

> !
>
> Das Zusammenspiel von Mutation und natürlicher Selektion lässt Arten entstehen und sich entwickeln.

In Zeiten von Lieferservices und Online-Handel können wir uns viele Wege in ein Geschäft oder Restaurant ersparen. Wir bestellen bequem aus dem heimischen Sessel und unsere Nahrung kommt zu uns. Andere erledigen die Wegstrecke für uns. Dafür geben wir ihnen Geld. Eine Maus, die diesen Service in Anspruch nehmen könnte, müsste nicht mehr zum Käse laufen – der Käse käme zu ihr.

Pflanzen, die Meister der Chemie

Reife Holunderbeeren und deren Samen, die einfach zu Boden fallen, haben im Schatten des Mutterbaumes wenig Aussicht, selbst einmal groß zu werden. Der Holunder ist fest verwurzelt und er kann nicht einfach um den Block laufen, um seine Nachkommen zu verteilen. Diese Arbeit erledigen Vögel für ihn: Sie essen die Beeren und scheiden deren Samen wieder aus. Für diesen Lieferservice bekommen sie die Nährstoffe der Beeren. Das ist ein gutes Geschäft für beide Seiten, bei dem die Farbstoffe der Beeren eine wichtige Rolle spielen. Sie locken die Kuriere, sobald die süßen Früchte reif sind.

!

Der Holunder lockt die Vögel an, sobald seine Beeren reif sind.

In der Nähe des Holunders stehen gerne Brennnesseln. Ihre Blätter wären für viele Tiere sehr nahrhaft, denn pflanzliche Pro-

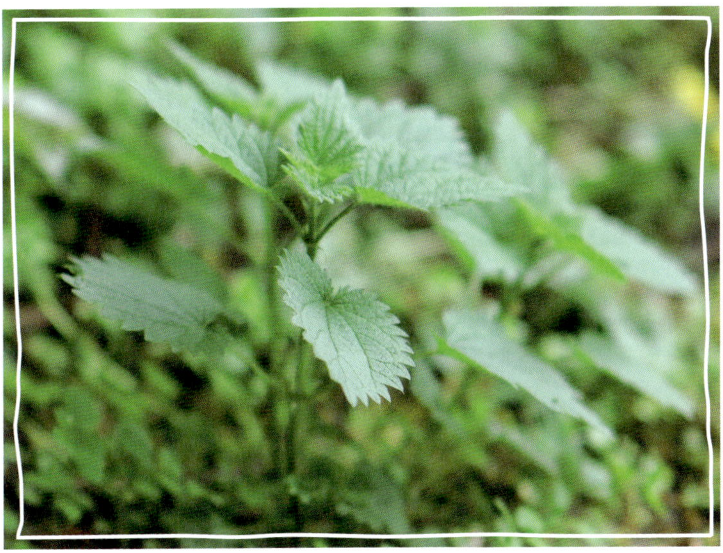

Wer so nahrhaft ist wie die Brennnessel, hat viele Feinde. Selbst im jungen Zustand wissen sich die Pflanzen zu wehren.

teinquellen sind selten und Brennnesselblätter sind reich an Eiweiß. Kommen hungrige Tiere angeflogen oder angelaufen, kann die Brennnessel nicht davonlaufen. Ihre Wurzeln stecken tief in der Erde. Doch sie weiß sich anders zu helfen. Der chemische Cocktail ihrer Brennhaare ist perfekt auf den Körper von Säugetieren abgestimmt. Gerät er unter deren Haut, sorgt er für anhaltenden Brennschmerz. Kleinere Tiere, die das Problem umgehen, kann sie mit dem Alkaloid Nikotin vertreiben, wie wir im Porträt der Brennnessel noch sehen werden.

Wie andere Pflanzen haben Holunder und Brennnessel keine Beine. In einer Welt, in der die anderen Lebewesen Beine oder Flügel haben, kommen sie ohne aus. Sie bewegen nicht sich selbst, sie bewegen die Welt um sich herum. Der Holunder lockt die Vögel, die Brennnessel macht den hungrigen Mäulern Beine. Auch die anderen Heilpflanzen, die wir Ihnen vorstellen, handhaben das so. Sie locken und vertreiben. Dabei benutzen sie eine besondere Sprache. Wir hören die Brennnessel nicht brüllen: „Hau bloß ab!" Sie spricht in speziellen Formeln, es sind nicht magische Formeln, es sind chemische Formeln, denn die grünen McGyvers bilden aus Erde, Wasser, Luft und Sonnenlicht eine unglaubliche Vielzahl an chemischen Stoffen. Viele ähneln sich und doch hat jede Pflanze ihren eigenen Bausatz. Manche dieser Stoffe sind so komplex, dass Chemiker selbst heute noch Schwierigkeiten haben, diese nachzubauen.

!

Zum chemischen Arsenal von Pflanzen zählen Lock- und Abwehrstoffe.

Jede Pflanze bastelt ihren eigenen Cocktail aus mehreren Dutzend chemischen Wirkstoffen. Nach ihrer Funktion können wir diese grob unterteilen in Lockstoffe und Abwehrstoffe. Von beiden werden wir einige kennenlernen. Die Schafgarbe lockt Insekten zum Beispiel mit gewissen ätherischen Ölen und Farbstoffen. Sie weisen ihnen den Weg zur Blüte. Die Silber-Weide und die Nelkenwurz schlagen Schädlinge mit Gerbstoffen in die Flucht. Viele Abwehrstoffe wirken auch gegen Krankheitserreger wie Viren, Pilze und Bakterien.

Heilpflanzen beeinflussen unseren Organismus

Die Effektivität ihrer Wirkstoffe verdanken die Pflanzen der Evolution. Im Laufe von Millionen von Jahren haben diejenigen Pflanzen überlebt, deren Stoffe Wirkung zeigen. Welche Stoffe wirken besonders gut? Es sind die, die perfekt auf die Bedürfnisse und die Körperchemie der anderen Lebewesen abgestimmt sind. Die Brennnessel enthält zum Beispiel Gewebshormone von Tieren und ihr Nikotin beeinflusst deren zentrales Nervensystem. Die Farbstoffe von Holunderbeeren schützen ihre gefiederten Kuriere vor viralen Infektionen.

Uns lassen die Wirkstoffe der Pflanzen nicht kalt, schließlich sind wir auch nur Tiere. Wer es genau wissen will: Wir zählen zur Ordnung der Trockennasenaffen.

Menschliche Embryos sind in frühen Stadien kaum zu unterscheiden von den Embryos der Vögel, Frösche oder Hunde. Die Entwicklung im Mutterleib zeigt unser gemeinsames evolutionäres Erbe. In der späteren Entwicklung unterscheiden wir uns durch die Leistung unserer Gehirne, andere Organsysteme bleiben sich ähnlich. Unser Stoffwechsel gleicht dem anderer Tiere und darum funktioniert auch unsere Körperchemie ähnlich. Pflanzliche Wirkstoffe, die die Körperchemie von Tieren beeinflussen, wirken auch auf unser Innenleben ein. Da der Hopfen das Hormonsystem seiner Fressfeinde beeinflusst, kann er auch in das Zusammenspiel unserer Hormone eingreifen.

> !
>
> Unser Stoffwechsel und unsere Körperchemie gleichen vielen anderen Tieren.

Zusammengefasst: Pflanzen können nicht laufen. Das müssen sie auch gar nicht. Sie machen einfach allen anderen „Beine". Sie locken und vertreiben. Dafür bilden sie chemische Stoffe, mit denen sie andere Lebewesen beeinflussen – und damit auch uns. Diese Stoffe verdanken sie der Evolution. Im Laufe von Milliarden Jahren haben sich jene Pflanzen durchgesetzt, deren chemischen Formeln an andere Lebewesen angepasst waren. Zu diesen Pflanzen zählen insbesondere die zehn Heilpflanzen, die wir Ihnen vorstellen.

Heilsame Begegnungen mit der einheimischen Pflanzenwelt

Eine Hausapotheke aus den bekanntesten Heilpflanzen unserer Siedlungen hat viele Vorteile, denn die getrockneten Pflanzen kann man günstig und flott in Apotheken oder Kräuterläden kaufen. Dazu haben sie sich alle in der Anwendung bewährt und sie sind gut erforscht. Durch ihre Präsenz in Ihrem Wohnort werden sie Ihnen auch schnell vertraut werden. Freuen Sie sich auf erfrischende, lehrreiche und heilsame Begegnungen!

Pflanzenbegegnungen als grüne Pause im Alltag

Heilpflanzen beleben nicht nur mit ihren Inhaltsstoffen. Die bloße Beschäftigung mit den grünen Nachbarn kann wohltuend sein und lässt uns den Ort, an dem wir leben, mit neuen Augen

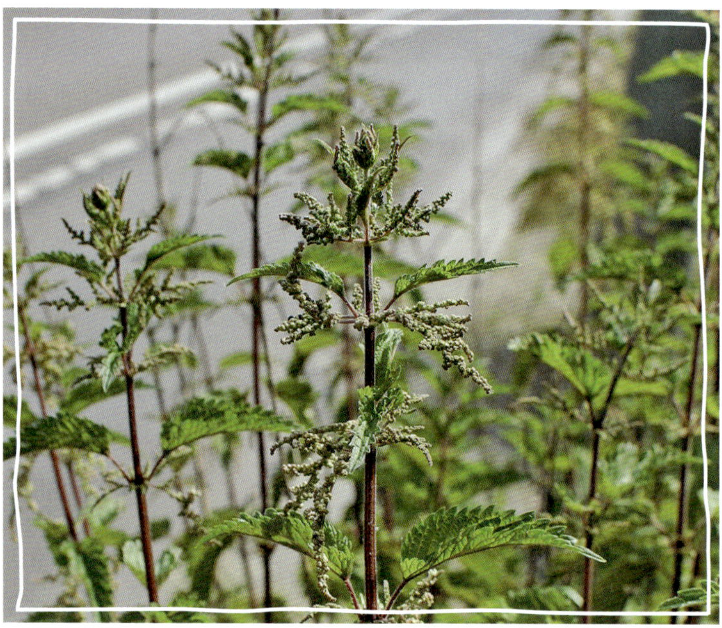

Brennnesseln am Straßenrand in Berlin. Ist das eine männliche oder eine weibliche Pflanze? Dazu später mehr.

erleben. So sehen Sie plötzlich am Mülleimer an der Bushaltestelle oder am Eingang zum Supermarkt viele kleine Lebewesen sitzen. Mutig und selbstbewusst strecken sie ihr zerbrechliches Zellgerüst zur Sonne. Wir gehen davon aus, dass sie kein Bewusstsein haben wie wir. Doch sicher ist das nicht. Sie nehmen ihre Umwelt genau wahr und registrieren dabei auch Dinge, für die wir blind sind. Wenn wir sie betrachten, halten wir inne. Wir lösen uns von unserem alltäglichen Stress und befreien unseren Kopf. Wir freuen uns über diese grünen Wunder.

!

Pflanzenentdeckungen im Alltag können Stress abbauen und Freude bereiten.

Je mehr Sie sich mit Pflanzen beschäftigen, desto mehr werden sie sich Ihnen zeigen. Sie werden Ihnen bei jedem Schritt außerhalb Ihrer Wohnung begegnen. Uns erzählen Menschen, dass sie unterwegs weniger auf ihr Smartphone starren, um jetzt Pflanzen zu entdecken. Statt dem „Buch der Gesichter“, Facebook, widmen sie sich jetzt dem „grünen Buch des Lebens“.

Wir sind die Ahnen von Pflanzenkundlern

Der Mensch greift erst seit Kurzem in Kühlschränke, wenn er Hunger hat. Oder er fährt mit der U-Bahn zur Apotheke, wenn etwas seinen Körper zwickt. 99 Prozent der Zeit verbrachten wir Menschen als Jäger und Sammler auf diesem Planeten, und wer über Pflanzen Bescheid wusste, war klar im Vorteil. So sieht das auch der Neurowissenschaftler Steven Pinker, denn er meint: Ein Pflanzenkenner konnte besser für sich und seine Nächsten sorgen. Er erkannte, welche Ansprüche eine spezielle Nahrungspflanze zum Wachsen stellte. So wusste er, an welchen Standorten er sie fand. Er konnte Nahrungspflanzen an ihrer Blüte erkennen und suchte im Herbst Plätze auf, an denen er im Frühling Obstbäume oder Beerenbüsche blühen gesehen hatte. Jene, denen solche Zusammenhänge verborgen blieben, hatten in der menschlichen Evolution wahrscheinlich das Nachsehen. Laut Steven Pinker waren das Wissen über Pflanzen und das Gespür für die grünen Geschöpfe klare Überlebensvorteile.

Genauso gut war das Wissen über die Kraft der Heilpflanzen ein evolutionärer Vorteil. Wer sich mit Pflanzen behandeln konnte, blieb länger gesund und konnte mehr Nachkommen zeugen. Wie haben unsere Vorfahren Pflanzenheilkunde gelernt – ohne Bücher und ohne Internet? Vermutlich beobachteten sie einfach die besseren Kenner der Materie: die Tiere. Viele Tiere nutzen Pflanzen, um zu gesunden. Sie profitieren von den Inhaltsstoffen der Pflanzen, die aus dem Zusammenspiel von Tier und Pflanzen entstanden sind. Als wir Menschen auf der Bildfläche des Planeten erschienen, war dieses Zusammenspiel bereits perfektioniert. Viele Tiere hatten ein Gespür dafür bekommen, welche Pflanzen sie von Beschwerden befreien können. Unsere Vorfahren beobachteten dann die Tiere bei ihrer Selbstmedikation.

Wir stellen uns unsere Ahnen oft als brutale, etwas einfältige Jäger vor, die nur aufgrund ihrer muskulären Kraft überlebt haben. Das Pflanzenwissen spielte aber eine entscheidende Rolle in der frühen Geschichte der Menschheit: Wer sich mit Pflanzen auskannte, setzte mehr Nachkommen in die Welt. Es ist also denkbar, dass viele von uns die Ahnen von Pflanzenkundlern sind. Vielleicht hat der eine oder andere sogar ein Gespür für Pflanzen vererbt bekommen.

!

Pflanzenwissen war für unsere Vorfahren ein Überlebensvorteil.

Hat sich Pflanzenwissen in Form von Gelüsten vererbt?

Wie könnte sich ein vererbtes Gespür für Heilpflanzen äußern? Das Wissen über Heilpflanzen eignen wir uns heute durch Bücher wie dieses an. Wir lernen von denen, die bereits über etwas Wissen verfügen. So machen es wahrscheinlich auch die Tiere, sie gucken den Älteren über die Schulter. Doch scheint sich das Wissen über Heilpflanzen auch zu vererben. Auf dieses Wissen greift der Körper zurück, wenn ihm etwas fehlt. Dieses äußert sich zum Beispiel in Form von Gelüsten. Dieses Phänomen lässt sich nicht nur bei Schwangeren beobachten, deren Körper intuitiv das verlangt, was benötigt wird. Menschen mit Magen- oder Gallenlei-

!

Über Gelüste kann sich intuitives Heilpflanzenwissen äußern.

den haben zum Beispiel plötzlich Lust auf Bitteres. Sie greifen zu bitteren Lebensmitteln wie Radicchio oder Chicorée. Sie trinken genüsslich bittere Heilkräutertees, die sie vor ihrem Leiden nie im Leben getrunken hätten. Radicchio oder Chicorée sind übrigens aus einer Heilpflanze, der Gemeinen Wegwarte (Cichorium intybus) gezüchtet.

Dieses Phänomen wird Ihnen auch begegnen, je mehr Sie sich mit Heilpflanzen beschäftigen. Eine bestimmte Pflanze wird Sie besonders anziehen. Vielleicht ist es ihr Geruch, ihre Farbe, ihre Form oder ihr Geschmack? Bei anderen Pflanzen wird Ihnen vielleicht übel. Unsere Erfahrung zeigt, dass es sich lohnt, sich mit beiden zu beschäftigen. Mit Pflanzen, die Sie locken und faszinieren und mit solchen, die Sie abstoßend finden. Es kann gut sein, dass sich ein Teil Ihres genetischen Erbes an diese Pflanzen erinnert. Dieses gespeicherte Wissen könnte auf Pflanzen reagieren, die für Ihre Gesundheit gerade eine Rolle spielen.

Auf Entdeckungstour mit dem Extrembotaniker

Wir lernen am besten, wenn wir inspiriert sind, und wenn ein Mensch seine Mitbürger für Pflanzen begeistern kann, dann ist es Jürgen Feder! Der gelernte Landschaftsgärtner und Diplomingenieur für Landespflege, Flora und Vegetationskunde ist Ihnen vielleicht als „Extrembotaniker“ bekannt. Mit dieser Bezeichnung tritt er regelmäßig im Fernsehen auf, unter anderem in Reportagen und Wissensendungen des NDR und WDR oder beim Frühstücksfernsehen auf SAT.1. Er ist ein beliebter Gast bei Talk-Shows wie „DAS! Talk auf dem roten Sofa“, bei Markus Lanz oder bei „Frank Elstner Menschen“. Vielleicht kennen Sie seine legendären Auftritte bei Stefan Raab, bei denen der deutsche Spaßkönig etwas blass neben dem leidenschaftlichen und lebendigen Botaniker wirkt. Der NDR widmete Jürgen Feder mit „Die Nordstory: Unterwegs mit dem Pflanzenjäger“ ein einstündiges Porträt.

!

Jürgen Feder ist als Autor und durch seine vielen Fernsehauftritte Deutschlands bekanntester Pflanzenkenner.

Sein Pflanzenwissen teilt er mittlerweile auch als Autor. Im Rowohlt Verlag sind vier Bücher von ihm erschienen, eines davon stellen wir Ihnen im Anhang vor. Als Deutschlands bekanntester Pflanzenexperte kennt er die Pflanzen nicht nur: Engagiert und leidenschaftlich streitet er im echten Leben und auf Facebook für Naturschutz und gegen das Artensterben.

Wir fühlen uns geehrt, dass er unser Buch mit seiner Begeisterung und seinem Wissen bereichert. Jürgen Feder ist ein Spezia-

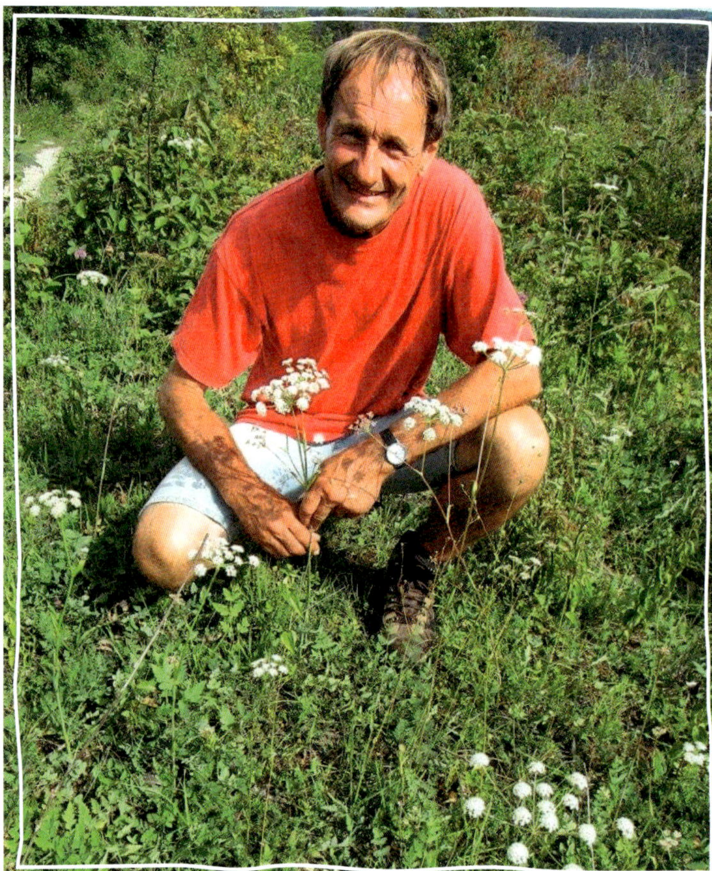

Der Extrembotaniker in Aktion, natürlich inmitten von Pflanzen.

list für seltene Arten, doch seine Leidenschaft gilt auch den gewöhnlicheren Pflanzen. Mit charmanten und lebendigen Einblicken, Geschichten und Bildern ergänzt er unser Buch. Er betrachtet die Heilpflanzen aus der Sicht des Botanikers und Gärtners und wir bringen Ihnen ihre Heilkraft näher.

Bei den Heilpflanzenporträts stellen wir Ihnen jeweils ein oder zwei charakteristische Aspekte der Pflanzen vor. Wie die Pflanzen bei den einzelnen Heilanzeigen wirken, können Sie dann im zweiten Teil nachlesen. Mit einer Auflistung von chemischen Formeln werden wir Sie nicht langweilen. Sie lernen jeweils einen charakteristischen Pflanzenwirkstoff kennen. Die Kenntnis dieser grundlegenden Pflanzeninhaltsstoffe ist für Ihre Beschäftigung mit Heilpflanzen hilfreich.

!

Die Heilpflanzenporträts heben jeweils einen charakteristischen Pflanzenwirkstoff hervor.

Unsere Hausapotheke aus zehn Heilpflanzen ergänzen wir durch die pflanzlichen Präparate *Angocin* und *Eleu-Curarina*. Auch die stellen wir Ihnen kurz vor. Doch zunächst widmen wir uns ausführlich dem Hopfen. Diesen Kletterer wollen wir Ihnen besonders ans Herz legen. Chronischer Stress ist mittlerweile eine der größten Herausforderungen für unsere Gesundheit. Um am Stress nicht zu erkranken, haben wir den Hopfen bitter nötig. Wir haben sogar sein „Bitteres“ bitter nötig!

Hopfen

Mit dem Hopfen zur Ruhe kommen

Der Hopfen (Humulus lupulus) sorgt gleich zweimal für Alarm. Zunächst in bayrischen Hopfenanbaugebieten und dann in unserem Körper. Sein Geschmack löst ein uraltes System für Gefahrenabwehr in uns aus. Teile unseres Körpers gehen vom Schlimmsten aus. Das klingt Ihnen zu aufregend, Sie haben schon genug Stress in Ihrem Leben? Dann ist der Hopfen genau richtig! Hopfen ist ein bewährtes Beruhigungsmittel, genau richtig für unsere hektische Zeit.

Wie Pflanzen sich Hilfe holen

Die Hallertau in Bayern ist das größte zusammenhängende Hopfenanbaugebiet der Welt. Von dort stammt rund ein Drittel der weltweiten Hopfenernte. Seit dem achten Jahrhundert rammen

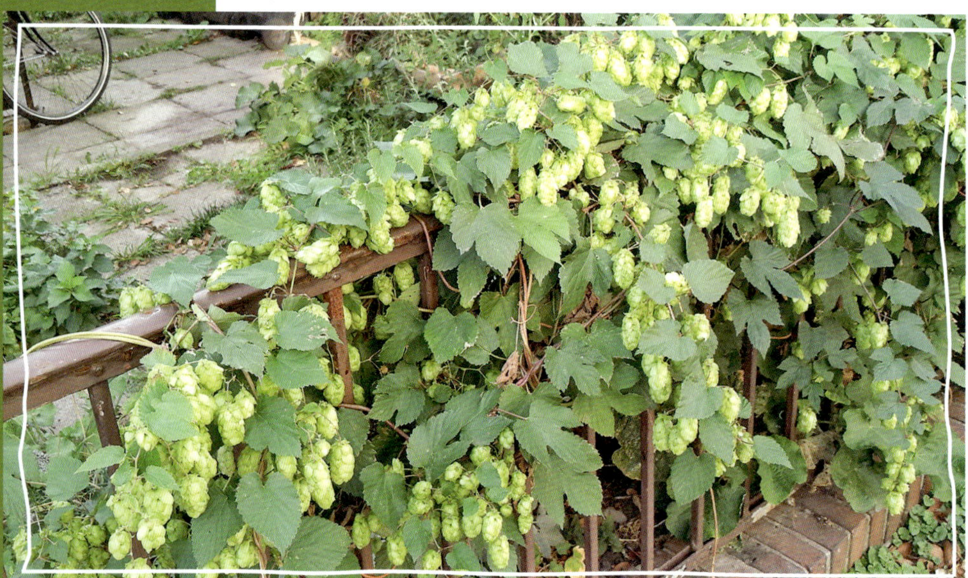

Kletternder Hopfen mit reifen Zapfen.

die Bauern dort lange Stöcke in den Böden, an denen der Hopfen jedes Jahr hochklettert. Auch sonst kümmern sich die Leute in der Region viel um ihren Hopfen, so auch der Biologe Florian Weihrauch. Er untersucht unter anderem Strategien, die Hopfenpflanzen auf natürliche Weise vor Schädlingen wie der Hopfenblattlaus und der Gemeinen Spinnmilbe zu schützen.

Die Hopfenschädlinge der Hallertau sind nicht ohne Grund so zahlreich. Denn die Feinschmecker gelten selbst als Delikatesse. Rund 85 verschiedene Insektenarten bedienen sich am Schädlingsbuffet. Dazu zählt auch die grüne Florfliege mit ihren hungrigen Larven: In zwei Wochen verspeist eine Larve bis zu 500 Blattläuse und 10.000 Larven und Eier der Spinnmilbe.

Doch wie soll die Einsatztruppe die Hopfenpflanze finden, die gerade befallen ist? Die Hallertau ist fast dreimal so groß wie Berlin. Wenn die werdende Florfliegenmutter jede einzelne Hopfenstaude nach Schädlingsbefall untersuchen muss, wird das nichts mit dem Nachwuchs.

Im Laufe der Evolution haben Hopfen und Florfliege Wege gefunden, sich zu verständigen. Die Hopfenpflanze verströmt den Duftstoff Caryophyllen, wenn Schädlinge an ihr knabbern. Die Florfliege nimmt dies wahr und kommt angeflogen.

!

Mit dem Aromastoff Caryophyllen lockt der Hopfen Hilfe bei Schädlingsbefall an.

Der Hopfen wirkt auf das Endocannabinoid-System

Nicht nur für Florfliegen riecht Caryophyllen verheißungsvoll, auch Drogenspürhunde sind darauf trainiert, den scharfen und pfeffrigen Geruch zu erschnüffeln. Hopfen und Cannabis sind miteinander verwandt, beide sind Mitglieder der botanischen Familie der Hanfgewächse (Cannabaceae). Wie bei Cannabis werden auch vom Hopfen die weiblichen Blüten genutzt. Und wie Cannabis und seine Hauptwirkstoffe THC (Tetrahydrocannabinol) und CBD (Cannabidiol) wirkt auch Hopfen auf das sogenannte Endocannabinoid-System. Dieser Komplex aus speziellen Botenstoffen (sogenannten Endocannabinoiden) und entspre-

!

Hopfen und Cannabis ähneln sich bei Inhaltsstoffen und Wirkung.

chenden Rezeptoren findet sich fast überall in Ihrem Körper. Die schönste Beschreibung dieses Systems stammt wohl vom amerikanischen Professor Michael Pollan: Es sei genau das, was Adam und Eva nach der Vertreibung aus dem Paradies gebraucht haben – eine Art Entschädigung für das Ende der paradiesischen Zustände und den Beginn des alltäglichen Leidens.

Auch wir werden immer wieder aus „paradiesischen" Zuständen vertrieben. Denken wir nur einmal daran, wie schön es wäre, an einem stressigen Tag einfach im Bett liegen zu bleiben. Wie wäre es, wenn wir uns aus der Umarmung eines geliebten Menschen nicht lösen müssten? Das Endocannabinoid-System hilft uns, trotz all der Widrigkeiten unseren Frieden zu finden. Es sorgt dafür, dass wir uns durch Schlaf regenerieren und unliebsame Erinnerungen vergessen. Es verschafft uns eine gute, ausgeglichene Laune und macht Schmerzen erträglicher. Zudem reguliert es das Abwehrsystem und die Verdauung. Caryophyllen – der Hilferuf des Hopfens – gilt neuerdings als Cannabinoid. Es interagiert wie die Wirkstoffe des Cannabis mit den Rezeptoren des Endocannabinoid-Systems. Dabei entfalten sich seine entzündungshemmenden, schmerzstillenden, angstlösenden und antidepressiven Wirkungen.

> !
>
> Caryophyllen wirkt entzündungshemmend, schmerzstillend, angstlösend und antidepressiv.

In der heutigen Zeit ist das Endocannabinoid-System belastet. Einseitige Ernährung, mangelnde Bewegung, Chemikalien in Lebensmitteln und Stress setzen ihm zu. Dann und gerade bei Stress kann der Hopfen hilfreich sein – und nicht nur durch das Caryophyllen.

Entspannung mit Hopfen in wenigen Minuten

Die European Scientific Cooperative on Phytotherapy (ESCOP) wollte es genau wissen. Dass Hopfenzapfen entspannen, war schon lange bekannt. Sie werden mindestens seit der Antike bei Schlafstörungen, nervöser Unruhe und Ängsten eingesetzt. Das in Deutschland so beliebte Feierabendbier beruhigt nicht nur wegen des Alkohols. Die beiden Hopfenbitterstoffe mit den lustigen Namen Humulon und Lupulon aktivieren im Gehirn Nervenrezeptoren, die entspannt und gelassen machen. Diese Wirkung tritt nach den Studien der ESCOP schon nach zwei Minuten ein.

Aufgrund dieser Eigenschaften empfehlen wir Hopfen als Beruhigungsmittel bei starken Schmerzen, Ängsten, Schlaflosigkeit oder stressbedingten Beschwerden. Hopfen ist besonders bei Personen hilfreich, die nachts nicht zur Ruhe kommen und tagsüber müde sind. Bisweilen empfehlen wir den Hopfen in Form unserer „hopfigen Beruhigungstropfen".

!

Hopfen ist besonders bei Personen hilfreich, die nachts nicht zur Ruhe kommen und tagsüber müde sind.

Hopfige Beruhigungstropfen selbst herstellen

Für die Herstellung der hopfigen Tropfen brauchen Sie:

- 30 Gramm Schafgarbenkraut
- 20 Gramm Hopfenzapfen
- 600 ml 70-prozentigen Alkohol (diesen Alkoholgehalt haben Ansatzspirituosen wie Prima Sprit)
- 1 verschließbares Gefäß (zum Beispiel ein großes Schraubglas)

Übergießen Sie die getrockneten Kräuter mit dem Alkohol im verschließbaren Gefäß. Stellen Sie das Gefäß für zwei Wochen an einen dunklen Ort und schütteln Sie es alle paar Tage einmal. Nach zwei Wochen wird die Mischung durch einen Kaffee- oder Teefilter abfiltriert. Dann können Sie die Beruhigungstropfen in eine Braunglasflasche mit Tropfaufsatz abfüllen. Die gibt es in jeder Apotheke. Nehmen Sie maximal fünfmal täglich bei Bedarf 20 Tropfen mit etwas Flüssigkeit ein.

Sie haben keine Zeit, die Tropfen herzustellen? Dann lassen Sie sie in einer Kräuter-Apotheke (siehe Anhang) wie folgt mischen:

- 25 ml Schafgarbenkrauttinktur (Hersteller: Caelo)
- 25 ml Hopfenzapfentinktur (Hersteller: Caelo)

Diese Mischung kann gleich wie die selbst hergestellten Tropfen eingenommen werden.

!

Als hätte er sich beim Klettern verausgabt, lässt sich der Hopfen – oben angekommen – einfach hängen.

Hopfen ist genau richtig, wenn wir uns nach einem anstrengenden Tag nicht entspannen können. Daran erinnert uns auch seine Erscheinung: Im Frühjahr sprießt der Hopfen rasant aus seinem Wurzelstock. Dann beginnt die alljährliche Kletterei, der Hopfen will nämlich hoch hinaus. Seine kraftvollen Schlingen verschaffen sich mit Widerhaken Halt. Damit klettert der Hopfen schnell und kraftvoll an Mauern, Zäunen oder anderen Pflanzen empor – auch mal gerne bis zu zehn Meter hoch. Hat der Hopfen seine gewünschte Höhe erreicht, lässt er sich nach unten hängen – ganz so, als wäre er von der anstrengenden Kletterei erschöpft.

Ein Hopfenbad für Leichtigkeit und Entspannung

Hopfenzapfen können als Tee eingenommen werden. Sie entfalten ihre beruhigende Wirkung aber auch als Badezusatz. Hopfenbäder werden traditionell bei Unruhe, Schlafstörungen und Hautkrankheiten empfohlen. In letzter Zeit bieten immer mehr Thermen und Wellness-Hotels Hopfenbäder an. Dorthin müssen Sie aber nicht, um in den Genuss eines Hopfenbades zu kommen. Machen Sie es einfach selbst zuhause!

Übergießen Sie 30 Gramm Hopfenzapfen mit drei Litern kochendem Wasser und lassen Sie sie zugedeckt zehn Minuten lang ziehen. Seihen Sie die Mischung ab und geben Sie sie zu Ihrem Badewasser. Wenden Sie das Hopfenbad am besten eine halbe Stunde vor dem Zubettgehen an. Eine 15-minütige Badezeit ist ausreichend.

So entspannend der Hopfen als Heilmittel ist, als Pflanze raubt er manchem Gartenbesitzer den letzten Nerv. Schließlich durchkreuzt er mit seinen vielen Trieben ungefragt und hartnäckig dessen Begrünungspläne. Mehr dazu weiß Jürgen Feder.

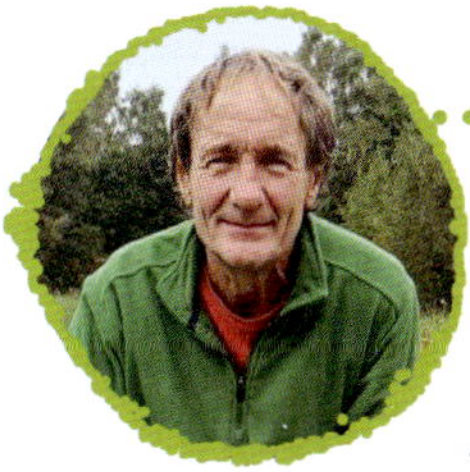

Mit Jürgen Feder auf Kräuter-Safari

„Schon dieser lateinische Name: Humulus lupulus – einfach zum Schießen und unvergesslich! Der Hopfen ist in den letzten Jahrzehnten auf Abwege gegangen: Er wurde von einer Auen- und Feuchtwaldpflanze zu einer ausgeprägten Siedlungspflanze. Überall sieht man im Spätsommer bis Herbst diese wenige Zentimeter langen weiblichen Zapfen an Buschwerk, Hecken, Mauern und Zäunen baumeln, bis sie nach den ersten Frösten einfach so zerbröseln. Der Hopfen ist zweihäusig und damit „diözisch", sagen wir Botaniker. Das bedeutet, dass Männlein und Weiblein auf getrennten Pflanzen unterwegs sind. Männliche Pflanzen, mit ihren nur rund fünf Millimeter breiten Blütchen in kleinen Trauben, sieht man viel seltener als ihre weiblichen Pendants. Der Hopfen kann sich zu einer echten Nervensäge mausern, denn ihm ist in Hecken und an Solitärgehölzen kaum noch beizukommen. Selbst Jungpflanzen rutschen einem in Randbeeten, den Rabatten, regelrecht durch die Finger! Die Rinde hat man zwar gegriffen, die Pflanze aber eben nicht. Und wartet man zu lange, ist alles zu spät! Zu tief wurzelt der Hopfen und oft ist noch nicht mal klar, an welcher Stelle er eigentlich so aus dem Boden sprießt. Auch ist der Hopfen tatsächlich die einzige Pflanze, von der ich jemals Hautausschlag bekam: Mit seinen feinen Widerhaken und den rauen Blättern ... er ist einfach unglaublich!"

Wie uns angeborene Geschmacksvorlieben krank oder gesund machen

Über Geschmack lässt sich nicht streiten: Was uns schmeckt, muss anderen nicht schmecken. Wir mögen zum Beispiel den bitteren, aromatischen Geschmack von Hopfen. Das geht nicht jedem auf Anhieb so. Hopfenaroma ist nicht lieblich. Empfindsamen Naturen mag es sogar so vorkommen, als wehre sich ihr Körper gegen den Geschmack. Was passiert da?

Kinder lernen von ihren Eltern, was genießbar ist und was nicht. Das ist sehr wichtig. Bis zum Alter von etwa zwei Jahren

!

Unsere Reaktionen auf süß und bitter sind angeboren.

halten sie generell alles für essbar und ekeln sich vor nichts. So ganz scheint die Evolution den Eltern nicht zu vertrauen. Die Reaktionen auf zwei Geschmäcker sind angeboren: Alles Süße schmeckt köstlich, alles Bittere nicht. Das mit dem Süßen macht auf den ersten Blick Sinn, vor allem für unsere Vorfahren. Muttermilch ist süß und die meisten süßen Früchte in der Natur sind bekömmlich und nahrhaft.

Heute schadet uns unser angeborenes Verlangen nach Süßem, denn Süßes ist alles andere als selten und kostbar. Zucker ist allgegenwärtig und wir können nicht genug davon kriegen. Die Lebensmittelindustrie bedient das schamlos. Alles schmeckt uns, wenn nur genügend Zucker in der Rezeptur steckt. Auch Herzhaftes wie Salzstangen, Pizza und Würste werden ordentlich gezuckert. Darum leiden schon die Kleinsten unserer Gesellschaft an den Folgen eines übermäßigen Zuckerkonsums. Dazu zählen unter anderem Konzentrationsstörungen, Fettleibigkeit, Diabetes oder Karies. Wer zu zuckerarmen Nahrungsmitteln greift, wird nicht selten getäuscht. Statt des Haushaltszuckers süßen die Hersteller diese oft mit Fruktose oder Glukosesirup. Das sind keine wirklichen Alternativen, auch sie wirken sich negativ auf den Blutzuckerspiegel aus. Wer gesund süßen will, nimmt besser mit Xylit, Stevia, Ahornsirup oder Kokosblütenzucker Vorlieb.

!

Gesunde Zuckeralternativen: Xylit, Stevia, Ahornsirup oder Kokosblütenzucker.

Unsere Lust auf Süßes, die wir der Evolution verdanken, beschert uns also eine Menge Probleme. Für unsere Vorfahren war sie ein Überlebensvorteil, uns schadet sie, denn sie kann uns krank machen. Anders verhält es sich bei unserer angeborenen Reaktion auf Bitteres. Auch diese verdanken wir der Evolution. Sie macht nicht krank, sie kann heilend wirken.

Bitterstoffe aktivieren die Verdauung und das Immunsystem

Für unsere Vorfahren war die angeborene Reaktion auf Bitteres sehr sinnvoll. Wer als Steinzeitmensch in eine bittere Frucht biss und einfach weiter aß, der hat den nächsten Abend wahrscheinlich nicht erlebt. Oder er krümmte sich vor Schmerzen mit Übelkeit und Durchfall am nächtlichen Feuer. Denn zahlreiche giftige Pflanzen schmecken bitter. Ob die Giftattacke dem Körper schadet, hängt von der eingenommenen Menge ab.

Was würden wir dem Steinzeitmenschen also raten, der in eine bittere und vermeintlich giftige Frucht gebissen hat? „Wirf die bloß weg und spuck alles aus. Du hast schon was geschluckt? Dann schieb dir Finger in den Rachen und würg alles hoch!“ Wir müssen ihm das aber nicht sagen, denn sein Körper sorgt dafür, dass er entsprechend handelt. Der bittere Geschmack ist eine natürliche Essbremse, die nur dann funktioniert, wenn wir ihn nicht erwartet haben. Wenn unser Butterbrot plötzlich bitter schmeckt, hören wir sofort auf zu essen. Irgendetwas stimmt da vielleicht nicht. Wenn wir in eine Grapefruit beißen, erwarten wir den bitteren Geschmack bereits. Die warnende, natürliche Essbremse funktioniert dann nicht.

> **!**
> Bitterstoffe können als eine natürliche Essbremse funktionieren.

Wenn der Steinzeitmensch der evolutionären Essbremse trotzt und weiterisst, wird sich in seinem Körper Folgendes abspielen: Das Immunsystem wird aktiviert, die Galle ergießt sich in den Dünndarm, davon wird ihm schlecht und er übergibt sich. So wird der Körper das potenziell giftige Mahl los. Der Magen-Darm-Trakt wird durchblutet und seine unzähligen Drüsen entleeren ihre Verdauungssäfte. Dazu zählen der Speichel im Mund, der Magensaft, die Galle und der Saft der Bauchspeicheldrüse. Alle vier Flüssigkeiten sind für unsere Verdauung wichtig. Sie bilden zusammen einen Wasserfall aus bis zu sieben Litern Flüssigkeit, der jeden Tag durch uns plätschert.

> **!**
> Unsere vier wichtigen Verdauungssäfte: der Speichel, der Magensaft, die Galle und der Saft der Bauchspeicheldrüse.

Diese Verdauungssäfte bringen Bitterstoffe zum Fließen

VERDAUUNGS-SAFT	WIRKUNG BEI DER VERDAUUNG	WIRKSAME BESTAND-TEILE
Mundspeichel	Befeuchten der Nahrung	Schleimstoffe
	Antibakterielle Wirkung	Lysozym, Immunglobulin A, Laktoferrin, Histatin
	Verdauung der Kohlenhydrate	Enzyme (Speichelamylasen)
Magensaft	Antibakterielle Wirkung	Salzsäure
	Eiweißverdauung	Salzsäure, Enzym Pepsin
	Vitamin-B12-Aufnahme	Intrinsischer Faktor
Galle	Fettverdauung	Gallensäuren
	Antibakterielle Wirkung	Gallensäuren
	Aktivierung der Enzyme der Bauchspeicheldrüse	Gallensäuren
Saft der Bauchspeicheldrüse	Fettverdauung	Enzyme (Lipasen)
	Verdauung der Kohlenhydrate	Enzyme (α-Amylase, Ribo- und Desoxyribonukleasen)
	Eiweißverdauung	Enzyme (Trypsinogen, Chymotrypsinogen, Procarboxypeptidasen, Proelastase)

Bittere Heilpflanzen, wie der Hopfen, aktivieren den Verdauungstrakt. Damit können sie bei vielen Beschwerden und Erkrankungen sinnvoll sein, bei denen dieser schwächelt. Auf eine gewisse Weise ist jede Form der Genesung eine Erneuerung. Wenn wir gesunden wollen, braucht unser Erneuerungsprozess die notwendige Energie und Bausteine. Dafür ist das Fließen der Verdauungssäfte wichtig.

Bitter im Mund, für den Körper gesund

Ein Geheimnis eines gesunden und langen Lebens ist die Zellerneuerung. Wenn Sie diesen Absatz zu Ende gelesen haben, ist Ihr Körper schon nicht mehr der gleiche. Im rasenden Tempo werden alte Zellen ab- und neue aufgebaut. Innerhalb von drei bis vier Tagen erneuert sich Ihre ganze Dünndarmschleimhaut. Das allein ist schon beachtlich, schließlich ist deren Oberfläche größer als die eines Tennisplatzes. In unserem Magen werden alle Zellen alle sieben Tage komplett ausgetauscht. Durchschnittlich alle zehn Jahre bekommen wir ein komplett neues Skelett. Das Material für diesen Erneuerungsprozess liefert die Verdauung. Sie spaltet die Nahrung in ihre Grundbausteine, aus denen unser Körper neu aufgebaut wird. Es ist daher nicht nur entscheidend, *was* wir essen, sondern auch *wie*.

> **!** Eine funktionierende Verdauung ist die Grundlage für die Zellerneuerung.

In unserem modernen und oft stressigen Alltag hat die Verdauung es nicht leicht. Finden Sie genug Zeit zum Essen? Oder geschieht das oft nebenbei, während der Arbeit oder im Gehen? Unser Verdauungstrakt tut sich dann schwer. Er bekommt nicht ausreichend Blut und damit zu wenig Energie für seine Arbeit.

Wer wie viel Blut bekommt, entscheidet das vegetative Nervensystem. Wir können es uns wie einen Schalter vorstellen. Auf der einen Seite des Schalters ist der Ruhe-, auf der anderen der Aktivitätsmodus. Bei tatsächlichen oder gefühlten Belastungen wie dem Stress auf der Arbeit aktiviert das vegetative Nervensystem den Aktivitätsmodus, auch Sympathikus genannt. In Ruhephasen wird sein Gegenspieler aktiviert. Der Sympathikus versetzt den Körper in Einsatzbereitschaft, der Parasympathikus in den Regenerationsmodus. Der Sympathikus verbrennt Energien, der Parasympathikus füllt die Speicher wieder auf. Ist der Parasympathikus aktiviert, werden die Kraftwerke unserer Zellen, die Mitochondrien, wieder beladen.

Wie das vegetative Nervensystem unseren Körper reguliert

KÖRPERFUNKTION	SYMPATHIKUS	PARASYMPATHIKUS
Herzfrequenz	steigert	reduziert
Blutdruck	steigert	reduziert
Bewegung des Darms	hemmt	fördert
Verdauungssäfte	hemmt	fördert
Stresshormone	steigert	reduziert

Der Parasympathikus kommt heute meist zu kurz, denn ausführliche Regenerationszeiten im Alltag fehlen den meisten Menschen. Bitterstoffe wie aus dem Hopfen kommen dann gerade recht. Sie aktivieren den Parasympathikus und damit die Regenerationskraft des Körpers. Damit schonen sie unser Herz, steigern die Selbstheilungskräfte und helfen dabei, Stress besser zu verarbeiten.

In der Pflanzenheilkunde setzen wir bittere Heilpflanzen wie den Hopfen auch wegen ihrer antidepressiven und kräftigenden Wirkungen bei Verstimmung, Erschöpfung und Müdigkeit ein. Bitterstoffe scheinen laut Untersuchungen der US-Universitäten von Yale und New Jersey auch vor Darmkrebs und Übergewicht zu schützen. Sie sorgen also zunächst für einen kurzen Alarm im Körper, dann ermöglichen sie Entspannung, Genesung und Regeneration.

!

Die Heilkraft des Bitteren ist eine der wichtigsten Wiederentdeckungen der letzten Jahre.

Die Heilkraft des Bitteren ist eine der wichtigsten Wiederentdeckungen der letzten Jahre. Wir empfehlen unseren Patienten, bittere Lebensmittel in die Ernährung zu integrieren. Dazu zählen Artischocken, Rucola, Chicorée, Radicchio, Grapefruit, Löwenzahn und Kaffee (ungesüßt). Leider werden aus Gemüse und Obst Bitterstoffe oft herausgezüchtet. Auf Bio-Höfen und Bauernmärkten gibt es aber oft noch alte Obst- oder Gemüsesorten, die kaum verändert wurden und noch viele Bitterstoffe enthalten.

Bitter schmecken wir im Mund. Wir haben jedoch auch an vielen anderen Stellen Bitterrezeptoren – unter anderem im Darm und auf der Haut. Über diese Rezeptoren können wir Bitterstoffe zwar nicht bewusst wahrnehmen, eine Wirkung entfalten sie dort trotzdem. Kommt unsere Haut mit Bitterstoffen in Kontakt, wird ihre Barrierefunktion gestärkt, wie deutsche Wissenschaftler im Jahr 2018 berichteten. Bitterstoffe stimulieren unter anderem die Bildung von Hautfetten. Dies könnte Patienten mit entzündlichen Hauterkrankungen wie der Neurodermitis oder der Psoriasis und älteren Menschen zugutekommen. Die volksheilkundliche Anwendung von Hopfen bei Hautkrankheiten und trockener Haut erscheint damit plausibel. Heute findet sich Hopfen bisweilen in Hautpflegemitteln wie dem *Dr. Hauschka Pflegeöl Mandel Johanniskraut*. Es wird bei sensibler und trockener Haut empfohlen.

!

Bitterrezeptoren finden sich auch auf unserer Haut.

Die Mönche und das Bier – die hormonelle Wirkung von Hopfen

Seit dem frühen Mittelalter kultivieren viele Klöster den Hopfen. Seine antibakteriellen und schimmelwidrigen Eigenschaften nutzten Mönche, um Getränke zu konservieren. Dazu zählt vor allem das Bier. Vielen jungen Mönchen wurde dessen Konsum nahegelegt, damit sie eine der großen Herausforderungen des klösterlichen Lebens besser ertrugen: das Zölibat. Die verpflichtende Ehelosigkeit fiel den Mönchen mit dem Genuss des Hopfens tatsächlich leichter. Hopfen kann nämlich übermäßige Libido dämpfen. Wie kommt es dazu?

Viele Pflanzen beeinflussen die Fruchtbarkeit von anderen Lebewesen. Wissenschaftler gehen davon aus, dass damit poten-

!

Mehrere Untersuchungen zeigen, dass Hopfen Wechseljahresbeschwerden lindern kann.

zielle Fressfeinde an ihrer ungezügelten Vermehrung gehindert werden. Ein Schädling, der tüchtig Hopfenblätter gegessen hat, hätte also weniger Lust sich fortzupflanzen. Damit gäbe es in Zukunft schon ein paar weniger Schädlinge. Dies gelingt, weil einzelne Farbstoffe des Hopfens auf das Hormonsystem der Tiere wirken – und damit auch auf das des Menschen. Die sogenannten Flavonoide des Hopfens binden an Östrogenrezeptoren in unserem Körper. Damit können sie eine östrogene Wirkung entfalten. Dies ist bei Östrogenmangel und in den Wechseljahren hilfreich.

Männer brauchen sich übrigens keine Sorgen machen, dass das Trinken eines Hopfentees ihnen die körperliche Lust raubt. Hopfen wirkt ausgleichend auf die Libido. So wird er traditionell sowohl bei gesteigertem sexuellem Verlangen als auch bei Lustlosigkeit angewandt.

Apropos Bier: Es macht die Menschen geselliger, das ist bekannt. Natürlich nur, wenn keiner über seinen Durst trinkt. Dafür ist der Hopfen mitverantwortlich. Wie wir gesehen haben, aktiviert Hopfen den Parasympathikus, dieser wiederum schaltet – wie Forschungen zeigen – ein „System des sozialen Engagements“ im Gehirn an. Dieses System erlaubt uns, andere Menschen zu verstehen und zu achten. Erst wenn wir entspannt sind, fühlen wir uns mit anderen Menschen verbunden. Es mag ein Grund sein, warum Kommunikation innerhalb der Gesellschaft gerade so schwierig ist, denn Stress und Ärger verschließen unser Verständnis für die Positionen anderer Menschen. Der Hopfen kann die nötige Gelassenheit schaffen, um uns mit Mitgefühl den anderen Menschen zu öffnen. Auch wenn diese eine andere Meinung vertreten als wir.

!

Der Hopfen kann geselliger und verständiger machen.

Zusammenfassung

Wir haben versucht, Ihnen den bitteren Hopfen schmackhaft zu machen. Hoffentlich ist uns das gelungen, denn Hopfen ist eine wertvolle Heilpflanze, die uns gerade in unserem stressreichen

Leben hilfreich sein kann. Der Hopfen ist ein körperliches und seelisches Verdauungsmittel. Er regt die Aktivität des Magen-Darm-Traktes an und sorgt dafür, dass wir unsere Lebensmittel optimal verwerten. Zudem hilft er uns dabei, seelische Anspannungen zu „verdauen". Hopfen ist ein bewahrtes Mittel bei Unruhe, Schlafstörungen und stressbedingten Beschwerden. Dadurch stärkt er unsere Regenerationskraft und unsere Fähigkeit, in Ruhephasen Energie zu tanken.

Seine verschiedenen Inhaltsstoffe wirken auf verschiedene Körpersysteme.

So wirkt der Hopfen

WIRKORT	WIRKUNG
Psyche	Schlaffördernd, entspannend, beruhigend, stresslindernd, angstlösend
Verdauung	Appetitanregend, krampflösend
Hormonsystem	Östrogene Wirkung, reguliert die Libido
Immunsystem	Hemmt Entzündungen und das Wachstum von Bakterien und Pilzen
Nervensystem	Schmerzlindernd

Wir empfehlen den Hopfen bei den folgenden Erkrankungen und Beschwerden:

Ängste, Appetitlosigkeit, Arthrose, Burnout, chronisch entzündliche Darmerkrankungen, Erschöpfung und Müdigkeit, Gürtelrose (Post-Zoster-Neuralgie), Kopfschmerzen, Magenschleimhautentzündung, Migräne, Myome der Gebärmutter, Nervenschmerzen, Polyneuropathie, Reizblase, Regelschmerzen, Reizmagen, Rückenschmerzen, Heißhunger, Inkontinenz, Rheuma, Schlafstörungen, Stress, Trigeminusneuralgie, Unruhe und Nervosität, Wechseljahresbeschwerden

Schafgarbe

Frieden stiften mit der Schafgarbe

Hätte ein Glas Schafgarbentee den Tod eines griechischen Sagenhelden verhindert? Der Schafgarbe kann man ruhig einiges zutrauen. Wie unser Lehrer Klaus Krämer einmal meinte: „Ihr jungen Phytotherapeuten nehmt die energischen Heilpflanzen, die exotischen Rinden und kräftigen Wurzeln. Wir alten Hasen nehmen die Schafgarbe.“ Bei der Zusammenstellung der Hausapotheke folgen wir seinem Beispiel und nehmen eine der vielseitigsten Heilpflanzen mit ins Sortiment.

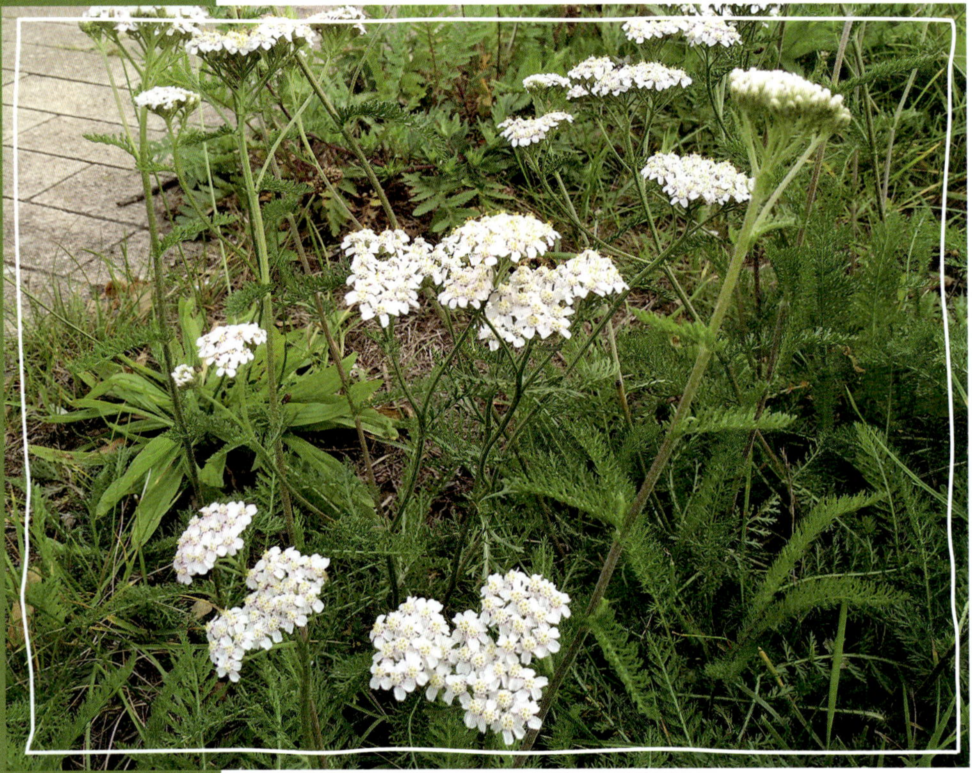

Heiß und trocken: kein Problem für die Schafgarbe.

Die Wundheilpflanze in einem antiken Superhelden-Blockbuster

Troja ist bis heute eine umstrittene Stadt. Vor rund 3000 Jahren sollen griechische Heere sie belagert haben. Und noch heute debattieren Historiker, ob und wo es diese Stadt gab, und den Krieg, der sie zehn Jahre in ihrem Bann gehalten haben soll. Ob die Geschehnisse um Troja nun wahr sind oder nicht, sie liefern gute Geschichten. Diese sind so fesselnd, dass laut dem Schriftsteller Homer selbst die griechischen Götter dem Spektakel beiwohnten. Die Tribüne soll sich auf dem baumfreien Gipfel des Ida-Berges befunden haben. Die göttlichen Zuseher hielt es aber selten auf ihren Plätzen. Sie griffen in das Drama ein, wenn ihre favorisierte Seite oder ihr Lieblingsheld in Nöten war. Selbst der gutmütige Gott Apollon, der Hüter der Musik, der Dichtkunst, der Medizin und der Mäßigung (!), konnte sich nicht beherrschen. Seine Hand soll den tödlichen Pfeil auf die einzige Schwachstelle des ansonsten unverwundbaren Achill gelenkt haben. Während Achill das Schlachtfeld von Troja verließ, eroberte seine Namensvetterin die vom Krieg gezeichnete Landschaft: Die Schafgarbe, die in Erinnerung an den Helden den Namen Achillea millefolium trägt. Die Schafgarbe zählt zu den ältesten Arzneipflanzen. Auch vor Troja kam sie laut Homer als Wundheilmittel zum Einsatz, doch ihre Heilkraft war schon lange davor bekannt. Ausgrabungen im irakischen Teil Kurdistans legen nahe, dass die Neandertaler sie bereits vor 60.000 Jahren verwendet haben.

> !
> Schon vor 60.000 Jahren soll die Schafgarbe verwendet worden sein.

Mit der Schafgarbe versorgten die Griechen ihre Verletzungen aus dem Schlachtgetümmel. Die Schafgarbe stillt Blutungen, zieht das Wundgewebe zusammen und reinigt es durch ihre antibakteriellen Eigenschaften. Ihre entzündungshemmenden Inhaltsstoffe regulieren den Heilungsprozess und die Narbenbildung.

Während des zehnjährigen Gemetzels müssten die Soldaten wohl große Mengen von Schafgarbe gesammelt haben, um Hiebe und Stiche zu kurieren. Dennoch dürfte sie nach dem Krieg aufgeblüht sein. Zum einen fielen beim Transport von gesammelter Schafgarbe in die Lager sicher viele Samen in den Boden. Zum anderen veränderte der Krieg die Landschaft und schuf der Pflanze ideale Wuchsbedingungen. Homer beschreibt, wie die Griechen weite Waldgebiete während der tödlichen zehn Jahre abholzten und geschlossene Grasflächen nackter, zertrampelter Erde wichen. So schufen sie ideale Lebensräume für die Schafgarbe. Wie viele andere Pflanzen in diesem Buch, zählt sie zu den sogenannten Pionierpflanzen. Sie besiedelt Standorte, deren Vegetation empfindlich gestört oder zerstört wurde. Darum finden wir sie so häufig in unseren Siedlungen.

!

Die Schafgarbe besiedelt Standorte, deren Vegetation empfindlich gestört oder zerstört wurde.

Farbstoffe als Resultat einer süßen Symbiose

Der trojanische Krieg lässt sich nicht eindeutig historisch belegen. Wohl aber viele andere blutige Auseinandersetzungen in der Geschichte der Menschheit. Die Eigenschaft des Menschen, Konflikte immer wieder mit Gewalt zu lösen, sei ganz natürlich, argumentieren manche. In der Natur herrsche nun mal „Fressen und Gefressen werden“. Naturdokumentationen zeigen immer wieder eindrucksvoll, wie die eine Spezies auf Kosten der anderen lebt. Tatsächlich überwiegt in der Natur aber das Miteinander, und nicht das Gegeneinander. Die meisten Lebensformen auf diesem Planeten arbeiten mit anderen zusammen, sie bilden Symbiosen. Eine der sprichwörtlich süßesten Symbiosen ist jene zwischen Blüten und Insekten. Die Pflanze bietet zuckerhaltigen Nektar. Das Insekt trägt dafür den Pollen von Blüte zu Blüte und bestäubt diese, wenn es nach dem Nektar langt.

Von der „süßen“ Symbiose zwischen Schafgarbe und Insekten profitieren auch wir. Bienen besuchen Schafgarben gerne und so landet ihr Nektar auch in unserem Honig. Neben dem Honig beschert uns die Symbiose auch diverse heilkräftige Farbstoffe, die unter anderem unseren Gehirnstoffwechsel beeinflussen. Die

!

Wir profitieren von der Symbiose zwischen Insekten und der Schafgarbe.

Farbstoffe sind für die leuchtend weiße Blüte der Schafgarbe verantwortlich, mit der sie sich auch in der Dämmerung und in der Nacht bemerkbar macht. Dann ist sie ein beliebter Treff für verschiedene hungrige Nachtfalter.

Eine hitzetolerante Heilpflanzen für hitzige Gemüter

Als um Troja endlich Frieden einkehrte, erblühte wahrscheinlich die Schafgarbe auf dem von Gewalt gezeichneten Landstrich in der Mittelmeerregion der heutigen Türkei. Ähnlich wie ihre Inhaltsstoffe Verletzungen heilen, schlossen ihre weißen Blüten als Zeichen des Friedens die Narben in der Vegetation. Die Schafgarbe kann auch uns helfen, wieder Frieden zu finden, wenn wir emotional aufgewühlt sind. Wenn etwas nicht so läuft, wie wir uns das vorstellen, reagieren wir schnell verärgert. Ärger kann hilfreich sein, um in einer bedrohlichen Lage entscheidende Energien zu aktivieren. Ärger und seine große Schwester, die Wut, zerstören aber auch viel. Sie erschweren Kommunikation und Verständigung, sie können die Gesundheit beeinträchtigen und den Körper unter Stress setzen. Andauernder Ärger ist Studien zufolge für das Herz mindestens so gefährlich wie Rauchen oder Bluthochdruck. Er schwächt das Abwehrsystem und verstärkt depressive Stimmungen und Schlafstörungen.

!

Ärger ist eine normale Reaktion. Anhaltender Ärger kann krank machen.

Die Schafgarbe wirkt besänftigend, wenn der Ärger in uns tobt. Aus Sicht der traditionellen chinesischen Medizin (TCM) ist diese Ansicht nachvollziehbar, denn schließlich wirkt die Schafgarbe sanft und entspannend auf Leber und Gallenblase ein. In den Organen kocht und entlädt sich der Ärger nach den Vorstellungen der TCM. Die europäische Naturheilkunde bringt unterdrückte Wut und Ärger ebenfalls mit Gallenproblemen in Verbindung.

Eine weitere mögliche Erklärung für die besänftigende Wirkung der Schafgarbe bietet der Farbstoff Apigenin. Es bindet sich an sogenannte Benzodiazepin-Rezeptoren in unserem Gehirn.

Das sind Rezeptoren, über die auch die Benzodiazepine wirken, Beruhigungsmittel, die bei diversen Erregungszuständen verordnet werden.

Eine Heilpflanze, die bei hitzigen Gemütern hilfreich sein kann, mag es passenderweise auch gerne heiß. Mehr weiß Jürgen Feder darüber.

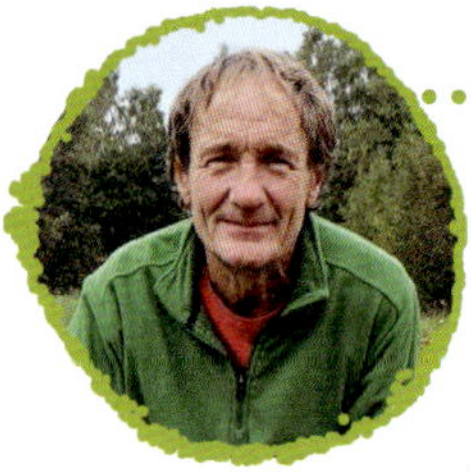

Mit Jürgen Feder auf Kräuter-Safari

„Immer wieder halten unkundige Zeitgenossen diesen trivialen Korbblütler für Giersch oder andere Doldengewächse. Da muss ich dann immer mit meinem botanischen ABC ganz von vorne anfangen. Die Gewöhnliche Schafgarbe schlägt irgendwann noch alle Rekorde – gerade im Jahrhundertsommer 2018 und dem darauffolgenden sommerlichen Herbst. Überall im Oktober und November stand sie noch voll in Blüte, obwohl der Rasen total verbrannt war. Kennt diese Art denn gar keine Trockenheit? Allem Anschein nach nicht! Dass sie eine Wucherpflanze vor dem Herrn ist, war mir als Landschaftsgärtner mit guten Augen schon immer bekannt. Fummeln Sie mal diese unermüdlich unterirdische Ausläufer treibende Pflanze aus irgendwelchen Pflaster- oder Plattenritzen heraus ... das ist eine Arbeit zum Verzweifeln. Es gelingt Ihnen nicht! Im nächsten Jahr ist sie wieder da. Mit ihrem typischen scharfen Geschmack und ebensolchem Geruch ist die Gewöhnliche Schafgarbe eine altbekannte Würzpflanze. Doch sie leistet auch gute Dienste gegen Bettwanzen, Kopfläuse oder Mücken, getrocknet in Kopfkissen und Matratzen oder im Bündel von der Zimmerdecke baumelnd. Und von wegen „Sie gedeiht nur auf mageren Böden"! Richtig monströse Blätter kann dieses 20 bis 120 Zentimeter hohe Gewächs entwickeln. Darum ist sie in Deutschland auch so weit verbreitet, an nährstoffreichen Straßenrändern genauso wie an Böschungen, in Magerweiden sowie auf Verkehrsinseln. Von den Nordseedeichen bis hoch in die Alpen auf 2000 Metern Höhe wächst sie. Die Gewöhnliche Schafgarbe und ihre Verwandten erfreuen mich mit ihrem Schneeweiß schon seit Kinderzeiten."

In der mythischen Schlacht vor Troja starb Achill, weil der Gott Apoll sich ärgerte. Ob ihn ein Glas Schafgarbentee besänftigt hätte? Die Griechen und andere frühe Kulturen schlossen zumindest nicht aus, dass Heilpflanzen sie vor dem Zorn ihrer Götter schützen. Meist versuchten sie dies in Form von Räucherungen. Schafgarbe war Teil solcher Räuchermischungen, die die Götterwelt besänftigen sollten. Auch heute wird dies noch praktiziert. Der Rauch macht wahrscheinlich keine Götter, wohl aber uns Menschen ruhig und gelassen.

!

Einzelne Wirkungen der Schafgarbe entfalten sich auch beim Räuchern.

Räuchern mit Schafgarbe

Beim Räuchern der Schafgarbe verbreitet sich ein angenehmer würziger Duft. Wer ihn einatmet, nimmt bald seine entspannende Wirkung wahr.

Räucherungen mit Schafgarbe eignen sich als Ruhepause nach einem stressigen Alltag. Sie können die Anspannungen durch Stress oder Ärger lösen. Sie verschaffen Leichtigkeit, wenn wir schwer an unseren Belastungen tragen. Sie helfen, einen klaren Blick für das Wesentliche zu bekommen.

Für das Räuchern benötigen Sie eine Duftlampe für Teelichter, wie sie für das Verdampfen von ätherischen Ölen verwendet wird. Die Schale, in die normalerweise die ätherischen Öle gegeben werden, sollte abnehmbar sein. Diese ersetzen Sie mit einem passenden Edelstahlsieb, das in Räuchershops erhältlich ist. Sobald das Teelicht brennt, streuen Sie Schafgarbenkraut auf das Sieb.

Zusammenfassung

Die Schafgarbe ist der Tausendsassa in unserer Hausapotheke. Bei den meisten Alltagsbeschwerden ist es nicht verkehrt, ein Glas Schafgarbentee zu trinken. Sie wirkt sanft, aber sie wirkt. Selbst bei chronischen Erkrankungen und starken Beschwerden kann sie hilfreich sein. Dafür sprechen ihre Wirkungen auf viele Organsysteme. Frieden stiften kann die Schafgarbe auch bei Krämpfen aller Art. Sie ist ein gutes Schmerzmittel bei krampfhaften Beschwerden des Bauchs und des Unterleibs.

So wirkt die Schafgarbe

WIRKORT	WIRKUNG
Immunsystem	Entzündungshemmend, antiallergisch, antiviral, antibakteriell
Glatte Muskulatur	Entkrampfend
Verdauung	Appetitanregend, fördert die Verdauung und den Gallenfluss
Haut und Schleimhaut	Wundheilend
Herz-Kreislauf-System	Blutstillend, entkrampfend auf arterielle Gefäße
Zentrales Nervensystem	Angstlösend, entspannend

Wir empfehlen die Schafgarbe bei den folgenden Erkrankungen und Beschwerden:

Akne, Ängste, Ärger, Appetitlosigkeit, Asthma, Bauchschmerzen, Bettnässen, Blähungen, Blasenentzündung, Blutfettwerte (erhöhte), Bluthochdruck, chronische entzündliche Darmerkrankungen, depressive Verstimmung, Durchfall, Fettleber, Fieber, Fasten, Frühjahrsmüdigkeit, Hämorrhoiden, Heuschnupfen, Krebs (Nebenwirkungen behandeln), Magen-Darm-Erkrankung, Magengeschwür, Magenschleimhautentzündung, Magenübersäuerung, Migräne, Mundgeruch, Myome der Gebärmutter, offenes Bein, Regelschmerzen, Reizdarm, Reizmagen, Sodbrennen, Verstopfung, Völlegefühl, Winterblues, Wunden und Verletzungen, Wundliegegeschwüre, Zyklusstörungen

Heilsamer Baumfunk: die Silber-Weide

Silber-Weide

Mit dem Hopfen haben wir eine Heilpflanze für seelische Alarmzustände kennengelernt. Auch unser Immunsystem kann mit Fieber und Entzündung ordentlich für Krawall sorgen. Unser Nervensystem hat mit dem Schmerz eine Alarmglocke in petto, um unsere Ruhe zu stören. Doch gegen Schmerz, Entzündung und Fieber gibt es doch etwas ... von fast jedem Pharmariesen. Leider sind deren Mittel schlecht bekömmlich und allein an den

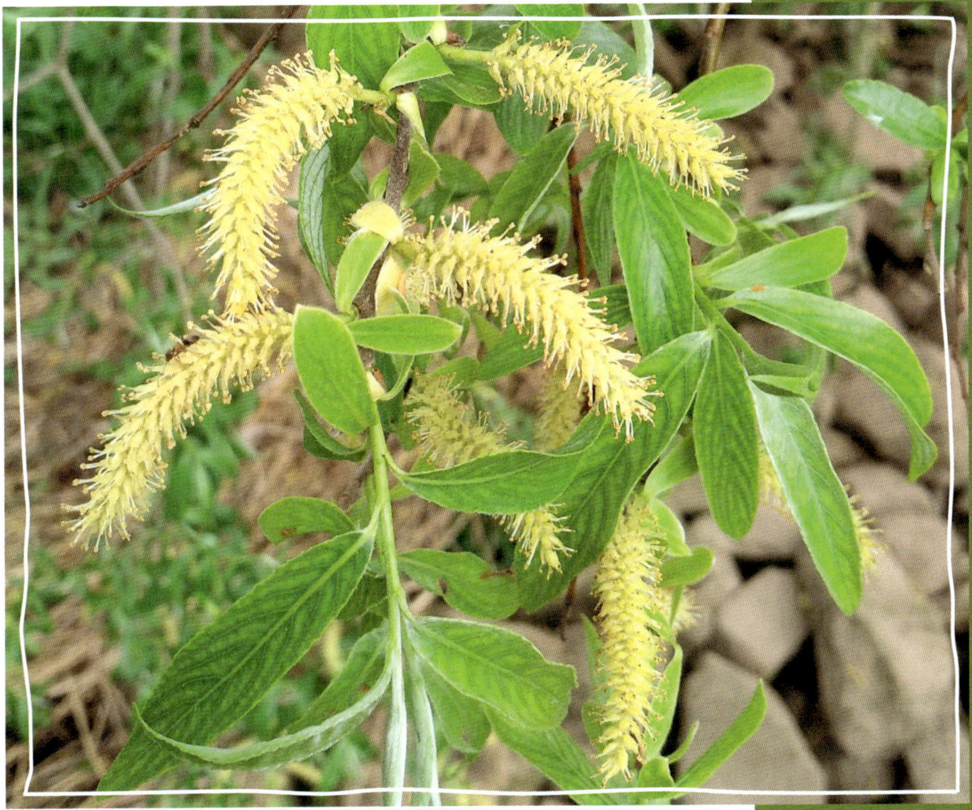

Silber-Weiden (Salix alba)

Nebenwirkungen von Aspirin sterben jedes Jahr circa 4000 Menschen in Deutschland. Da ist eine gut verträgliche und wirksame pflanzliche Alternative dringend notwendig. Das Pharmaunternehmen Bayer gibt uns freundlicherweise auf seinen Packungen einen Hinweis, wo wir suchen müssen. Doch zunächst blättern wir in einer alten Ausgabe der New York Times.

Wie die Weide Raupen den Geschmack verdirbt

Wer es in den Leitartikel der New York Times schaffen will, muss die Welt bewegen. Oder zumindest einen großen Teil ihrer Bewohner. Am 7. Juni 1983 handelt der Leitartikel von einem Baum, noch dazu von einem ziemlich gewöhnlichen. Zudem hatte dieser nichts Besonderes geleistet. Er hatte nichts anderes getan als die Jahre und Jahrtausende davor. Doch 1983 wurde uns Menschen etwas bewusst, was unsere Sicht auf Pflanzen veränderte: Sie hocken gar nicht schweigsam auf dem Planet Erde herum, sie kommunizieren miteinander.

Die Wissenschaftler David Rhoades und Gordon Orians müssen damals einige Zeit unter Silber-Weiden (Salix alba) verbracht haben. Dabei fiel ihnen auf, dass von gefräßigen Raupen befallene Bäume ihr Umfeld zu warnen schienen. Benachbarte Bäume bereiteten sich auf einen möglichen Raupenangriff vor, indem sie den Gerbstoffgehalt ihrer Blätter erhöhten.

> **!**
> Die Silber-Weide schützt sich mit Gerbstoffen vor gefräßigen Raupen.

Gerbstoffe sind heilkräftige Pflanzeninhaltsstoffe, Sie werden sie näher im Porträt der Nelkenwurz kennenlernen. Zunächst genügt uns die Tatsache, dass Gerbstoffe Raupen tüchtig den Appetit verderben. Zum einen schmecken sie nicht besonders, zum anderen stören sie die Verdauung. Sie hindern Verdauungssäfte am Fließen und deaktivieren Verdauungsenzyme. Die Raupe wird sich wundern. Ein leckeres Blatt der Silber-Weide wird während des Essens ungenießbar und liegt schwer im Magen. Stellen Sie sich vor, Ihr leckeres Frühstücksbrötchen würde mit jedem Bissen bitterer und bereitete Ihnen plötzlich Magenschmerzen!

Interessant für uns ist jetzt, wie die Silber-Weiden sich gegenseitig warnen und was dies mit der Heilkraft der Pflanze zu tun hat.

Das pflanzliche Aspirin

Zerriebene Rinde oder Blätter vieler Weiden riechen nach Wintergrünöl. Dies liegt am Stoff Methylsalizylat. Methylsalizylat zählt zu den ätherischen Ölen, die Pflanze setzt es bei Verletzungen frei. Es schützt die Wunde vor dem Befall von Mikroorganismen wie Bakterien. Es dringt in deren Zellinneres ein und randaliert dort. Es schwächt die Zellwand und stört die Reparaturmechanismen der Mikroorganismen. Zudem wirkt Methylsalizylat innerhalb der Pflanze wie eine Alarmanlage. Nicht befallene Blätter nehmen den Geruch wahr und innerhalb kurzer Zeit ist der ganze Baum gewarnt. Seine Blätter produzieren Gerbstoffe, um Fressfeinden den Appetit zu verderben. Auch benachbarte Weiden werden durch den Geruch alarmiert.

Auch unser Körper reagiert auf Methylsalizylat. Bei uns hat der Stoff aber eine gegenteilige Wirkung: Die Weiden versetzt er in Alarmzustand, er aktiviert ihr Abwehrsystem. Bei uns hingegen dreht er die Alarmanlage leiser, wenn sie unerträglich laut schrillt.

Wenn wir uns verletzen, beginnt das betroffene Gewebe nicht zu duften wie die Weiden. Es teilt seine Not auf anderem Wege mit. Schmerz und Entzündungsfaktoren sind für uns das, was Methylsalizylat für die Weide ist. Der Schmerz macht uns die Verletzung bewusst, die Entzündungsfaktoren aktivieren das Abwehrsystem und bei Bedarf das Fieberzentrum im Gehirn. Schmerz, Entzündung und Fieber sind unser Alarmsystem. Sie sind überlebensnotwendig, können aber zur Belastung werden. Sie kennen das wahrscheinlich von einer Erkältung. Vom Treiben der Erkältungsviren kriegen wir gar nichts mit. Wir leiden nicht darunter, dass sie in unsere Zellen eindringen und deren Innenle-

> **!** Der Geruch von Methylsalizylat aktiviert das Abwehrsystem der Weiden.

> **!** Schmerz, Entzündung und Fieber sind unser Alarmsystem.

ben für ihre Zwecke manipulieren. Wir leiden an den Abwehrreaktionen unseres Körpers. Sobald wir erkältet sind, wünschen wir uns nichts sehnlicher, als dass Schmerzen, Fieber und Erschöpfung bald vergehen. Kein Wunder, dass entzündungshemmende Medikamente wie Aspirin zu den am meisten verkauften Medikamenten in Deutschland zählen! Aspirin beruhigt unser Alarmsystem, es hemmt Schmerz, Entzündung und Fieber. Das kann bei vielen akuten und chronischen Erkrankungen Linderung bringen. Leider geht seine Einnahme mit Nebenwirkungen einher. Dazu zählen die gefürchteten Magenblutungen, die oft tödlich enden. Eine 2017 veröffentlichte Studie kommt zum Ergebnis, dass in England jährlich 20.000 Fälle von inneren Blutungen durch den Wirkstoff Acetylsalizylsäure verursacht werden. 3000 davon enden tödlich. Andere Schmerzmedikamente sind da keineswegs harmloser. Sie schädigen Organe wie Leber oder Niere und können zu Abhängigkeit führen. Zum Glück sind wir für unsere Hausapotheke nicht auf Aspirin angewiesen. Wir haben dafür eine natürliche Alternative. Denn Aspirin fiel nicht vom Himmel, eher aus den Bäumen.

Warum wir auf die Wirkung der Weide etwas warten müssen

Der Name Aspirin verweist darauf, dass hinter dem bekannten Medikament einst eine Pflanze stand, das sogenannte Mädesüß. Die in feuchten Wiesen, Laubwäldern und an Bach- sowie Grabenufern beheimatete Pflanze riecht, wie viele Weiden, nach Methylsalizylat. Diesen Geruchstoff bilden Pflanzen aus Salizylsäure. Mittlerweile trägt das Mädesüß die botanische Bezeichnung Filipendula ulmaria, früher hieß sie noch Spirea ulmaria. In „Aspirin" finden wir den Namen Spirea wieder. Er lehnt sich an die lateinische Bezeichnung „a spirea" an, auf Deutsch hieße das: „Aus der Spirea/aus dem Mädesüß". Bayer schreibt also auf jede Packung, wem sie den jährlichen Milliardenumsatz zu verdanken hat: einer Pflanze. Vor der Markteinführung des Aspirins wurde Salizylsäure aus Weiden oder dem Mädesüß gewonnen.

Es spricht auch heute nichts dagegen, Aspirin bei Schmerzen, Fieber und Entzündungen durch Mädesüßkraut oder Weidenrinde zu ersetzen. Wir brauchen dafür nur ein wenig mehr Geduld. Die modifizierte Salizylsäure aus der Tablette wirkt sofort; auf die Wirkung von Weidenrindentee müssen wir zwei bis drei Stunden warten. So lange dauert es nämlich, bis Bakterien unserer Darmflora das natürliche Salizin der Weidenrinde in die für uns wirksame Salizylsäure verändern. Diese beeinflusst dann unsere Körperchemie. Sie hemmt spezielle Enzyme, die die sogenannten Prostaglandine bilden. Diese Gewebshormone sorgen dafür, dass wir fiebern und unser Gewebe schmerzt und sich entzündet. Gefährliche Nebenwirkungen wie bei Aspirin treten bei Weidenrindentee keine auf. Die natürliche Salizylsäure ist anders aufgebaut als der Wirkstoff des Medikaments.

!

Die Darmflora ist für die Wirkung von Weidenrindentee mitverantwortlich.

Kopfschmerzen für Botaniker

Weidenrinde aus der Apotheke oder aus Kräuterläden stammt nicht immer von der Silber-Weide. Für die medizinische Anwendung eignen sich auch andere Weidenarten, so unter anderem die Purpur-Weide (Salix purpurea), die Reif-Weide (Salix daphnoides) und die Bruch-Weide (Salix fragilis). Sie alle weisen vergleichbare Mengen an Salizin auf. Leider besitzt davon unsere häufigste, dazu auch noch am leichtesten zu erkennende Sal-Weide (Salix caprea) deutlich weniger.

Die anderen Heilpflanzen unserer Hausapotheke sind eher leicht zu erkennen. Bei den Weiden ist das schon etwas trickreicher. Sie sind sehr anpassungsfähig. Dafür nehmen sie es mit der „Reinrassigkeit" nicht so genau. Nah verwandte Weidenarten können sich gegenseitig befruchten. Das Resultat sind sogenannte Weiden-Bastarde. Für die Weiden ist das prima. Sie tauschen ihr Erbgut aus und schaffen laufend neue Arten. So bleiben sie flexibel und können sich schnell an veränderte Umstände anpassen. Aber Experten bereiten ausgerechnet die schmerzstillenden Weiden Kopfschmerzen. Denn die Bastarde sind sehr schwer zu bestimmen. Die gilt auch für die bekannte Silber-Weide, wie uns der Botaniker Jürgen Feder verraten hat.

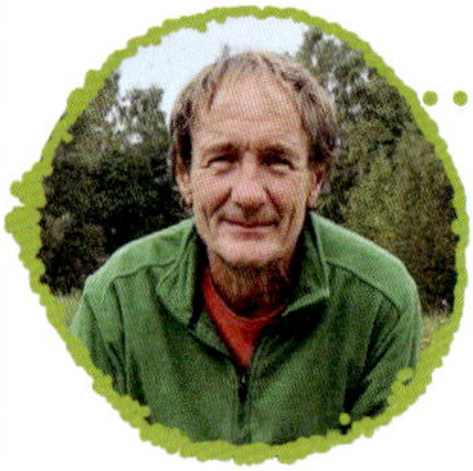

Mit Jürgen Feder auf Kräuter-Safari

„Nicht alles, was bei Weiden silbern-silbrig glänzt, ist auch gleich eine Silber-Weide! Hat man mal so einen Weiden-Silberling vor sich, wird man am besten zur Prüfung direkt handgreiflich: Bricht der Zweig oder bricht er nicht? Das ist hier die Frage. Silber-Weiden brechen nicht, allenfalls mal im Orkan, doch niemals lassen sie sich mit den Händen brechen. Sie sind nämlich zäh wie Leder und hart im Nehmen. In unseren Flussauen ist das von großem Vorteil, wenn sich hier Sturm, Wasser und vor allem Eisgang so richtig austoben. Alle Naturgewalten gehen durch Silber-Weiden hindurch oder einfach mal über sie hinweg. Und jeder dieser Zweige ist bereit, im Nu zu einem Baum zu werden. Dazu braucht nur ein Zweig auf einen nassen Boden zu fallen. Selbst im schieren Sand, etwa bei uns an Elbe, der Oder und der Weser: Ruckzuck steht dann ein neuer Silber-Weidenwald da! Von uns Botanikern wird er sehr kompliziert auch „Weichholzaue" genannt. Echte Weicheier sind die Silber-Weiden dann doch irgendwie, denn ihr Holz ist weich und darum eben sehr biegsam. In der Weichholzaue gibt es dafür keine hölzernen Konkurrenten (es sei denn, sie macht sich selbst Konkurrenz). Dort gibt es immer lecker Nährstoffe, auch mal Basenschübe, Wasser und Hochwasser von Flüssen und Strömen. Ab und zu kommt auch mal tierischer Besuch von Biber, Fischotter oder Nutria vorbei."

Zusammenfassung

Schmerz, Entzündung und Fieber sind überlebensnotwendig. Schmerz macht uns auf bedrohliche Situationen aufmerksam und zwingt uns zum Handeln. Wir würden die Hand nicht von der heißen Herdplatte nehmen oder mit einer Blinddarmentzündung nicht zum Arzt gehen – erlitten wir keinen Schmerz. Ohne Entzündung und Fieber wäre unser Immunsystem machtlos. Sie aktivieren unsere Immunzellen und erleichtern deren Arbeit. Bisweilen werden Schmerz, Entzündung und Fieber selbst zum Problem. Dann ist die Weidenrinde hilfreich.

So ist das zum Beispiel bei chronischen Rückenschmerzen. Der Schmerz sorgt für muskuläre Verspannungen und verleitet uns dazu, uns zu schonen. Beides ist kontraproduktiv und erschwert den Ausweg aus dem Leiden. Dann ist ein Schmerzmittel sinnvoll, umso besser ist es dann, wenn es gut verträglich ist wie die Weidenrinde. Deren Hauptwirkstoff ist das Salizin. Aber auch ihre Gerb- und Farbstoffe tragen zu den folgenden Wirkungen der Weidenrinde bei.

So wirkt die Weidenrinde

WIRKORT	WIRKUNG
Immunsystem	Entzündungshemmend, fiebersenkend, antibakteriell, schmerzstillend
Haut	Hemmt die Schweißbildung

Wir empfehlen die Weidenrinde bei den folgenden Erkrankungen und Beschwerden:

Arthritis, Arthrose, Erkältung, Fieber, Hüftschmerzen, Knieschmerzen, Kopfschmerzen, Migräne, Mittelohrentzündung, Morbus Bechterew, Nervenschmerzen, Ohrschmerzen, Psoriasis-Arthritis , Rheuma (entzündliches), Rückenschmerzen, Schweißfüße, Sonnenbrand, Zahnschmerzen

Brennnessel

Die Brennnessel, die Therapeutin mit den Spritzen

Die Brennnessel (Urtica dioica) ist essbar, aber im rohen Zustand beißt sie zurück, wenn wir unvorsichtig in sie hineinbeißen. Nur wenige Menschen haben den Biss der Brennnessel nicht am eigenen Leib erfahren. Deswegen halten wir respektvoll Abstand von der Pflanze. Respekt gebührt ihr auch wegen ihres großen Beitrags zu unserer Gesundheit. Dass sie sich im rohen Zustand wehrt, ist kein Nachteil, im Gegenteil!

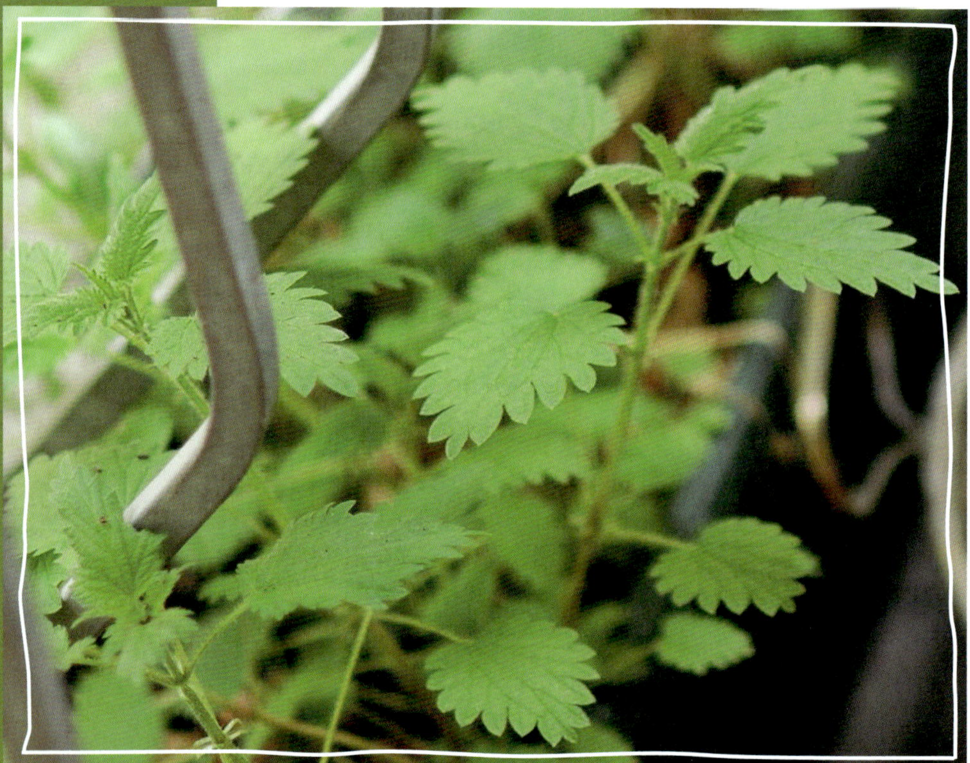

Die Brennnessel lässt sich auch prima auf dem Balkon anbauen.

Präzisionswaffen verteidigen die nahrhafte Pflanze

Die Brennhaare der Brennnessel bieten einen guten Schutz vor Pflanzenfressern, insbesondere vor Säugetieren, denn sie sind wahre Präzisionsinstrumente. Ihr Ende ist spröde wie Glas und bricht bei leichtem Kontakt, dabei entsteht eine scharfe Bruchkante, die problemlos unsere Haut durchdringt und einen schmerzhaften Cocktail freisetzt. Wenn die Brennhaare nur die ätzende Ameisensäure enthielten, wäre der Schmerz kurz und erträglich. Der Schmerzcocktail ist jedoch perfekt auf den Körper von Säugetieren abgestimmt, seine Stoffe Histamin und Acetylcholin sorgen für ein längeres Vergnügen. Histamin lässt das betroffene Areal anschwellen und Acetylcholin reizt die Nervenfasern, der Schmerz wird verstärkt und hält länger an. Histamin und Acetylcholin wirken deshalb so gut, da wir und andere Säugetiere diese beiden Stoffe auch selbst produzieren. Sie spielen eine Rolle bei der Entstehung von Entzündungen, allergischen Reaktionen und Schmerzen.

> **!**
> Die Brennhaare enthalten einen perfekt auf Säugetiere abgestimmten Schmerzcocktail.

Trotz der abschreckenden Brennhaare begegnen wir immer wieder angeknabberten Brennnesselblättern. Dafür sind vor allem die Raupen zahlreicher Schmetterlinge verantwortlich, wie der farbenprächtige kleine Fuchs. Sie fressen um die Brennhaare herum und profitieren vom sehr hohen Eiweißgehalt (4 Gramm Eiweiß auf 100 Gramm im frischen Zustand) der Brennnesselblätter.

Auch den Raupen ist die Brennnessel nicht schutzlos ausgeliefert. Wenn es ihr zu viel wird, produziert sie Nikotin. Sie kennen den Stoff sicher: er ist für die Suchtwirkung von Tabak verantwortlich. Sie wissen sicher auch, dass Nikotin appetithemmend wirkt. Wer viel raucht, hat weniger Hunger. So ergeht es auch den Raupen. Plötzlich verlieren sie den Appetit. Essen sie trotzdem weiter, lähmt das Nikotin ihre Muskulatur. Uns macht das bisschen Nikotin nichts aus und wir sollten die Brennnessel regelmäßig unserem Speiseplan hinzufügen.

> **!**
> Für Raupen sind Brennnesselblätter aufgrund ihres hohen Eiweißgehaltes sehr nahrhaft.

Lecker und heilsam: die Brennnessel als Nahrungsmittel

Die Brennnessel ist nicht nur reich an Eiweiß, ihre Blätter enthalten auch Vitamin C, B-Vitamine und die Elemente Eisen und Mangan, die unsere Blutbildung fördern. Zusätzlich entfalten sich ihre verschiedenen Heilwirkungen auch dann, wenn wir sie essen. Dies zeigte unter anderem eine Studie mit 40 Patienten mit einer entzündlichen Gelenkerkrankung (Arthritis). Sie bekamen zwei Wochen lang täglich 50 Gramm Brennnesselspinat serviert und brauchten viermal weniger Schmerzmittel als eine Vergleichsgruppe. Brennnesselspinat ist einfach hergestellt. Sie braten dafür etwas Zwiebel in Öl an und löschen mit Brühe oder Weißwein ab. Dann lassen Sie frische Brennnesselblätter kurz mitkochen. Der Spinat kann so gegessen oder mit Rahm püriert werden.

Die Blätter eignen sich auch als Salatbeilage. Brechen Sie vorher die Brennhaare der Blätter, indem Sie diese zwischen Küchentüchern reiben. Auch für Smoothies oder Pestos ist die Brennnessel eine tolle Beigabe.

Ab August können wir die Samen der weiblichen Pflanzen ernten. Sie sind eine nussig schmeckende Zugabe zu Salaten, Smoothies oder Müslis. Die Samen der Brennnessel enthalten viel Linolsäure, die Entzündungsprozesse in unserem Körper günstig beeinflusst.

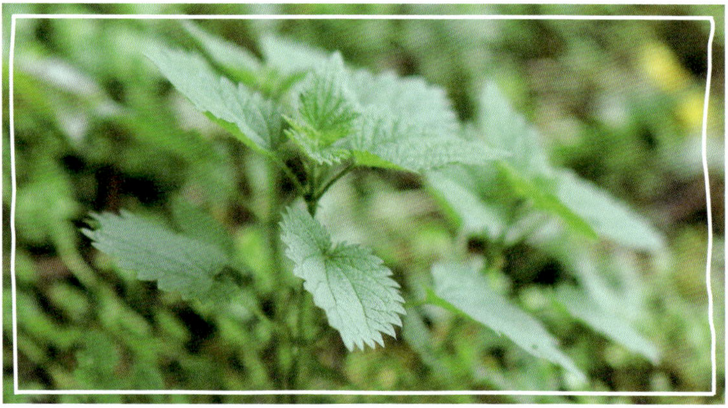

Die Unterschiede zwischen männlichen und weiblichen Brennnesselpflanzen kennt der Extrembotaniker Feder ganz genau:

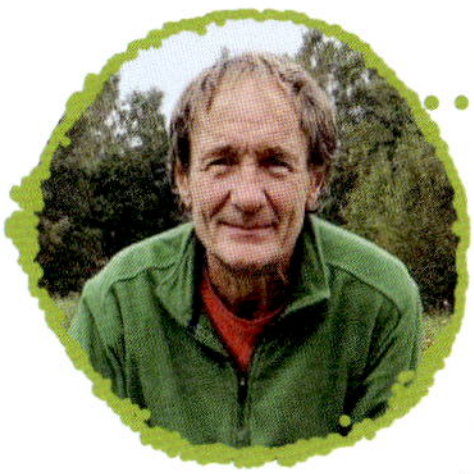

Mit Jürgen Feder auf Botanik-Safari

„An der Großen Brennnessel entflammen die Gemüter! Für die einen ist es ein überaus lästiges Unkraut und gehört deshalb, zumindest im Garten, mit Stumpf und Stiel ausgerottet. Für die anderen (und die wissen es oft besser) ist es eine wichtige Heil-, Nahrungs- und Trachtpflanze für allerlei Insekten und Schmetterlinge. Zugegeben, ich gehörte früher auch zur ersten Gruppe, aber inzwischen habe ich dazugelernt. Wo man nur kann, da lässt man diese nur unscheinbar von Juni bis Oktober blühende Pflanze stehen und erfreut sich an ihrer Vielseitigkeit. Und was nur wenige Menschen wissen: Die Große Brennnessel trägt männliche und weibliche Blüten auf verschiedenen Pflanzen. Die weiblichen Blüten hängen im Quirl immer herab. Die dünnen Männlichen stehen zumindest waagerecht ab – wie immer, wenn es beim Mann noch gut läuft. Zudem kann man diese vielen Brennhaare durch kräftiges Aufwärtsstreichen unschädlich machen und so die jüngsten Sprossteile schon an Ort und Stelle als wertvolle Nahrungsergänzung nutzen. Da sie salzig schmecken, kann man sich den Kauf von Gewürzsalz auch noch sparen. Die Große Brennnessel hat noch eine schmal- bzw. langblättrige Unterart, die aufgrund fehlender Brennhaare auf der Haut nicht brennen kann. Die findet man in reichlicher Anzahl vor allem in den großen Stromtälern, besonders längs von Elbe, Havel, der Oder und Saale. Dort spiele ich dann gerne den vermeintlich Mutigen und ziehe mir ein paar Pflanzen quer durchs Gesicht – ohne dass irgendwas passiert."

Von der Wehrhaftigkeit der Brennnessel profitieren auch andere Pflanzen, wie zum Beispiel die Taubnessel (Lamium album) und der Wald-Ziest (Stachys sylvatica). Ihre Blätter imitieren Brennnesselblätter, was ihnen laut dem italienischen Botaniker Stefano Mancuso Schutz vor Pflanzenfressern verschafft. Auch wir können von der Abwehrstrategie der Brennnessel profitieren.

!

Pflanzen, die Brennnesselblätter imitieren, scheinen Fressfeinde damit abzuschrecken.

Die Injektionstherapie mit Brennhaaren

Ist Ihnen schon einmal auf einer Wanderung ein Mensch begegnet, der mit frischen Brennnesseln seine nackte Haut schlägt? Es könnte sich hierbei um eine besondere Form des Masochismus handeln. Wahrscheinlicher ist jedoch, dass sich jemand mit frischen Brennnesseln behandelt – und sich damit etwas Gutes tut:

Das Nesselpeitschen: eine brennende Therapie

Vielen Rheumapatienten ist die Therapie mit frischen Brennnesseln bekannt. Sie ist generell bei Schmerzen der Gelenke, der Muskulatur und der Wirbelsäule eine Option. Beim Nesselpeitschen wird der schmerzende Körperteil mit frischen Brennnesseln beklopft. Dabei entladen die Brennhaare ihren Cocktail unter der Haut. Ihr Acetylcholin und Histamin verstärken lokal die Durchblutung. Dies kann die Muskulatur entkrampfen, die Beweglichkeit erhöhen und sich positiv auf Entzündungsprozesse auswirken. Der gesteigerte Zustrom an Blut spült zudem entzündungsfördernde Stoffe vom Entzündungsherd weg.

Zu den Effekten des Nesselpeitschens wurden bereits mehrere Studien durchgeführt. Ausschlaggebend war eine kleine Studie mit 18 Teilnehmern, die unter Muskel- und Gelenkschmerzen litten. 17 davon gaben an, noch keine Therapie hätte ihnen so gut geholfen wie das Nesselpeitschen. Die positiven Ergebnisse bestätigten sich in einer zweiten Studie. Hierbei wurde einmal täglich die schmerzende Stelle mit einem frischen Brennnesselblatt für 30 Sekunden betupft.

Das Nesselpeitschen ist bei Schmerzen der Gelenke, der Muskulatur und der Wirbelsäule auf jeden Fall einen Versuch wert. Sie müssen ja nicht gleich peitschen; das Betupfen mit einem frisch geernteten Blatt reicht. Lassen Sie es langsam angehen, damit Sie ein Gefühl für die richtige Dosierung entwickeln. Wenn sich nach der Behandlung ein Wärmegefühl einstellt, haben Sie alles richtig gemacht.

Das Nesselpeitschen kann auch zur Stärkung des Immunsystems verwendet werden. Reizen Sie hierfür den oberen Rücken oberhalb der Lungenflügel mit frischen Brennnesseln.

Feuer löschen mit der entzündungshemmenden Brennnessel

Die Blätter der Brennnessel setzen äußerlich und in frischem Zustand angewandt eine künstliche Entzündung. Diese ist bei verschiedenen Schmerzzuständen hilfreich. Wenden wir die Brennnessel innerlich an, zeigt sich ein gegenteiliger Effekt: Sie hilft, wenn es im Körper brennt. Bei vielen chronischen Erkrankungen sind Entzündungsherde ein Problem, sie werden von Botenstoffen, sogenannten Entzündungsmediatoren, entfacht. Die Wirkstoffe der Brennnessel dämmen deren Wirkung ein. Gut untersucht ist dies bei Patienten mit rheumatischen Gelenkerkrankungen. Besonders aussagekräftig ist eine Anwendungsbeobachtung mit fast 9000 Teilnehmern. Beinahe 40 Prozent der Teilnehmer konnten ihre Schmerzmittel um die Hälfte reduzieren, weitere 20 Prozent brauchten durch die Einnahme von Brennnessel keine Schmerzmittel mehr.

Auch bei anderen entzündlichen Erkrankungen wie dem Heuschnupfen oder den chronisch entzündlichen Darmerkrankungen kann die Brennnessel hilfreich sein.

Die Brennnessel beruhigt unser Immunsystem, wenn es übereifrig ist und schädliche Entzündungsherde unterhält. Die Brennnessel kann aber auch anders. Sie stimuliert unsere Immunantwort, wenn wir uns mit Krankheitserregern auseinandersetzen müssen. Daher ist sie zum Beispiel Teil unserer Erkältungsmischung, die wir im zweiten Kapitel vorstellen.

!

In der Schulmedizin ist die Brennnessel vor allem aufgrund ihrer entzündungshemmenden und antirheumatischen Wirkung bekannt.

Zusammenfassung

Die Menschen und die Brennnessel haben eine lange gemeinsame Geschichte. Jahrtausende lang nutzen wir sie für die Herstellung von Stoffen, Nahrung und Heilmitteln. Auch von uns hat wohl jeder eine persönliche Leidensgeschichte mit dem brennenden Gewächs. Wer ihr noch nicht verziehen hat, der sollte dies lieber rasch tun und ihre vielen positiven Seiten kennenlernen.

So wirkt die Brennnessel

WIRKORT	WIRKUNG
Immunsystem	Entzündungshemmend, immunstimulierend, antirheumatisch, antiallergisch
Niere	Steigert die Harnmenge und die Ausscheidung von Harnsäure
Hormonsystem	Beeinflusst den Östrogen- und Testosteronstoffwechsel
Herz-Kreislauf-System	Blutdrucksenkend, blutstillend

Wir empfehlen die Brennnessel bei den folgenden Erkrankungen und Beschwerden:

Arthritis, Arthrose, Blasenentzündung, Blutarmut, Bluthochdruck, Bronchitis, chronisch entzündliche Darmerkrankungen, Diabetes mellitus, Erkältung, Fasten, Frühjahrsmüdigkeit, Heuschnupfen, Hüftschmerzen, Insulinresistenz, Inkontinenz, Knieschmerzen, Prostatavergrößerung, Zyklusstörungen

Löwenzahn: der Stickstoff-Liebhaber für den Stoffwechsel

Löwen sind Fleischfresser – der Gewöhnliche Löwenzahn (Taraxacum officinale) bleibt seinem Namensgeber treu, auch er mag Fleisch. Genauer gesagt: Er profitiert davon, dass wir so viel Fleisch essen. Wenn wir unsere Landschaft mit Ausscheidungen der Tiere belasten, findet er das gut. Wenn wir unseren Stoffwechsel belasten, sollten wir wiederum den Löwenzahn gut finden. Denn er sorgt für Linderung und heilsamen Schwung im rechten Oberbauch.

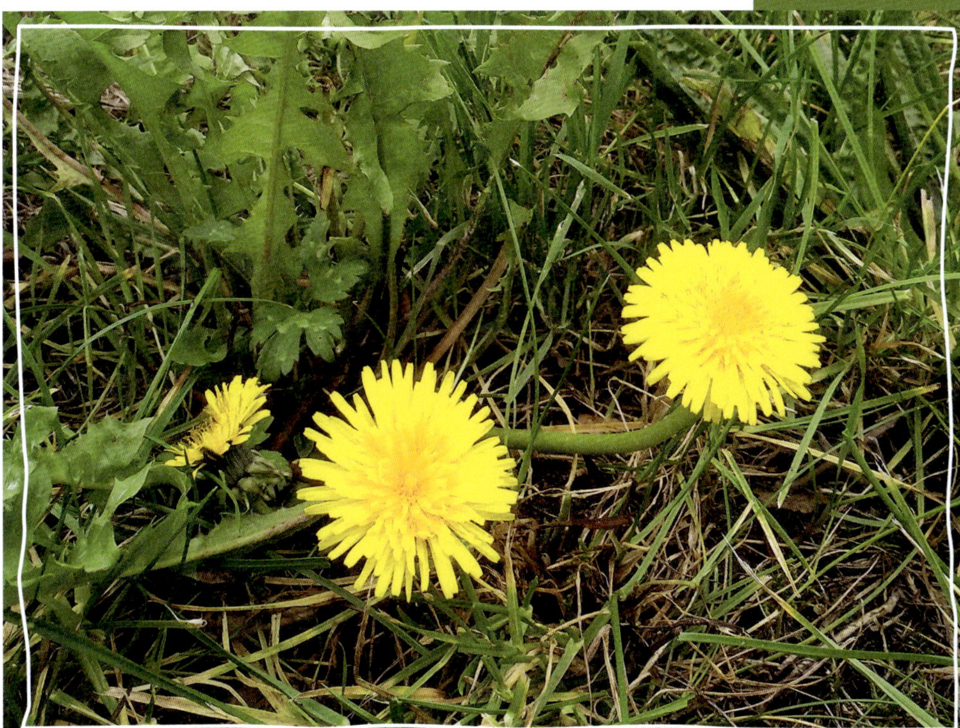

Der Löwenzahn strotzt vor Vitalität.

Gelb blühen die Güllewiesen – der Löwenzahn mag Stickstoff

Wer in Deutschland lebt, verzehrt laut Statistik rund 600 Tiere im Leben und 60 Kilogramm Fleisch pro Jahr. Das ist eine ganze Menge. Unser Fleischhunger wirkt sich auf unsere Landschaft aus, denn die rund 40 Millionen Schweine und Rinder in Deutschland produzieren ein gigantisches Ausmaß an Gülle, die der Landwirtschaft als Düngemittel dient. Doch fällt bei der Tiermast mehr Gülle an, als die Felder vertragen. Laut der Süddeutschen Zeitung landet jedes Jahr mehr Gülle auf deutschen Feldern als der Konzern Coca-Cola im selben Zeitraum weltweit an Getränken verkauft!

!

Eine gesunde Darmflora reduziert die gesundheitlichen Risiken von Nitraten.

Die stickstoffhaltigen Nitrate der Gülle sickern ins Grundwasser und gelangen damit wieder in die Haushalte. Je höher der Nitratwert im Trinkwasser, desto höher ist Studien zufolge das Darmkrebsrisiko. Aus diesem Grund wird der Nitratgehalt des Trinkwassers genau überwacht. Ein Fünftel des Grundwassers weist bedenklich hohe Nitratwerte auf. Die Wasserversorger schaffen es jedoch noch, die gesetzlichen Grenzwerte einzuhalten. Im Kapitel „Abwarten und Tee trinken“ beschreiben wir, wie Sie sich vor krebserregenden Nitrosaminen schützen und Ihrer Darmflora etwas Gutes tun können.

Wenn wir im April und Mai an mit Gülle gedüngten Feldern vorbeifahren, ahnen wenige von dem Schlamassel. Im Gegenteil,

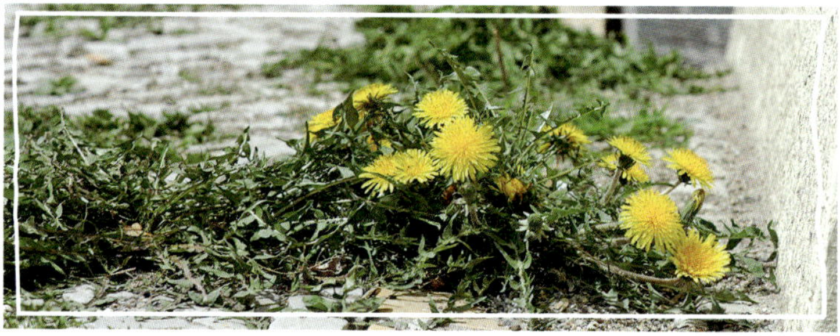

Tägliche Dusche mit Hundeurin? Dem Löwenzahn gefällt das.

viele denken sich: „Oh, wie schön." Die Güllewiesen blühen dann in einem dichten gelben Teppich, geknüpft aus den Blüten des Löwenzahns. Er ist fast die einzige Pflanze, die auf stark gedüngten und regelmäßig geschnittenen Wiesen blüht. Der Löwenzahn hat kein Problem mit der Gülle und ihrem Stickstoff. Ihm machen die hohen Stickstoffwerte im Boden nichts aus. Auch in unseren Siedlungen lässt sich das beobachten. Dort schmückt der Löwenzahn die Gassiplätze der Hunde.

Korpulente Gewächse: Übersättigung mit Stickstoff

Alle Pflanzen benötigen Stickstoff, um Eiweiße und diverse Pflanzeninhaltsstoffe aufzubauen. Er fördert das Pflanzenwachstum und die Ausbildung vieler Früchte. Stickstoff sorgt für eine satte, dunkelgrüne Färbung der Blätter. Fehlt er der Pflanze, wächst sie kümmerlich und ihre Blätter werden schnell gelb. Sie verzichtet auf Wachstum und verwendet ihre ganze Energie darauf, möglichst schnell zu blühen. Bekommen Pflanzen mehr Stickstoff als sie benötigen, dann werden sie „korpulent" und dabei unnötig groß und breit. Durch das übertriebene Wachstum schwächen sie sich und werden dadurch anfälliger für Krankheiten.

!

Zu viel Stickstoff lässt Pflanzen unnötig breit und groß wachsen.

Einige Pflanzen tolerieren hohe Stickstoffmengen im Boden. Besonders vielen davon begegnen wir in menschlichen Siedlungen. Darunter sind auffallend viele Heilpflanzen. Fünf davon lernen wir in diesem Buch genauer kennen: die Brennnessel, den Holunder, die echte Nelkenwurz, den Hopfen und den Löwenzahn. Andere stickstoffliebende Heilpflanzen aus unseren Siedlungen sind die Knoblauchrauke, der echte Steinklee, die Vogelmiere, das Kletten-Labkraut, der Gundermann und der bittersüße Nachtschatten. Stickstoffliebende Heilpflanzen können bei verschiedenen Erkrankungen hilfreich sein. Interessanterweise besteht bei diesen eine Verbindung zu unserer Ernährungsweise und unserem Lebensstil, besonders beim Löwenzahn.

Der Löwenzahn und die Überernährung

Der Löwenzahn gedeiht prächtig an überdüngten Stellen. Die meisten anderen Pflanzen können mit dem Überfluss an Stickstoff nichts anfangen, er lässt sie nicht gedeihen oder macht sie krank. Hier lassen sich interessante Parallelen zu unserer Lebensweise bilden. Wir leben in einer Überflussgesellschaft. Die „Überdüngung" mit Kalorien ist ein ernstes Problem. Eine Studie der Krankenkasse DAK kam 2016 zum Schluss, dass bereits jeder vierte Deutsche stark übergewichtig ist. Meist hängt dies mit zu viel und vor allem falscher Ernährung und mangelnder Bewegung zusammen. Übergewicht geht mit teilweise erheblichen Belastungen und gesundheitlichen Risiken einher. Es ist ein Risikofaktor für die Entstehung von vielen schweren chronischen Erkrankungen. Dazu zählen Diabetes mellitus Typ 2, Herz-Kreislauf-Erkrankungen, Krebs oder Arthrose.

Der Löwenzahn kommt mit überdüngten Böden gut zurecht. Interessanterweise kann er auch hilfreich sein, wenn wir uns mit Nährstoffen überdüngen. Das Trinken von Löwenzahntee ist kein Ersatz für eine angemessene Ernährungsweise und ausreichend Bewegung. Es ist jedoch eine gute Unterstützung, wenn wir an den Folgen eines ungesunden Lebensstils erkranken. Die Inhaltsstoffe des Löwenzahns können zum Beispiel erhöhte Blutfett- und Blutzuckerwerte senken.

> !
>
> Löwenzahn wird traditionell bei Diabetes mellitus Typ 2 empfohlen.

Auch bei Arthrose empfehlen wir Löwenzahn. Arthrose tritt oft in Zusammenhang mit Übergewicht auf. Ein hohes Körpergewicht belastet unsere Gelenke. Bei einer Arthrose ist deren Abnutzung so weit fortgeschritten, dass es zu Schmerzen, Entzündung und Bewegungseinschränkungen kommt.

> !
>
> Die Bitterstoffe des Löwenzahns regulieren den Appetit.

Der Löwenzahn kann auch dabei helfen, weniger und bewusster zu essen. Grundsätzlich gilt er aufgrund seiner Bitterstoffe als appetitanregend; wie wir bereits beim Hopfen gesehen haben, können Bitterstoffe aber auch appetithemmend wirken. Zudem wird unser Appetit durch den Mehrfachzucker Inulin aus der

Wurzel des Löwenzahns beeinflusst. Inulin wird von unserer Darmflora in verschiedene Säuren abgebaut – unter anderem in die appetithemmende Propionsäure.

Auch bei erhöhten Blutfettwerten empfehlen wir den saftigen Korbblütler. Das hat mit seiner Wirkung auf ein wichtiges Organ im rechten Oberbauch zu tun.

Energien freisetzen mit dem Löwenzahn

In unseren Zellen wird tüchtig eingeheizt, denn unser Körper braucht jede Menge Energie. Die Mitochondrien sind die Kraftwerke unserer Zellen. Sie verbrennen die Kalorien, die uns am Leben halten. Nachschub an Brennmaterial liefert das Blut, ein konstanter Blutzuckerspiegel stillt den Energiehunger der Zellen. Über den Blutzuckerspiegel wacht unsere Leber. Sie speichert Energiereserven und setzt diese frei, wenn sie gebraucht werden. Schon bevor die moderne Medizin diese Zusammenhänge erkannte, galt die Leber als Energiezentrum des Körpers, daher empfahlen Pflanzenheilkundler unterschiedlicher Epochen Leberheilpflanzen bei Energielosigkeit. Wenn die Leber schwächelt, ist der ganze Organismus kraftlos – so ihre korrekte Vermutung. Die moderne Medizin bezeichnet die Müdigkeit auch als den Schmerz der Leber. Bei anhaltender Erschöpfung werfen Mediziner stets einen Blick auf die Funktionsweise des Organs.

> !
>
> Schwächelt die Leber, ist der ganze Organismus kraftlos.

Wie viele andere Naturheilkundler empfehlen auch wir bei anhaltender Energielosigkeit eine Lebertherapie, auch wenn die medizinischen Befunde noch unauffällig sind. Der Löwenzahn eignet sich dafür sehr gut, daher ist er auch Teil des „Prometheus-Programms“, so heißt unsere naturheilkundliche Leberkur, die wir in unserem Buch „Die Leber natürlich reinigen“ vorstellen. Die Bitterstoffe des Löwenzahns fördern und schützen die Tätigkeit der Leberzellen. Sie bilden dadurch mehr Gallenflüssigkeit und können die Werte der Blutfette und des Blutzuckers besser regulieren. Auf Grund seiner Wirkung auf die Leber und den

Energiestoffwechsel empfehlen wir Löwenzahn unter anderem bei Erschöpfung, Frühjahrsmüdigkeit, Fettleber, Fettleibigkeit und erhöhten Blutfettwerten.

Dass eine Pflanze, die uns kräftigt, selbst ein Kraftmeier ist, verwundert nicht. Sicher haben Sie schon einmal gesehen, wie der Löwenzahn sich den Asphalt freisprengt? Genauso beachtlich ist die Kraft seiner Wurzel. Diese kann er mehr als zwei Meter in den verdichteten und harten Boden unserer Siedlungen rammen.

Die Überflusspflanzen gegen das „Zuviel"

Von unseren zehn Heilpflanzen kommen viele mit hohen Stickstoffwerten im Boden zurecht. Interessanterweise sind sie alle bei Erkrankungen hilfreich, bei denen wir unter dem Überfluss oder der Einseitigkeit unserer Ernährung und Lebensweise leiden. Sie greifen regulierend in das Stoffwechselgeschehen ein und sind damit bei einer Reihe von Zivilisationskrankheiten hilfreich. Sie können positiv auf ein „Zuviel" einwirken, das wir über unseren Lebensstil unserem Körper zumuten. Die folgende Tabelle veranschaulicht die Wirkungen:

Stickstoffliebende Heilpflanzen, die uns in unserem Überfluss an Stress oder Nährstoffen helfen

	LÖWENZAHN	HOPFEN	BRENNNESSEL	HOLUNDER
Blutzucker	Reduziert		Reduziert	
Blutfette	Reduziert			Reduziert
Blutdruck	Reduziert		Reduziert	
Harnsäure			Reduziert	
Gewicht	Reduziert			Reduziert
Stress		Reduziert		

Zu allem Überfluss gibt es 2000 verschiedene Löwenzahnarten in Deutschland, wie uns der Jürgen Feder verrät.

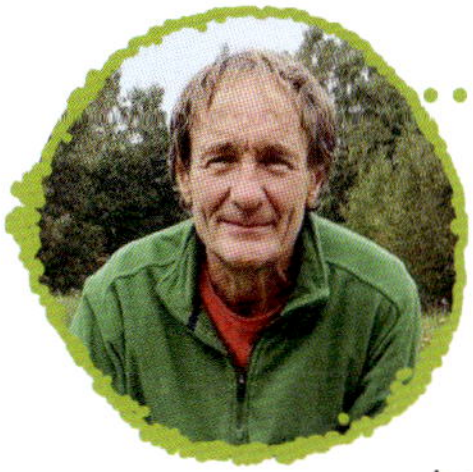

Mit Jürgen Feder auf Botanik-Safari

„Löwenzahn ist nicht gleich Löwenzahn, allein für Deutschland geht man von etwa 2000 verschiedenen Arten aus. Viele sind schon froh, wenn sie die elf Obergruppen (Sektionen) unterscheiden können: die Alpen-, Dünen-, Flecken-, Gebirgs-, Haken-, Moor-, Quell-, Schwielen-, Strohblütige-, Sumpf- und Wiesen-Löwenzähne. Genau betrachtet ist schon diese Unterscheidung eine völlig ausreichende Lebensaufgabe: Sie alle blühen gelb. Sie alle haben mehr oder weniger gezackte Blätter. Sie alle bilden weißen Milchsaft aus und tragen weiße Pusteblumen. Immer nur eine Blüte je Stängel, der dazu auch immer blattlos ist. Es ist einfach zum Verzweifeln. Darum kümmern sich auch nur wenige Spezialisten um diese besonders schwierig zu unterscheidende Artengruppe. Und diese Spezialisten haben auch immer nur wenig Zeit: von Anfang April bis Ende Juni (oft aber auch nur bis Mitte Mai), dann ist schon wieder Schluss mit der Blüte. Nicht alle Löwenzähne wachsen nur auf stark gedüngten, mit Gülle getränkten Wiesen und Weiden. Die wirklich interessanten Löwenzähne wachsen auf moorigen, salzigen, sandigen, kalkreichen, besonnten und/oder mageren Böden. Oft sehen sie nicht aus wie „normale" Löwenzähne. Die Blätter sind stärker oder fast gar nicht zerschlitzt. Die Blüten blassgelb, die Früchte (Achänen) dagegen sind tiefrot. Man kann ihre Bestimmung nur schwer üben, denn die Zeit rinnt einem nur so durch die Finger. Bis zum nächsten Frühling hat man das gerade Gelernte auch schon wieder vergessen. Darum sind auch erst circa 30 Prozent der 2000 Arten beschrieben. Die Dunkelziffer ist also noch enorm hoch. Wenn Sie bis heute noch keine Leidenschaft für etwas bei sich gefunden haben … wenn Sie auf der Suche nach einem anständigen Steckenpferd sind … dann kann ich Ihnen diese Löwenzähne sehr ans Herz legen! Experten sind hier äußerst rar gesät, sie können sich somit schnell einen Namen machen – und zwar einen sehr guten! Was wäre das für ein wunderbares Hobby bis zu Ihrem 100. Geburtstag. Das verspreche ich Ihnen!"

Zusammenfassung

Der Gewöhnliche Löwenzahn verweist auf den Überfluss an Stickstoff im Boden und indirekt auf den Überfluss, in dem wir leben. Sein starkes Aufblühen auf den Feldern ist eine direkte Folge unseres hohen Fleischkonsums. Viele von uns essen deutlich mehr, als sie benötigen, darunter leidet dann die Gesundheit. Löwenzahn ist bei vielen Erkrankungen zu empfehlen, die in diesem Zusammenhang entstehen.

So wirkt der Löwenzahn

WIRKORT	WIRKUNG
Stoffwechsel	Senkt Blutfettwerte und Blutzuckerwerte
Verdauung	Reguliert den Appetit, fördert die Verdauung und den Gallenfluss
Niere	Steigert die Harnmenge
Immunsystem	Hemmt Entzündungen und das Wachstum von Bakterien

Wir empfehlen den Löwenzahn bei den folgenden Erkrankungen und Beschwerden:

Appetitlosigkeit, Arthritis, Arthrose, Blähungen, Blasenentzündung, Blutarmut, Blutfettwerte (erhöhte), Diabetes, Erschöpfung und Müdigkeit, Fasten, Fettleber, Hämorrhoiden, Hüftschmerzen, Fettleibigkeit (Adipositas), Gewichtsreduktion, Frühjahrsmüdigkeit, Knieschmerzen, Krebs (Nebenwirkungen behandeln), Reizdarm, Übergewicht, Verstopfung, Völlegefühl

Schild und Lanze für umkämpfte Schleimhäute: Breit- und Spitzwegerich

Breit- und Spitz-wegerich

Ein Leben ohne Schleimhäute wäre keine besonders gute Idee. Wenn wir nicht sofort ersticken würden, so würden wir auf jeden Fall verhungern! Mit den Schleimhäuten öffnen wir uns der Außenwelt, etwa um Sauerstoff oder Nährstoffe aufzunehmen, doch diese Öffnung hat ihren Preis. Unsere Schleimhäute sind verletzlich und ständig umkämpft. Verschiedene Krankheitserreger begehren Einlass. Zum Glück stehen uns Schild und Lanze zu unserer Verteidigung zur Verfügung. Das Schild: das schildförmige Blatt des Breitwegerichs (Plantago major). Die Lanze: das lanzettförmige (lat. lanceolata) Blatt des Spitzwegerichs (Plantago lanceolata).

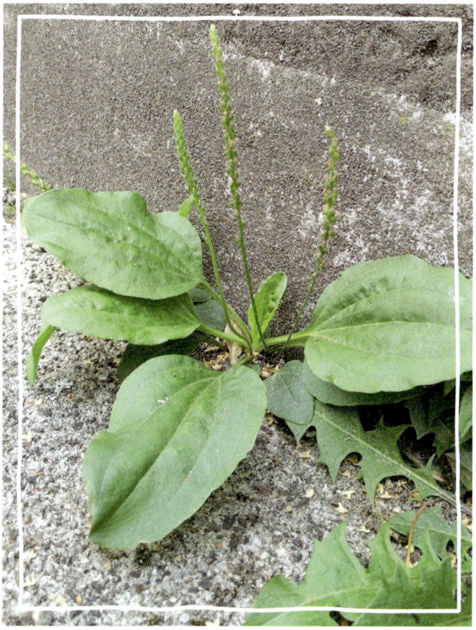

Breitwegerich (Plantago major)

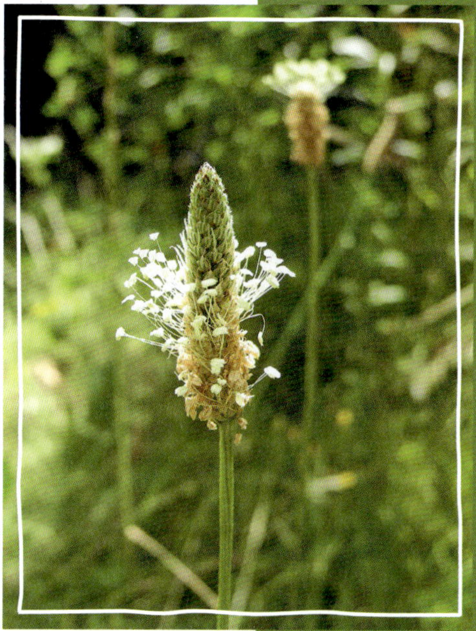

Spitzwegerich (Plantago lanceolata)

!

Die Ureinwohner Nordamerikas nannten den Breitwegerich den „Fußstapfen des weißen Mannes".

Wie der Breitwegerich nach Amerika kam

Die Ureinwohner Nordamerikas nannten den Breitwegerich den „Fußstapfen des weißen Mannes". Die ihnen unbekannte Pflanze schien überall dort zu wachsen, wo die weißen Siedler hintraten. Die Europäer brachten viele neue Pflanzen mit. Sie transportierten diverse Samen für die Aussaat und als Nahrungsmittel für sich und ihre Pferde. Auf ihren Schiffen segelten viele Pflanzensamen auch als „blinde Passagiere" mit – so wahrscheinlich auch der Breitwegerich. Nicht unwahrscheinlich, dass er seine Überfahrt auf den Schuhen eines Siedlers oder Soldaten erlebte.

Nieselregen sprüht aus der grauen Wolkendecke. Der Wind erinnert an den nahenden Spätherbst. „Augen zu und durch", denken wir uns, und treten vor die Tür. Auf den Weg vor uns achten wir nicht besonders. So treten wir dann und wann auf den Breitwegerich, der sich aus den Ritzen des Gehsteigs emporschiebt. Die Pflanze hält dieser unsanften Begegnung mit unseren Schuhsohlen stand. Wir helfen ihr mit unseren Tritten sogar bei ihrer Verbreitung.

Pflanzen verfolgen unterschiedliche Strategien, um ihren Nachwuchs zu verbreiten. Ein Samen, der von der Mutterpflanze schnurgerade auf den Boden plumpst, könnte für diese zum Konkurrenten für knappe Ressourcen werden. Manche Pflanzen schleudern deshalb ihren zukünftigen Nachwuchs weit von sich weg und etliche verschicken ihre Samen mit Boten. Der Löwenzahn, den wir gerade kennengelernt haben, verschickt sie mit der Luftpost. Die Nelkenwurz, die wir Ihnen noch vorstellen werden, heftet sie Tieren und Menschen an Fell oder Kleidung. Der Breitwegerich leimt seine Samen an unsere Fußsohlen. Dabei sind ihm Stoffe behilflich, die auch für seine Heilwirkung von Bedeutung sind.

Schleimstoffe für die Schleimhäute

Die Samenhüllen der Wegerich-Arten enthalten viele Schleimstoffe, das sind langkettige Mehrfachzucker (Polysaccharide), die Wasser binden. Zusammen mit Wasser bilden sie eine glitschig klebrige Substanz: Schleim. Schleim ist für viele Lebensformen wichtig, um Wasser zu halten und nicht auszutrocknen. Unser Speichel würde zum Beispiel einfach sofort den Rachen hinunter fließen und unsere Mundhöhle wäre ständig trocken. Schleimstoffe im Speichel verhindern das. Sie binden das Wasser und bilden zusammen mit ihm eine zähflüssig, gallertartige Substanz.

Wenn es regnet, hüllen die Schleimstoffe die Wegerichsamen in eine schleimige Hülle. Mit der Schleimhülle hat jeder Samen einen kleinen Wasservorrat – wie einen Rucksack. Dieser ist im Frühjahr beim Keimen nützlich. Zudem helfen die klebrigen Eigenschaften des Schleims bei der Verbreitung der Samen. Die Schleimhülle kann zum Beispiel an unseren Schuhen haften bleiben. Dann bleiben die Samen dort eine Weile kleben.

Nicht nur die Samen der beiden Wegeriche enthalten Schleimstoffe. Typisch für Wegerich-Arten ist das Vorkommen von Schleimstoffen in den Blättern. Getrocknete Spitzwegerichblätter enthalten zum Beispiel bis zu sechs Prozent. Diese können für uns heilsam sein. Schleimstoffe der Wegeriche helfen genau da, wo auch wir in unserem Körper Schleime bilden: an den Schleimhäuten.

Bei Erkrankungen der Schleimhäute des Mund- und Rachenraums und des Atemtraktes empfehlen wir den Spitzwegerich. Er ähnelt in seinem Wirkstoffprofil dem Breitwegerich, stimuliert aber zudem auch die Abwehrkräfte, verflüssigt unseren Bronchialschleim und erleichtert so das Abhusten. Dies ist bei Infektionen der oberen Atemwege hilfreich. Der Breitwegerich findet traditionell bei Erkrankungen der Magen- und Darmschleimhaut und der Schleimhäute der Harnwege und Blase Anwendung.

!

Schleimstoffe bilden mit Wasser eine zähflüssige feuchte Masse.

!

Die Wahl des richtigen Wegerichs richtet sich nach der Lage der Schleimhaut.

WEGERICH	SCHLEIMHAUT	HEILANZEIGEN
Spitzwegerich	Mund, Rachen, Bronchien, Nase, Nasenneben-höhlen	Rachenentzündung, Mandelentzündung, Entzündung der Mundschleimhaut, Zahnfleischentzündung, Bronchitis, Nasennebenhöhlenentzündung
Breitwegerich	Nase, Mund, Magen, Darm, Harnwege, Blase	Entzündung der Mundschleimhaut, Mundtrockenheit, Magengeschwür, Durchfall, Reizdarm, Karies, Bettnässen, Heuschnupfen

Der Breitwegerich schützt nicht nur die Schleimhäute unseres Verdauungssystems. Seine Schleimstoffe regulieren auch die Verdauung. Sie können sowohl bei Verstopfung als auch bei Durchfall hilfreich sein. Es wäre sinnvoll, bei diesen Indikationen zusätzlich die Samenschalen des Breitwegerichs zu nutzen. Diese haben mehr Schleimstoffe als die Blätter. Leider sind diese aber nicht in Apotheken oder Kräuterläden erhältlich. Wohl aber die Samenschalen anderer Wegerich-Arten, etwa vom Flohsamenwegerich (Plantago psyllium), vom Sandwegerich (Plantago arenaria) oder vom Indischen Flohsamen (Plantago ovata). Wir empfehlen sie bei den entsprechenden Abschnitten im Anwendungsteil – zum Beispiel auch bei Fettleibigkeit, da die Schleimstoffe der Wegeriche auch cholesterinsenkend wirken.

!

Schleimstoffe aus den Wegerichen wirken cholesterinsenkend.

Wegerichsaft schimmelt nicht

Auf unseren Schleimhäuten ist immer mächtig was los. Es ist dort feucht und warm und viele Kleinstlebewesen nisten sich gerne dort ein, allen voran Bakterien und Pilze. Daher werden sie alle gut bewacht. Doch am besten schützt sich die Darmschleimhaut, denn in ihr sitzen 70 Prozent all unserer Abwehrzellen.

Breit- und Spitzwegerich wehren sich äußerst effektiv gegen den Befall von Bakterien und Pilzen. Beobachten Sie einmal, wie viele Verletzungen ein Breitwegerich auf dem Gehsteig erdulden muss. Bakterien und Pilzen infizieren die Verletzungen schnell, wenn er sich nicht wehrt. Dies gelingt ihm mit dem für Spitz- und Breitwegerich typischen Stoff Aucubin. Dieses Aucubin wirkt gegen Bakterien und Pilze und sorgt unter anderem dafür, dass der Saft aus Wegerichblättern nicht schimmelt.

!

Aucubin wirkt antibakteriell und macht die Wegeriche zu natürlichen Antibiotika.

Eine Studie aus dem Jahr 2017 zeigt, dass der Breitwegerich dank Aucubin dem Hefepilz Candida albicans ordentlich zusetzt. Aucubin hemmt sein Wachstum, seinen Stoffwechsel und auch die Bildung des Biofilmes, mit dem sich der Hefepilz schützt. Vielleicht haben Sie den Namen Candida albicans schon einmal gehört? Er ist der häufigste Erreger von Pilzinfektionen bei Menschen und fühlt sich besonders auf unseren Schleimhäuten wohl. So kann er die Schleimhaut des Mundes, der Geschlechtsorgane oder des Darmes besiedeln.

!

Aucubin hemmt das Wachstum vom Hefepilz Candida albicans.

Neuere Forschungen des Helmholtz-Zentrums für Infektionsforschung in Braunschweig zeigen, dass Candida albicans auch bei Karies seine Finger mit im Spiel hat. Der Hefepilz lebt auf unseren Zähnen in einer Wohngemeinschaft mit verschiedenen Bakterien. Ein Bakterium davon ist Streptococcus mutans, das der eigentliche Auslöser für Karies ist. Dieses Bakterium ernährt sich von Kohlenhydraten und scheidet dabei Milchsäure aus, die unseren Zähnen die schützenden Mineralien entzieht. Die Anwesenheit von Candida albicans verleiht Streptococcus mutans „Superkräfte“, so die Ergebnisse der Forschungen des Helmholtz-Zentrums. Er ist deutlich aggressiver und schädlicher, wenn der Hefepilz in seiner Nähe ist. Aus diesem Grund empfehlen wir den Spitzwegerich auch bei Erkrankungen des Zahnfleischs oder des Zahnhalteapparates.

Aucubin ist der „Breitbandwirkstoff“ von Wegerichen. Er wehrt nicht nur Krankheitserreger ab. Aucubin schwächt auch den Stoffwechsel von Insekten, die an Wegerichblättern naschen. Auch wir profitieren auf verschiedenen Wegen von Aucubin. Bei Infektionen kommen uns seine antimikrobielle und seine entzündungshemmende und reizmildernde Wirkung zugute. Aucubin hat auch leberschützende Eigenschaften. Es kann Studien zufolge die Leberzellen vor giftigen Substanzen schützen. Die entzündungshemmende und reizmildernde Wirkung von Aucubin können Sie bei Insektenstichen im Sommer überprüfen. Zerdrücken Sie ein paar Wegerichblätter (Spitz- oder Breitwegerich) und legen Sie diese auf Insektenstiche oder Wunden. Jürgen Feder kann ein Lied davon singen:

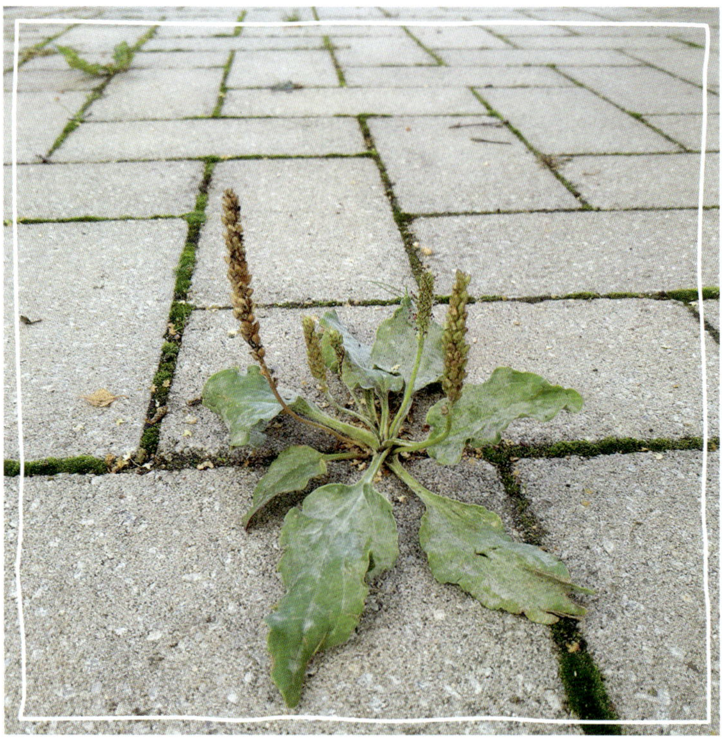

Der Breitwegerich kann ganz schön was einstecken.

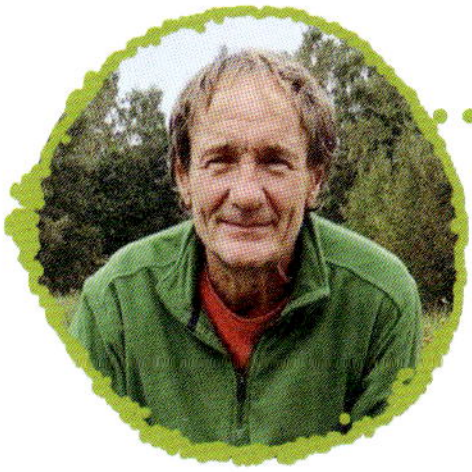

Mit Jürgen Feder auf Kräuter-Safari

„Spitz- und Breitwegerich gehören zusammen wie Ernie und Bert! Zwar steht der Breit- oder Große Wegerich mehr auf Feuchtigkeit, Nährstoffe und Tritt (er ist der „Bordsteiner"). Der Spitzwegerich ist dagegen eher ein Düngerflieher und Trockenheitszeiger. Im Duett sieht man beide aber gerne auf dem Rasen oder an Rasen-, Straßen- und Wegrändern. Keiner anderen Pflanzengattung hat meine Gesundheit bisher so viel zu verdanken, wie diesen beiden sehr häufigen Wegericharten: Ich bin 37 Jahre alt und düse mit dem Rad durch das Dorf Wallhöfen bei Bremen, auf dem Weg zum Pflanzenkartieren. Gewohnt zügig fahre ich eine Böschung runter, direkt auf einen alten Sportplatz zu, der von Büschen umstanden wird. Ohne Zaun, nur ein alter Stacheldraht war noch in Kopfhöhe gespannt. Sie ahnen es! Ich sehe den Stacheldraht nicht und liege urplötzlich hinter meinem Fahrrad auf dem Boden. Meine Stirn ist aufgerissen und blutet stark. Sofort sammle ich Spitzwegerich, matsche ihn zu einem Brei, den ich mir auf die blutende Stirn schmiere. Dann radele ich die 15 Kilometer nach Hause, wasche den Pflanzenbrei ab und staune: Es ist kaum noch was zu sehen von der Wunde! Es blutet fast nicht mehr. Die Wunde hat sich schon fast wieder geschlossen. Oder diese Geschichte, aus dem Jahr 2018: Ich war in Thüringen im Kyffhäuser-Gebirge unterwegs. Zwei Tage kletterte ich unablässig die steilen Hänge hinauf und hinab. An meinem allerletzten Hang mit massenhaft blühender Graslilie rutschte ich aus und stützte mich instinktiv mit beiden Händen auf dem Boden ab. Ich spürte einen stechenden Schmerz und sofort dachte ich an einen der hier häufigen Hauhechel, einen Dornenstrauch. Ich betrachtete meine rechte Innenhand – und was sah ich da? Eine Hornisse guckte mich an und hatte ihren Hinterleib in meiner Hand verankert! Ich stürzte den Steilhang hinunter, ohne weiteren Unfall, um nach Spitzwegerich zu suchen. Den fand ich dann auf und am Hangfußweg nur nirgends, auf Kalk macht er sich sowieso rar. Am nahen Wald gab es aber zum Glück massenhaft Breitwegerich und den verarbeitete ich hastig zu einem saftigen Klumpen. Auf die Stichstelle geschmiert – und nach 30 Minuten, ich war schon auf der Rückfahrt, war alles wieder gut!"

!

Zink kann die Dauer von Erkältungen verkürzen.

Ein wichtiges Spurenelement für das Immunsystem

Breit- und Spitzwegerich haben die Fähigkeiten, auch an Standorten mit hoher Zinkbelastung zu wachsen. Zink ist für alle Pflanzen wichtig, hohe Dosen sind aber für die meisten Arten giftig. Die Wegeriche reichern Zink in höherer Dosis an, ohne sich dadurch zu schaden. Wir profitieren davon. Für unseren Stoffwechsel ist Zink ein unentbehrliches Spurenelement. Es ist ein wesentlicher Bestandteil vieler Enzyme und mit diesen am Zucker-, Fett- und Eiweißstoffwechsel beteiligt. Zink reguliert die Wundheilung und die Funktion des Abwehrsystems und hemmt dessen Aktivität, wenn es unnötig stark reagiert. Untersuchungen legen nahe, dass Zink die Dauer von Erkältungen positiv beeinflussen kann.

Breit- und Spitzwegerich helfen unseren Schleimhäuten also auf vielerlei Weise, wie die folgende Tabelle veranschaulicht. Sie fördern unter anderem auch die Wundheilung, was wir uns zum Beispiel bei der Behandlung von Magengeschwüren mit Breitwegerich zunutze machen.

Die Wegeriche unterstützen die Schleimhaut auf verschiedene Weise

WIRKUNG	WIRKSTOFFE
Stärkung der schleimhaltigen Schutzschicht	Schleimstoffe
Verflüssigung von zähflüssigem Schleim im Atemtrakt	Schleimstoffe
Hemmung von Entzündung und des Wachstums von Krankheitserregern	v. a. Aucubin
Wundheilung	Gerbstoffe und Zink
Stimulation und Regulierung der Abwehrtätigkeit	Polysaccharide und Zink

Für die wundheilenden Eigenschaften sind unter anderem die Gerbstoffe verantwortlich. Deren Eigenschaften werden wir im Porträt der Nelkenwurz kennenlernen. Die Wundheilung fördern sie, indem sie unter anderem die Wundränder zusammenziehen.

Zusammenfassung

„Krötenschleim und Spinnenbein", so stellen wir uns die Zutaten für einen kräftigen Hexentrank vor. Wir verzichten lieber auf jeden Hokuspokus und greifen zu pflanzlichen Schleimstoffen. Die Wegeriche haben davon jede Menge. Zusammen mit anderen Inhaltsstoffen ergeben sich dabei verschiedene Heilwirkungen.

So wirken die Wegeriche

WIRKORT	WIRKUNG
Immunsystem	Entzündungshemmend, immunstimulierend, antibakteriell, hemmen das Wachstum von Pilzen
Haut und Schleimhaut	Wundheilend, reizmildernd, auswurffördernd, befeuchtend
Verdauung	Regulieren die Darmtätigkeit, binden Cholesterin

Wir empfehlen die Wegeriche bei den folgenden Erkrankungen und Beschwerden:

Bettnässen, Blasen an den Füßen, Blasenentzündung, chronisch entzündliche Darmerkrankung, Durchfall, Erkältung, Harninkontinenz, Hautausschläge, Heiserkeit, Husten, Insektenstiche, Juckreiz, Fettleibigkeit, Heuschnupfen, Husten, Kehlkopfentzündung, Krebs (Nebenwirkungen behandeln), Magen-Darm-Entzündung, Mandelentzündung, Mundtrockenheit, Nasennebenhöhlenentzündung, Neurodermitis, Ohrenschmerzen, Prostatavergrößerung, Rachenentzündung, Reizdarm, Verstopfung, Zahnbettentzündung, Zahnfleischentzündung, Zahnschmerzen

Nelkenwürz

Die herb gerbende Nelkenwurz

Unsere Hausapotheke umfasst zehn Heilpflanzen. So viele benötigen wir, um die häufigsten Erkrankungen und Beschwerden abzudecken. Den Pflanzen geht es ganz ähnlich. Auch sie benötigen mehrere Dutzend Wirkstoffe, um auf die verschiedensten Bedrohungen und Krankheiten zu antworten. Pflanzen wie die Echte Nelkenwurz (Geum urbanum) vertrauen einer Art universalem Wirkstoff, der bei jedem Lebewesen Wirkung zeigt.

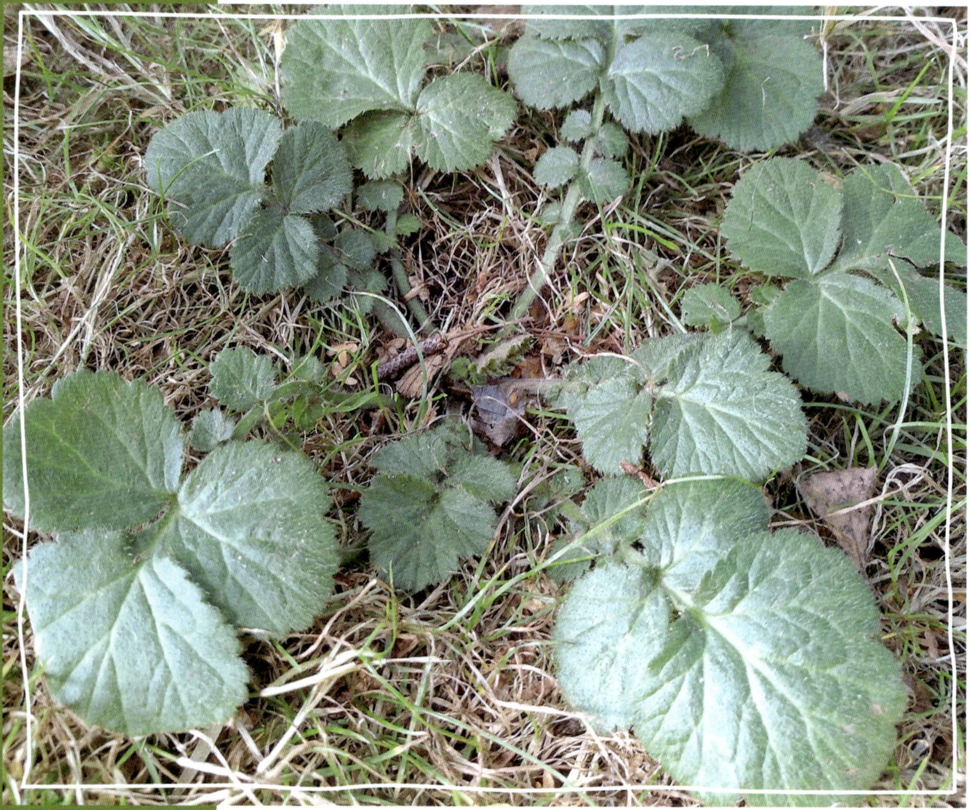

So überwintert die Nelkenwurz.

Eine lähmende Umarmung mit Gerbstoffen

Im Grunde unterscheiden wir uns alle nur minimal. Selbst Lebewesen wie Topfpflanzen, Regenwürmer oder mit Härchen in schwefelhaltigem Wasser strampelnde Einzeller sind uns ähnlich. Wir alle bestehen aus denselben Atomen, die sich zu vergleichbaren Molekülen zusammenfinden. Eine zentrale Molekülgruppe, die wir uns mit allen anderen Lebewesen dieser Erde teilen, sind die Eiweiße. Eiweiße bauen lebendige Strukturen und erledigen deren Arbeit. Aus ihnen schaffen Zellen zum Beispiel Enzyme, kleine Roboter, die chemische Prozesse durchführen und regulieren. Ohne Eiweiße läuft gar nichts, bei keinem Lebewesen. Es wäre seltsam, wenn Pflanzen im Laufe der Evolution nicht gelernt hätten, dies zu ihren Gunsten zu nutzen. Die grünen Meister der Chemie sind schließlich darauf angewiesen, ihre Feinde schnell unschädlich zu machen. Wie wäre es, einfach deren Eiweiße zu manipulieren?

Die Pflanzen haben dafür eine Stoffgruppe, die wir bereits bei der Silber-Weide kennengelernt haben. Gerbstoffe heißen die pflanzlichen Eiweißspezialisten. Kaum sind die aktiviert, klammern sie sich an das nächste Eiweiß. Durch ihre Umarmung werden biologisch aktive Eiweiße wie Enzyme handlungsunfähig. Zusätzlich quetschen sie aus der Eiweißstruktur das Wasser heraus, Bakterien werden durch Gerbstoffe wie feuchte Wäsche ausgewrungen. Haben Sie jetzt Angst vor Gerbstoffen? Das müssen Sie nicht. Für uns Menschen sind sie nicht gefährlich, für uns können sie sehr heilsam sein.

!

Gerbstoffe verändern die Funktion und Struktur von Eiweißen.

Selbst Viren sind anfällig für Gerbstoffe

Menschen nutzen Gerbstoffe schon lange. Die bekannteste Anwendung ist das Gerben, wonach sie auch benannt wurden. Das Gerben macht aus kurz haltbaren rohen Tierhäuten langlebiges Leder. Die Gerbstoffe verändern die Eiweiße der Tierhäute und schützen sie damit gegen Verrottung. Schon die Neandertalerin und ihr Mann haben auf diese Weise vermutlich Kleidung hergestellt. Zum Gerben verwendeten sie wahrscheinlich die Rinden von Laubbäumen wie den Eichen. Deren Rinde enthält viele Gerbstoffe und schützt damit den Baum gegen Fressfeinde. Die Eichenrinde taugt aber nicht nur zum Gerben. Sie ist wegen ihres hohen Gerbstoffgehaltes ein bis heute geschätztes Heilmittel. In der Rinde der meist verwendeten Stieleiche finden sich bis zu 15 Prozent Gerbstoffe. Das ist schon allerhand, wird aber von unserer Nelkenwurz locker übertroffen. Sie kommt auf 20 Prozent Gerbstoffe und wehrt sich damit gegen Fressfeinde und Krankheitserreger. Die Gerbstoffe verleihen ihr die Widerstandskraft, um auch in unseren Siedlungen zu gedeihen. Selbst gegen Viren ist die robuste Pflanze damit gewappnet. Viren sind sehr schwer zu bekämpfen. Schließlich haben sie keinen Stoffwechsel, den man manipulieren könnte. Sie bestehen nur aus einem Schnipsel Erbgut und einer Eiweißhülle. Sie ahnen es vermutlich schon: Die Gerbstoffe der Nelkenwurz verbiegen und brechen diese einfach.

!

Selbst gegen Viren sind Gerbstoffe wirksam.

Ihre Gerbstoffe machen die Nelkenwurz widerstandsfähig gegenüber Fressfeinden und Krankheitserregern. So trotzt sie auch den Belastungen inmitten menschlicher Siedlungen. Der Botaniker Jürgen Feder weiß zu berichten, wie häufig die widerstandsfähige Pflanze dort vorkommt.

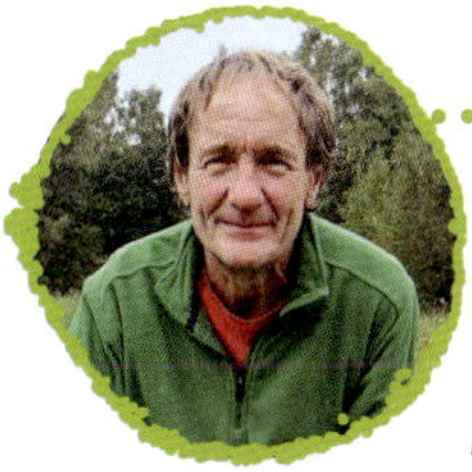

Mit Jürgen Feder auf Kräuter-Safari

„Bei diesem inzwischen sehr häufigen Rosengewächs scheiden sich nun wirklich die Geister. Ja, auch ich erfreue mich von Mai bis Oktober an den vielen gut einen Zentimeter großen Strahlenblüten der Echten Nelkenwurz, gar keine Frage. Auch dass diese so typischen Rosettenblätter, vorne immer deutlich breit und rundlich, das ganze Jahr über gut zu erkennen sind – ganz prima. Manche sind aber dermaßen begeistert, dass sie sich diese schattenliebende Art von ihren Waldspaziergängen in ihre Ziergärten bugsieren. Mit ungeahntem Erfolg, nach fünf Jahren hat man da nur noch diese Pflanze! Und es kostet dann so einige Kraft und Mühe, zumindest die dicksten Exemplare, die, die am tiefsten eingewurzelt sind, mit dem Spaten wieder zu entfernen. Ihr Jungwuchs ist enorm, gerade auf lehmig-humosen Böden mit gehörigem Nährstoffgehalt. Sogar über einen gelegentlichen Tritt oder auch eine Hundewurst lacht diese Art nur. Das alles ist den oben spazierstockartig eingekrümmten, krallenartigen Früchten zu verdanken, die von allem Besitz ergreifen, dem sie nur habhaft werden können: Hundefell, Katzenfell, Mäusefell, Hosenbein, Mantelsaum, Schnürsenkel, Jutebeutel oder Langschal. In ganzen Paketen haften und heften sich diese Widerhaken ein. Ich sage es selten, eigentlich fast nie – schon gar nicht öffentlich: diese Echte Nelkenwurz kann lästig werden. Das hat zu einem ungeahnten Höhenflug dieses hübschen Gewächses geführt – heraus aus den anspruchsvollen Laubwäldern dieses Landes hinein in die Siedlungen, in Gärten und Parks, vor Hecken und Zäune. Denn der letzte Krieg ist schon lange her, die Bäume werden immer höher und älter, es wird immer verdichteter gebaut – kurzum, diese schattenliebende Pflanze bekommt jetzt ihren Schatten, selbst im letzten Hinterhof. Das hilft auch ihren Kumpels, dem Mauerlattich, dem Rainkohl oder dem Stinkenden Storchschnabel, die auch alle auf ganz neuen Pfaden wandeln! Ich persönlich finde das ganz ehrlich – unterm Strich – auch gut so!“

Mundhygiene mit Nelkenduft

Auf den Schleimhäuten unseres Verdauungstraktes geht es zu wie auf einem Großmarkt. Nahrungsmittel werden verarbeitet und eingeladen, Giftstoffe ausgeladen und ätzende Verdauungssäfte zischen im Speisebrei. Mittendrin tummeln sich zahlreiche Bakterien, Viren und Pilze. Viele sind harmlos, manche sorgen für unangenehmen Tumult. Werfen wir einmal einen Blick in unsere Mundhöhle. Dort bilden Bakterien und Pilze eine Wohngemeinschaft, die wir als Zahnbelag kennen. Dieser schleimige und klebrige Überzug besteht aus Speichel, Nahrungsresten und den Molekülen von Bakterien. Er schützt seine Mitbewohner, denn manche sind sehr empfindlich. Das für Karies hauptverantwortliche Bakterium Streptococcus mutans verträgt zum Beispiel keinen Sauerstoff.

Zahnbelag ist nicht nur ein Risikofaktor für Karies, er kann auch zu Entzündungen des Zahnfleisches und des Zahnhalteapparates führen. Das sind Erkrankungen, bei denen wir die Nelkenwurz empfehlen. Ihre Gerbstoffe wirken entzündungshemmend und kräftigen das Zahnfleisch. Zudem rücken sie unseren Untermietern im Mundraum zu Leibe. Sie quetschen und zerren an deren Eiweißen. Wer das überlebt, hat trotzdem Schwierigkeiten, Ärger anzurichten. Die Gerbstoffe blockieren zum Beispiel Eiweiße, mit denen Bakterien den schützenden Zahnbelag errichten.

Für unsere Hausapotheke empfehlen wir nicht das Kraut, sondern die Wurzel der Nelkenwurz. Hinsichtlich des Gerbstoffgehaltes unterscheiden sich die beiden Pflanzenteile nicht sonderlich. Die Wurzel enthält aber zusätzlich ein besonderes ätherisches Öl, das sogenannte Eugenol. Seinem Duft verdankt die Nelkenwurz ihren Namen: Eugenol riecht nach Gewürznelken. Wir finden es heute in vielen Produkten für die Mundhygiene. Es wirkt nicht nur stark antibakteriell und entzündungshemmend, sondern auch lokal schmerzstillend.

Für die Mundhygiene eignet sich die Nelkenwurz mit ihrem Mix aus Gerbstoffen und Eugenol hervorragend. Für die tägliche Anwendung empfehlen wir unsere „Mundwohl-Tropfen", die Sie selbst herstellen können.

!

Eugenol eignet sich für die tägliche Mundhygiene und die Behandlung von Erkrankungen des Mundraums.

Mundwohl-Tropfen herstellen

Für die Herstellung der Tropfen brauchen Sie:

- 50 Gramm Nelkenwurzwurzel
- 600 ml 70-prozentigen Alkohol (diesen Alkoholgehalt haben Ansatzspirituosen wie Prima Sprit)
- 1 verschließbares Gefäß (zum Beispiel ein großes Schraubglas)

Übergießen Sie die klein geschnittenen Wurzeln mit dem Alkohol im verschließbaren Gefäß. Stellen Sie das Gefäß für zwei Wochen an einen dunklen Ort und schütteln Sie es alle paar Tage einmal. Nach zwei Wochen kann die Mischung abfiltriert werden. Dafür eignen sich Kaffee- oder Teefilter.

Wir empfehlen, die Tropfen in Braunglasflaschen mit Tropfaufsatz (in Apotheken erhältlich) abzufüllen.

Für die tägliche Anwendung spülen Sie Ihren Mund mit einer Verdünnung von 10 bis 15 Tropfen auf ein viertel Glas Wasser. Das schützt nicht nur vor Erkrankungen des Mundraums. Erreger der Zahnbettentzündung (Parodontitis) werden mittlerweile auch mit anderen Erkrankungen wie Herzinfarkt und Alzheimer in Verbindung gebracht. Der Zusammenhang ist noch nicht eindeutig geklärt. Wer eine Entzündung am Zahnbett hat, erleidet damit nicht automatisch schwere Erkrankungen des Gehirns und des Herz-Kreislauf-Systems. Diese Hinweise sind aber ein Grund mehr, Entzündungen rund um die Zähne ernst zu nehmen und entsprechend zu behandeln. Die Nelkenwurz ist dafür eine gute Wahl.

!

Möglicherweise beeinflussen Entzündungen des Mundraums auch andere Erkrankungen.

Zusammenfassung

Gerbstoffe sind eine für uns sehr wichtige Stoffgruppe. Sie bilden einen schützenden Film auf den Schleimhäuten des Verdauungstraktes, wirken reizmildernd und entzündungshemmend und machen Viren, Bakterien und Pilzen das Leben schwer. Beim Trinken eines Tees aus Nelkenwurz können Sie ihre Wirkung auf die Eiweiße Ihrer Mundschleimhaut bemerken. Diese werden zusammengezogen und verlieren dabei etwas Wasser. Die Mundschleimhaut fühlt sich trocken an.

Die in der Wurzel der Nelkenwurz vorkommende Mischung aus Gerbstoffen und ätherischen Ölen hat verschiedene Wirkungen.

So wirkt die Nelkenwurz

WIRKORT	WIRKUNG
Immunsystem	Entzündungshemmend, antibakteriell, antiviral, hemmt das Wachstum von Pilzen
Verdauung	Stopfend bei Durchfall, beruhigt die Darmtätigkeit
Haut und Schleimhaut	Reizmildernd, schmerzlindernd, wundheilend, austrocknend, Juckreiz stillend

Wir empfehlen die Nelkenwurz bei den folgenden Erkrankungen und Beschwerden:

Akne, chronisch entzündliche Darmerkrankung (Morbus Crohn und Colitis ulcerosa), Durchfall, Hämorrhoiden, Hautausschlag, Juckreiz, Magen-Darm-Entzündung, Mandelentzündung, Mundgeruch, Neurodermitis, Rachenentzündung, Verbrennungen, Zahnbettentzündung, Zahnfleischentzündung, Zahnschmerzen

Der Holunder heilt Menschen und Vögel

Haben Sie sich schon einmal vorgestellt, wie es wäre, einen Tag lang ein Vogel zu sein? Wie wäre es, einmal Ihre täglichen Wege von oben zu erleben? Sie würden sich wahrscheinlich sehr wundern, wie anders Vögel Ihre Nachbarschaft wahrnehmen. Sie würden Dinge sehen, die für uns Menschen nicht sichtbar sind. Zum Beispiel dieses verlockende Funkeln im herbstlichen Holunderbusch (Sambucus nigra). Aber auch mit unseren Augen können wir beim Betrachten des Holunders so einiges sehen – zum Beispiel eine ganze Apotheke.

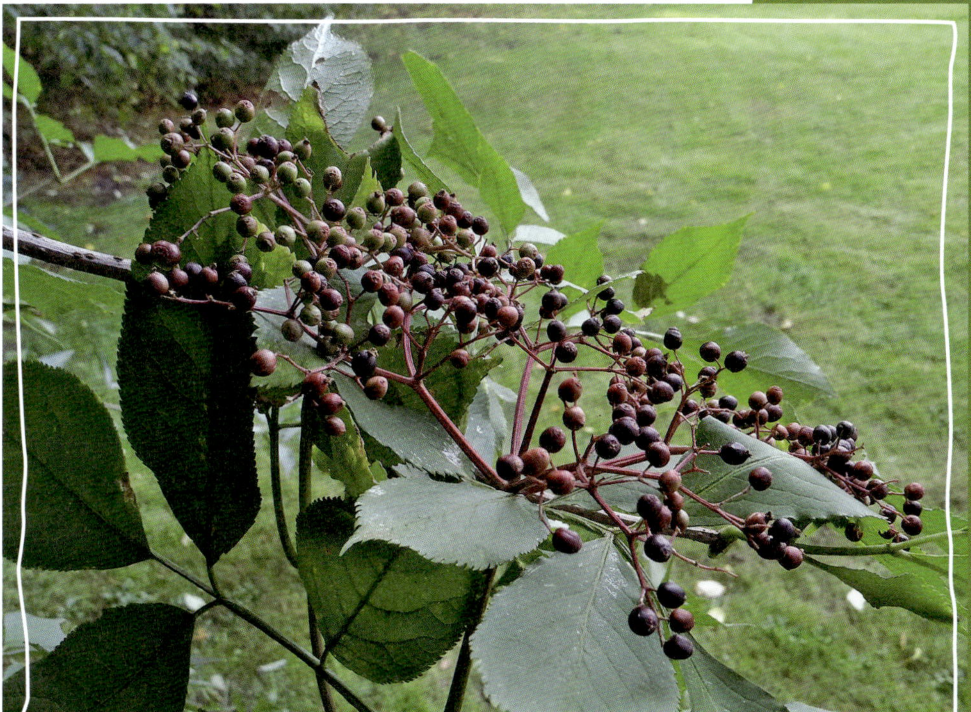

Holunderbeeren in einer Gartenanlage.

Aus einem pflanzlichen UV-Reflektor wird eine Farbe für die Nerven

Grün waren Pflanzen schon immer – so richtig bunt wurden sie erst durch die Interaktion mit Tieren. Pflanzliche Farbstoffe haben sich ähnlich wie Duftstoffe während der gemeinsamen Evolution von Pflanzen und Tieren gebildet. Mit Farbstoffen kommunizieren die Pflanzen mit den Tieren. Sie signalisieren ihnen „He, komm mal her, ich hab was für dich." Oder „Komm mir bloß nicht zu nahe!". Die Evolution hat den Holunder mit Farbstoffen, die die Vögel faszinieren und anziehen, ausgestattet. Sobald seine Früchte reif sind, reflektieren sie das UV-Licht der Sonne und sind für viele Tiere als schwaches Leuchten wahrnehmbar. Für uns gilt das nicht, für uns sind sie bloß schwarz, schließlich können wir kein UV-Licht sehen. Die Farbstoffe, die die reifen Früchte schwarz färben, sind für die Reflektion des UV-Lichts verantwortlich. Es handelt sich hierbei um sogenannte Anthocyane.

Anthocyane dienen nicht nur der Kommunikation mit Vögeln. Sie schützen sensible Pflanzenteile vor dem schädigenden Einfluss der UV-Strahlung. Auch sensible Elemente unseres Körpers können von der Schutzwirkung der dunklen Farbstoffe profitieren. Anthocyane haben eine stärkere antioxidative Wirkung als die Vitamine C und E. Sie fangen freie Radikale ab, bevor diese Schäden am Erbgut oder an Nerven verursachen.

> **!**
> Anthocyane reflektieren UV-Licht und locken so Vögel an.

Aus diesem Grund empfehlen wir zum Beispiel Holunderbeerensaft bei Nervenschmerzen und anderen Schmerzformen. Unterstützt wird die Wirkung der Anthocyane bei Nervenschmerzen durch die verschiedenen B-Vitamine (insbesondere B2, B3, B5, B6 und B7) der Beeren.

> **!**
> Die starke antioxidative Wirkung der Anthocyane kann bei Nervenschmerzen hilfreich sein.

Steht der Körper unter starker Belastung, fällt es einem oft schwer, sich zu konzentrieren oder sich einfachste Dinge zu merken. Das Phänomen ist Ihnen wahrscheinlich von besonders stressigen Tagen bekannt. Es kann auch bei ungesunder Ernährung und der Einnahme von Medikamenten und Genussmitteln wie Alkohol und Zigaretten eine Rolle spielen. Holunderbeerensaft ist in solchen Fällen empfehlenswert. Er enthält neben den Anthocyanen noch weitere antioxidative Verbindungen. Diese schützen das Gehirn vor freien Radikalen. Dies kann sich gemeinsam mit den Vitaminen B2 und B3 positiv auswirken, wenn das Gehirn stark beansprucht wird oder unter Belastung mal nicht so richtig will.

Holunderbeerensaft selbst herstellen

Zwischen Mitte August und Ende September sind die Beeren des Schwarzen Holunders erntereif. Aus denen können Sie selbst Saft herstellen. Für das folgende Rezept benötigen Sie zwei Kilogramm frische Beeren.

Trennen Sie mit einer Gabel die Beeren von den Schirmrispen ab und geben Sie diese mit der abgeriebenen Schale einer Zitrone in einen Topf. Mit ¾ Litern Wasser das Ganze garen, bis die Beeren aufgeplatzt sind. Nach dem Abkühlen die Flüssigkeit durch ein Mulltuch laufen lassen, die zurückbleibenden Beeren damit auspressen. Den gewonnenen Saft mit 100 Gramm Zucker drei Minuten köcheln lassen. Anschließend mit dem Saft einer Zitrone vermengen und heiß in saubere Flaschen abfüllen. Kühl gelagert hält sich der Saft mehrere Monate.

Anthocyane erschweren Viren die Einreise

Sind im Herbst die Beeren reif, wird der Holunderbaum zum Treffpunkt für die Vogelwelt. Über 60 einheimische Vogelarten bedienen sich am Beerenbuffet. Sogar Vogelarten, die das ganze Jahr über Insekten jagen, naschen am Holunderbaum. Seine Samen scheiden sie unverdaut wieder aus und verbreiten dabei die Pflanze. Unter Vogelzüchtern werden Holunderbeeren in den letzten Jahren immer beliebter. Das liegt nicht nur am Nährwert der Beeren. Sie schützen Vögel auch vor diversen Krankheitserre-

!

Der Verzehr von Holunderbeeren schützt Vögel vor der Vogelgrippe.

!

Eiweißverbindungen aus Holunderbeeren erschweren vielen Viren das Eindringen in die Zelle.

gern. Wahrscheinlich kennen Sie ein paar von diesen schon bei ihren fantasielosen Namen. Sie heißen H5N1 oder H7N9 und sind für die Vogelgrippe verantwortlich.

Viren sind besonders listige Krankheitserreger und schwer zu bekämpfen. Viren zählen nicht zu den Lebewesen. Sie können fast nichts. Sie können sich weder vermehren noch Energie umwandeln oder irgendetwas herstellen. Sie beherrschen nur eine Sache: Manipulation. Viren dringen in die Zellen von Pflanzen, Tieren, Bakterien und Pilzen ein und verändern deren Funktion. Die befallene Zelle stellt plötzlich nur noch Viren her.

Virusinfektionen sind schwer zu behandeln. Da sie keine Lebewesen sind, lassen sich Viren nicht abtöten. Moderne Virusmedikamente, sogenannte Virostatika, stören daher die Mechanismen, mit denen Viren in Zellen eindringen oder deren Zellstoffwechsel beeinflussen. Ein Muster für die Entwicklung von Virostatika sind diverse pflanzliche Wirkstoffe. Auch der Holunder schützt sich und die Vögel, die für seine Vermehrung sorgen, vor Viren. Eiweißverbindungen aus seinen Beeren erschweren vielen Grippe- und Erkältungsviren das Eindringen in menschliche und tierische Zellen.

Viele Vogelzüchter sorgen im Herbst dafür, dass ihre Zöglinge Holunderbeeren naschen. Auch den Pilzsammler und den Botaniker Jürgen Feder zieht es in den kalten Monaten zum Holunderbaum. Und über diesen Baum hat er seine ganz eigene Ansicht:

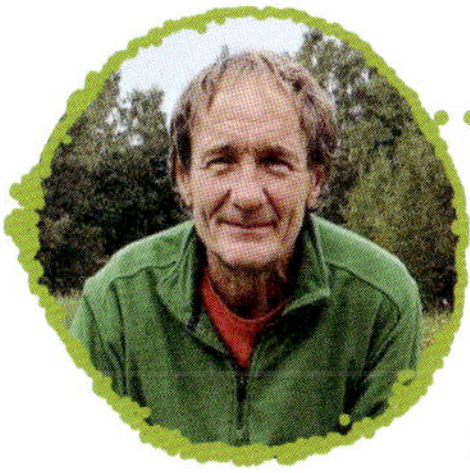

Mit Jürgen Feder auf Kräuter-Safari

„Einfach großartig ist es, wenn im Juni Aberhunderte der weißen, auffallenden Blütenstände die bis zu zehn Meter hohen Sträucher des Schwarzen Holunders schmücken! Ein Gewirr an Fliegen, Schwebfliegen – aber auch viele Schmetterlinge schwirren um ihn herum. Schon aus der Ferne ist dieses Gehölz dann ganz sicher identifizierbar. Aber das war es dann schon fast mit seiner Schönheit, jedenfalls für mich! Den schwarzen Beeren, ihrem Saft und auch dem durchdringenden Geruch der ganzen Art kann ich leider wenig abgewinnen. Ist einfach so! Vielleicht liegt das aber auch am Enthusiasmus meiner (ehemaligen) Schwiegermutter für diese Pflanze. Vielleicht auch daran, dass ich früher bei meinem cholerischen Gärtnerchef immer im April jeglichen Jung-Holunder mit dem Spaten zu Leibe rücken musste und ihn so von seinen riesigen Ländereien ausrotten sollte. Oder es liegt an den schwarzen Beeren, die dann noch unter den Schuhen kleben und letztendlich auf meinem Eingangsteppich schwarzsaftig herumliegen. Oder der Schwarze Holunder im Wald ist schuld und dass dieser ein Störzeiger, ein Eutrophierungszeiger, ein Zeiger für schlechte Waldluft ist! Kurzum: Im Frühsommer ist er sicher hui, sonst für mich eher pfui! Nein, Entschuldigung! Ich habe etwas vergessen: Alte Schwarze Holunder, manchmal schon in der Zerfallsphase, werden der Wirt eines ungewöhnlichen Pilzes, dem Judasohr. Dieser wabbelige, etwas an Gehirnmasse erinnernde Pilz von grau-violetter Farbe wird in China als Speisepilz (Mu-Err-Pilz) gezüchtet. Den sehe und fotografiere ich immer gerne. Darum achte ich sogar schon in der blattlosen Zeit auf Schwarzen Holunder – also bekommt der Holunder doch noch eine Wertschätzung von mir.“

Die Apotheke in Laufnähe

Wer in einer großen Stadt schnell etwas aus der Apotheke braucht, muss meist nicht weit laufen. Auf dem Land sieht es da schon anders aus. Mittlerweile hat sich der Zugang zu Heilmitteln dank Versandapotheken schon gebessert. Noch bis ins 20. Jahrhundert jedoch hatte fast jedes Bauernhaus seine eigene Apotheke: den Holunder. Aufgrund seiner vielfältigen Einsatzmöglichkeiten galt er als „Apotheke des Bauern". Rund um jedes Bauernhaus stand mindestens ein Holunderbaum. Durch die Anwesenheit des Holunderbaums sah man sich gegen die meisten Krankheiten gewappnet. Alle seine Teile wurden zu Heilzwecken genutzt. Gemäß der Volksheilkunde können damit tatsächlich sehr viele Beschwerden und Erkrankungen behandelt werden.

! Der Holunderbaum galt früher als „Apotheke des Bauern".

Die fünf Pflanzenteile des Holunders werden traditionell bei vielen verschiedenen Erkrankungen angewandt.

Die volkheilkundliche Anwendung der verschiedenen Teile des Holunders

WIRKORT	WIRKUNG
Blüten	Erkältung, Rheuma, Asthma, Atemnot, Grippe, fieberhafte Infekte, Verstopfung, Hexenschuss, Entgiftungskuren
Beeren	Nervenschmerzen, Abwehrschwäche
Blätter	Rheuma, Gicht
Rinde	Nieren- und Blasenerkrankungen, Rheuma, Wassereinlagerungen
Wurzel	Verstopfung, Nieren- und Blasenerkrankungen, Rheuma, Wassereinlagerungen, Entgiftungskuren

! Viren mögen am liebsten kalte und trockene Atemschleimhäute.

Wir raten Ihnen, neben den Beeren (als Saft) auch die Blüten vorrätig zu haben. Mit diesen zwei Pflanzenteilen, Beeren und Blüten, haben Sie auch schon eine kleine Apotheke zu Hause. Die Blüten sorgen dafür, dass unsere Schleimhäute keinen idealen Wohnraum für Viren bilden. Viren haben an kalten und trockenen Atemschleimhäuten leichtes Spiel. Holunderblüten sorgen für eine Erwärmung und Befeuchtung der Schleimhäute. Wie geschieht das?

Wenn der Körper sich von Krankheitserregern angegriffen fühlt, schützt er zunächst die lebenswichtigen inneren Organe. Die Durchblutung der Peripherie wird zugunsten der Körpermitte gedrosselt: uns fröstelt. Bei einer Erkältung ist dies ungünstig. Gerade so haben Viren leichtes Spiel. Holunderblüten wirken dem entgegen. Sie erhöhen die Durchblutung von Haut und Schleimhäuten. Damit erwärmen sich die Schleimhäute der oberen Atemwege und die Nasenschleimhaut bildet wieder befeuchtendes Sekret. Zudem sollen Wirkstoffe der Holunderblüten die Wärmetoleranz für Schweißdrüsen senken. Dadurch beginnen wir schon bei einer geringeren Temperatur zu schwitzen. Im Anwendungsteil zeigen wir Ihnen, wie Sie mit einer Holunder-Schwitzkur eine beginnende Erkältung behandeln können.

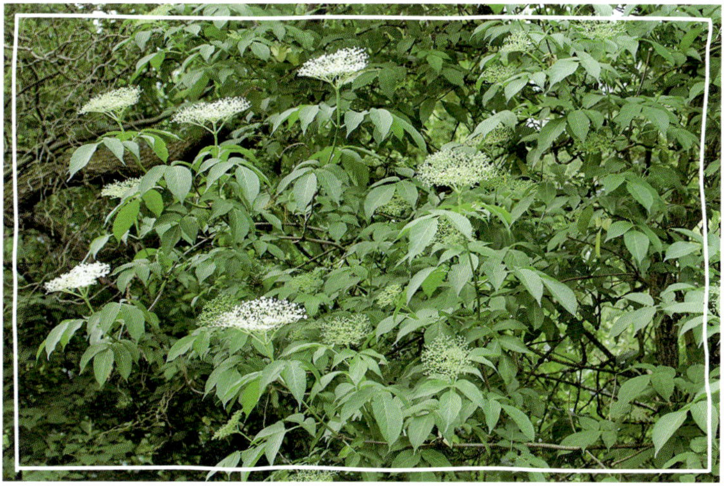

In unseren Siedlungen gesellt sich der Holunder gerne zu anderen Gehölzen.

Zusammenfassung

Ausgrabungen zufolge machen wir Menschen schon lange Zeit von den Kräften des Holunders Gebrauch. So dienten seine Beeren schon den Steinzeitmenschen als Nahrungs- und vielleicht Heilmittel. Spätere Kulturen wie die Kelten verehrten ihn als heiligen Baum. Wir tun gut daran, diese alte Tradition der Wertschätzung wieder aufleben zu lassen. Holunderblüten und -beeren entfalten in unserem Körper verschiedene Heilwirkungen.

So wirkt der Holunder

WIRKORT	WIRKUNG
Immunsystem	Entzündungshemmend, antiviral
Haut und Schleimhaut	Durchblutungsfördernd, erwärmend, auswurffördernd, schweißtreibend
Nervensystem	Schmerzstillend, konzentrationsfördernd, antioxidativ
Verdauung	Abführend
Stoffwechsel	Senkt Blutfettwerte

Wir empfehlen den Holunder bei den folgenden Erkrankungen und Beschwerden:

Bronchitis, Erkältung, Fieber, Grippe, Gürtelrose (Post-Zoster-Neuralgie), Konzentrationsschwäche, Kopfschmerzen, Migräne, Nervenschmerzen, Polyneuropathie, Rückenschmerzen, Schnupfen, Sommerhitze, Stress, Trigeminusneuralgie, Unruhe und Nervosität/vegetative Dystonie, Verstopfung

Gänse-
blümchen

Zweierlei reizend: das Gänseblümchen

Jetzt machen Sie Bekanntschaft mit einem reizenden Blümchen, dem Gänseblümchen. Reizend ist genau das richtige Adjektiv für diese Pflanze. Wir gebrauchen es synonym für hübsch, allerliebst und entzückend. Das sind alles Beschreibungen, die zu seiner charmanten Erscheinung passen. Trinken wir einen starken Gänseblümchentee, kratzt er uns im Hals. Das ist alles andere als allerliebst. Aber auch das ist reizend.

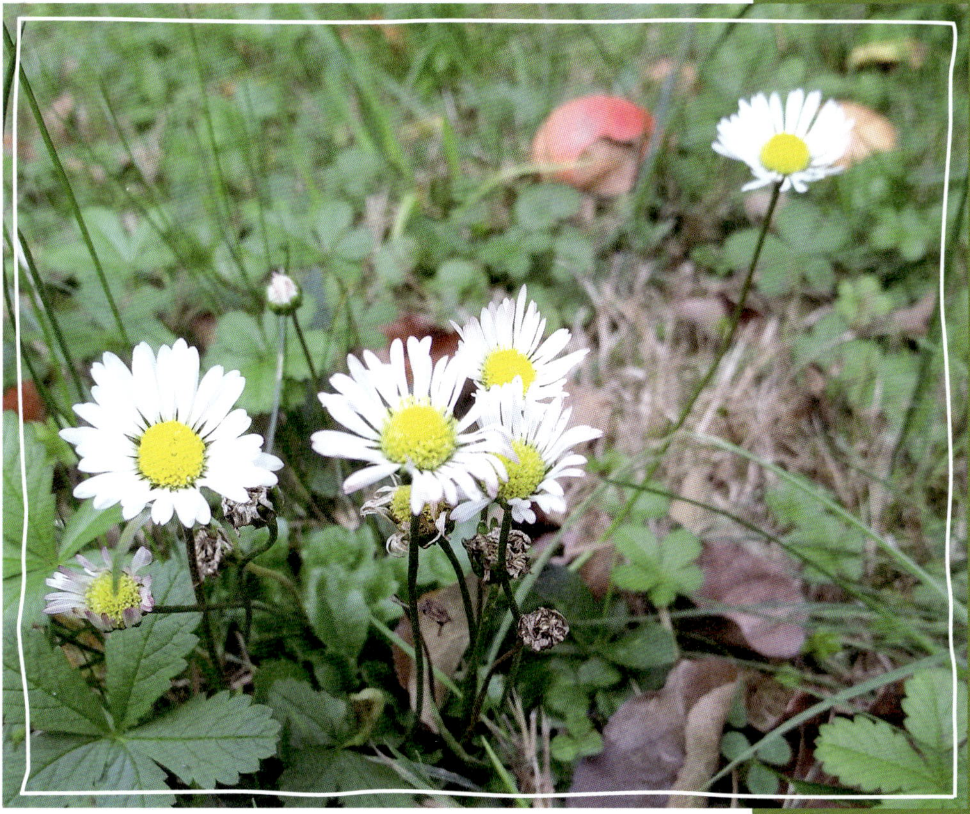

Das Gänseblümchen schmückt jeden Rasen.

Das Gänseblümchen in volksheilkundlichen Abnehmkuren

Zu Beginn des Buches haben wir den Apotheker Jacobus Theodorus Tabernaemontanus kennengelernt. Im 16. Jahrhundert schrieb er ein sehr umfassendes Buch über Heilpflanzenkunde, dessen Nachdruck bei uns im Regal steht. Sein Werk könnten Sie nicht so bequem in Ihren Händen halten wie dieses Buch, denn es wiegt mehr als 3,5 Kilogramm – ein echtes Schwergewicht. Womit wir schon beim Thema wären: unser Gewicht. Wer ist schon wirklich zufrieden mit seinem Gewicht? Wir quälen uns gegen die Ansammlung von Pfunden unter unserer Haut. Könnte das Gänseblümchen sehen, wäre es oft Zeuge unserer Mühen. Es sähe uns durch die Parkanlagen und Wiesenflächen joggen, radeln und walken.

So lesen wir bei Tabernaemontanus im Abschnitt über das Gänseblümchen: „Etliche halten für das Abnehmen sehr viel auf diese Blumen.“ Die lieben Blüten waren zu Beginn der Neuzeit bei Schlankheitskuren beliebt. Tabernaemontanus wusste jedoch nichts von Inhaltsstoffen und deren Wirkungen. Er konnte nicht überprüfen, ob das Gänseblümchen beim Abnehmen helfen kann. Wir haben dieses Wissen jetzt.

> !
> Das Gänseblümchen wird in der Volksheilkunde bei Kuren zum Abnehmen empfohlen.

Saponine reagieren mit Fetten

Zu Beginn des letzten Jahrhunderts wurden Heilpflanzen intensiv beforscht. Wissenschaftler mikroskopierten, färbten Pflanzensäfte oder schüttelten sie. Beim Schütteln prüften sie, ob sie schäumten. Taten sie das, so enthielt die Pflanze die sogenannten Saponine. Saponine sind nach dem lateinischen Wort für Seife, sapo, benannt. Sie haben ähnliche Eigenschaften wie Seife: sie bilden Schäume und können Fett lösen. Manch einer stellt heute noch aus saponinhaltigen Pflanzen wie Seifenkraut, Rosskastanie oder Efeu Waschmittel her. Ähnlich wie Gerbstoffe wirken Saponine gegen alle möglichen Krankheitserreger. Gerbstoffe haben es auf deren Eiweiße abgesehen, Saponine attackieren die Fette.

> !
> Saponine schäumen und können Fette lösen.

Die Zellhüllen von Bakterien und Pilzen bestehen wie die unsrigen aus Fettsäuremolekülen. Die sind ineinander verkeilt wie Ziegelsteine und schützen das Zellinnere. Saponine bringen die fetthaltige Außenhaut in Unordnung und das Bakterium oder der Pilz müssen dran glauben.

Auch unser Gänseblümchen hat Saponine. Die schützen die Wunden, die das regelmäßige Mähen in Parks oder Wiesen am Stiel hinterlässt, vor Eindringlingen. Wenn wir Gänseblümchentee trinken, merken wir die Saponine als Kratzen im Hals. Dort reizen sie die Zellen unserer Schleimhaut. Der Magenschleimhaut ergeht es nicht anders, davon kann uns bei nüchternem Magen in sehr seltenen Fällen ein wenig übel werden. Das klingt jetzt erstmal ungemütlich, kann aber sehr heilsam sein. Zwischen der Schleimhaut des Magens und der Schleimhaut der Lunge gibt es eine seltsame Verbindung. Wird die Magenschleimhaut mit Saponinen gereizt, produziert die Atemschleimhaut mehr Schleim und befördert ihn schneller nach draußen. Das Gänseblümchen kann uns damit bei Erkrankungen der Atemwege wie der Bronchitis hilfreich sein.

Seine Saponine beeinflussen aber auch unseren Fettstoffwechsel. Im Darm binden sie sich an Cholesterin. Gebundenes Cholesterin kann dann nicht mehr aufgenommen werden und wird ausgeschieden. Dieser Effekt kann unter anderem bei hohen Blutfettwerten, bei Übergewicht und – wie bei Tabernaemontanus zu lesen – bei Abnehmkuren wünschenswert sein.

> !
> Saponine binden Cholesterin im Darm und verhindern dessen Aufnahme.

Den Saponinen verdankt das Gänseblümchen einen Teil seiner Widerstandkraft. Die erlaubt ihm, nicht so viele Ansprüche an den Wuchsort stellen zu müssen. Darüber weiß Jürgen Feder mehr zu sagen.

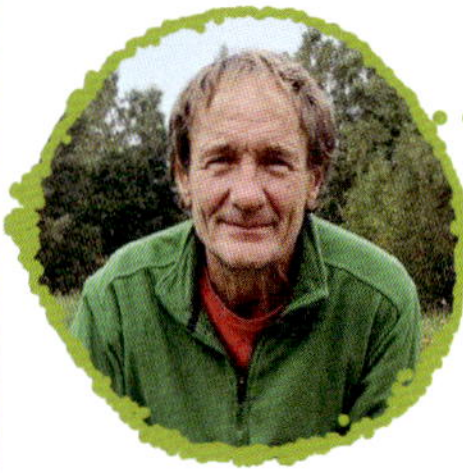

Mit Jürgen Feder auf Kräuter-Safari

„Das Gänseblümchen, lateinisch „Bellis perennis“, meint eben auch „die Schöne“ (Bellis) ... Eigentlich ist damit schon alles gesagt! Na ja, mir fällt zum Gänseblümchen noch mehr ein, zum Beispiel, dass dieser Dauerblüher es so dermaßen zu blühen versteht, dass er von Januar bis Dezember durchmachen kann, sofern es über null Grad warm ist. Wer diese Pflanze nicht kennt, ist wirklich kein Botanik-Talent und sollte sich andere Hobbys suchen. Denn lange suchen muss man nach Gänseblümchen nie. Gerade in nur wenig bis ungedüngten und gerne auch moosreichen Rasenflächen der Garten- und Häuslebesitzer hat dieses höchstens 15 Zentimeter hohe Geschöpf mit den oft rötlichen Strahlenblüten ein sicheres Zuhause gefunden. Selbst in Berlin, unweit des Brandenburger Tors, am Pariser Platz, da wächst es. Und in Paris kommt das Gänseblümchen auch vor. Nur im weniger gleichmäßig mit Regen gesegneten Mittelmeerraum nicht, da wachsen drei Verwandte von ihm. Denn das braucht dieses allbekannte Gänseblümchen: Es liebt über das ganze Jahr verteilte Niederschläge. Ob nun in der Sonne oder im Schatten, auf Lehm-, Moor- oder Sandböden. Ob auch mal überflutet oder auch nicht, gedüngt bis wenig nährstoffversorgt, von Füßen getreten oder 30 Mal im Jahr abgemäht ... das alles ist dieser Pflanze völlig egal. Und das nenne ich mal Leistung, eine Höchstleistung, um genau zu sein! Was leisten wir Menschen dagegen? Eigentlich nichts. Oft nur Unfug, wenig Dauerhaftes, Widersprüchliches, häufig nur Zerstörerisches. Diese weißen Kulleraugen am Stiel, mit ihren gelben Pupillen, den Röhrenblüten, sitzen einfach nur so niedlich da im Gras, am Hang, am Weg und erfreuen jeden Betrachter. Daher ist es mir eigentlich auch immer viel zu schade, seine spatelförmigen und behaarten Blätter und die bis zu zwei Zentimeter breiten Blüten zu essen. Unversehrt und einfach so gefallen sie mir am allerbesten.“

Ein Ersatz für die Ringelblume

Sicher kennen Sie Ringelblumensalbe. Sie wird bei Verletzungen und Entzündungen der Haut verwendet. Ganz ähnlich wie die Ringelblumensalbe wirkt eine Salbe aus Gänseblümchen. Gänseblümchen und die Ringelblume (Calendula officinalis) sind miteinander verwandt, wirken ganz ähnlich und verdanken ihre Heilwirkungen beide ihrem Saponingehalt. Eine Gänseblümchensalbe können Sie selbst und ohne viel Aufwand herstellen. Die Salbe kann bei kleineren Verletzungen und Abschürfungen der Haut angewandt werden. Auch bei Beschwerden, die durch körperliche Fehl- oder Überbelastung entstehen, ist die Salbe eine Option. So zählen auch Muskelkater und Verrenkungen zu den Einsatzmöglichkeiten.

Heilsalbe aus Gänseblümchen – einfach selbst gemacht

Das benötigen Sie:

- 100 ml Öl (es eignen sich Oliven-, Mandel- oder Sesamöl)
- 20 Gramm getrocknete und kleingeschnittene Gänseblümchenblüten
- 5 Gramm Bienenwachs
- 10 Gramm Lanolin
- 1 Tropfen Vitamin E
- 15 Tropfen ätherisches Lavendelöl
- Salbentiegel aus Braunglas

So gelingt die Salbe:

Die Gänseblümchenblüten zusammen mit dem Öl für zwei Stunden im Wasserbad auf geringer Hitze erwärmen. Das Öl sollte dabei nicht zu heiß werden, 60 Grad sind optimal. Nach zwei Stunden geben Sie Bienenwachs und Lanolin hinzu und rühren um – alles bei geringer Hitze im Wasserbad. Sobald das Wachs geschmolzen ist, nehmen Sie die Masse aus dem Wasserbad und lassen sie auf Handwärme abkühlen. Dann kommen Vitamin E und das ätherische Lavendelöl hinzu und die Salbe kann in die Salbentiegel abgefüllt werden. ▶▶

Die Salbentiegel sollten Sie vor dem Verwenden kurz in kochendem Wasser baden.

Vitamin E und Lavendelöl sorgen dafür, dass die Salbe kühl gelagert bis zu sechs Monate hält. Lavendelöl ergänzt auch die Wirkung des Gänseblümchens. Lavendelöl ist hautfreundlich und wirkt entzündungshemmend und schmerzstillend.

Frische Gänseblümchen eignen sich nicht besonders zur Herstellung der Salbe. Ihr Wassergehalt verringert die Haltbarkeit der Salbe und der Ölauszug gelingt nicht optimal.

Zusammenfassung

Ohne Gänseblümchen sähen unsere Rasenteppiche ganz schön trostlos aus. Die kleinen heiteren Blütensterne vervollständigen unsere Hausapotheke mit ihren verschiedenen Wirkungen.

So wirkt das Gänseblümchen

WIRKORT	WIRKUNG
Haut und Schleimhaut	Wundheilend, auswurffördernd, entzündungshemmend, schleimlösend
Verdauung	Bindet Cholesterin
Stoffwechsel	Cholesterinsenkend

Das Gänseblümchen empfehlen wir bei folgenden Erkrankungen und Beschwerden:

Asthma, Blutfettwerte (erhöhte), Bronchitis, Fasten, Fettleibigkeit, Frühjahrsmüdigkeit, Husten, Erkältungen (grippaler Infekt), Mittelohrentzündung, Muskelkater, Muskelschmerzen, Nasennebenhöhlenentzündung, Ohrenschmerzen, offenes Bein, Wechseljahresbeschwerden, Wunden und Verletzungen, Wundliegegeschwür

Kapuzinerkresse und Meerrettich – *das* pflanzliche Antibiotikum

Alle unsere Heilpflanzen verfügen über Wirkstoffe gegen Bakterien und Viren. Bei der Behandlung von Infektionen ist deren Wirkung jedoch nicht immer ausreichend. Dann empfehlen wir, sie mit einem Präparat voller antibakterieller Senföle zu unterstützen.

Warum herkömmliche Antibiotika an ihre Grenzen kommen

Bakterien sind erfolgreiche Lebewesen. Sie haben diesen Planeten lange vor uns besiedelt und sich an fast alle Lebensräume angepasst. Sie waren schon hier, als der Planet Erde noch ein sehr ungemütlicher Ort war. Sie passen sich erfolgreich an extreme Bedingungen an. Selbst unsere aggressive Magensäure ist für manches Bakterium noch ein willkommener Lebensraum. Jedes Lebewesen auf diesem Planeten muss sich mit ihnen arrangieren. In vielen Fällen geschieht dies mit gegenseitigem Nutzen unter der Bildung von Symbiosen. Mit unserer aus Bakterien bestehenden Darmflora leben wir in einer Partnerschaft, die essenziell für unsere Gesundheit ist. Eine geschädigte Darmflora kann sogar die Wirkung unserer Heilpflanzen stören. Mit manchen Bakterien sind solche Symbiosen unmöglich, zu ihnen zählen viele Krankheitserreger. Deren Anpassungsfähigkeit und Widerstandskräfte machen sie zu einer gefürchteten Bedrohung für unsere Gesundheit.

> !
> Viele Bakterienstämme im Darm sind für unsere Gesundheit essenziell.

Zum Wohle unserer Gesundheit brauchen wir einen weisen Umgang mit den kleinen Einzellern. Wir müssen die für uns nützlichen Bakterien schützen und die gefährlichen unschädlich machen. Herkömmliche Antibiotika kommen hierbei immer öfter an ihre Grenzen. Sie schädigen unsere Darmflora und sind den Überlebensstrategien der Bakterien immer weniger gewachsen. Es gibt viele Bakterien, die gegen die meisten herkömmlichen Antibiotika bereits immun sind. Experten gehen davon aus, dass dies ein großes Problem in der Zukunft sein wird. Selbst harmlose Infektionen können bedrohlich werden, wenn kein Antibiotikum mehr anschlägt.

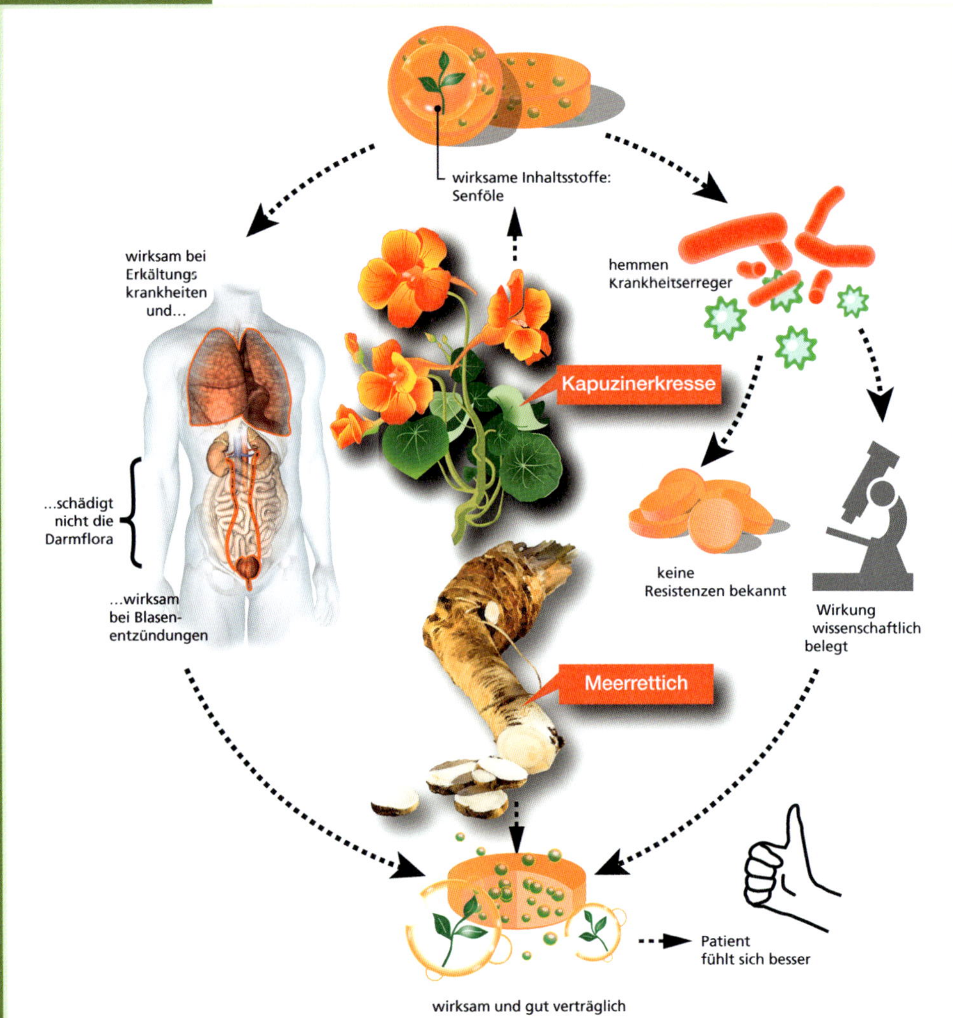

Die Wirkweise von Senfölen.

Was also tun? Wir sind nicht die einzigen, die sich mit den Bakterien herumschlagen müssen. Die Pflanzen wehren sich seit vielen Millionen von Jahren effektiv gegen gefräßige Einzeller. Ihre Wirkstoffe sind eine wichtige Lösung in der aktuellen Antibiotikakrise.

Die Vorteile der Senföle

Wird eine Pflanze verletzt, setzt sie antibakterielle Wirkstoffe frei. So verhindert sie, dass Bakterien über die Wunde in den Organismus gelangen. Die sogenannten Senföle sind eine besonders starke pflanzliche Waffe gegen Keime. Sie beeinträchtigen deren Stoffwechsel, und das führt zum Absterben der Bakterien oder hemmt ihre Aktivität und ihr Wachstum. Zudem stören die Senföle wichtige bakterielle Verteidigungsstrategien. Zu diesen zählt die Errichtung eines Schutzwalls rund um die Bakterienkolonie, der sogenannte Biofilm. Die Schleimschicht des Biofilms schützt Bakterien auch vor antibakteriellen Medikamenten. Für die Errichtung eines gemeinschaftlichen Biofilms bedarf es der Kommunikation zwischen den einzelnen Bakterien über sogenannte Quorum-Sensing-Signale. Senföle stören diesen Kommunikationsweg und damit die Bildung der schleimigen Schutzschicht.

> **!** Senföle hemmen die Bildung von bakteriellen Biofilmen.

Senföle haben noch fünf weitere entscheidende Vorteile gegenüber herkömmlichen Antibiotika:

1. Gegen ihren Wirkmechanismus gelingt es Bakterien nicht, Resistenzen zu entwickeln. Senföle wirken auch zuverlässig gegen multiresistene Keime.
2. Senföle schonen unsere Darmflora. Sie werden schon in den oberen Darmabschnitten aufgenommen. So kommen sie mit unserer Darmflora im Dickdarm nicht in Berührung.
3. Senföle wirken auch gegen Viren. Sie können bei viralen Infektionen der Atemwege hilfreich sein, bei denen herkömmliche Antibiotika nutzlos sind.

> **!** Senföle wirken nicht nur gegen Bakterien, sondern auch gegen Viren.

4. Senföle wirken zusätzlich entzündungshemmend. Bei einer Infektion mit Viren und Bakterien entzündet sich die befallene Körperstelle. Die Entzündung ist für die typischen Beschwerden verantwortlich, die mit einer Infektion einhergehen.
5. Sie wirken gezielt an den Schleimhäuten des Atemtraktes und der Harnwege. Unser Körper scheidet Senföle über die Niere und die Atemwege aus. Sie reichern sich im Urin und in der Schleimhaut der Atemwege an. Bei Infektionen der Atem- und Harnwege entfalten sie damit genau dort ihre Wirkung, wo sie gebraucht werden.

Die Kombination von Meerrettich und Kapuzinerkresse

Besonders reich an Senfölen sind die Heilpflanzen Meerrettich und Kapuzinerkresse. Besonders der bei uns heimische Meerrettich wird traditionell schon lange bei Infekten eingesetzt. Beide Heilpflanzen finden sich im Präparat *Angocin Anti-Infekt N*, das wir als Ergänzung für die Hausapotheke empfehlen. Das Phytotherapeutikum überzeugte in verschiedenen Studien bei Patienten mit unterschiedlichen Infektionen der Atem- und Harnwege. Auch in der Praxis zeigt sich die Kombination der beiden Heilpflanzen wirksam. Bei wiederkehrenden Blasenentzündungen wird der Einsatz der Pflanzenkombination in einer entsprechenden Leitlinie mittlerweile auch Ärzten empfohlen. Ihr Einsatz bei Infektionen der Atem- und Harnwege kann dazu beitragen, dass herkömmliche Antibiotika eingespart werden und so ihre Wirksamkeit erhalten.

!

Angocin kann den Einsatz von herkömmlichen Antibiotika senken.

Wir empfehlen die Kombination aus Kapuzinerkresse und Meerrettich bei den folgenden Heilanzeigen:

Blasenentzündung, Bronchitis, grippaler Infekt, Grippe, Mandelentzündung, Nasennebenhöhlenentzündung, Rachenentzündung

Eleu-Wurzel: Natürliche Hilfe bei Erschöpfungszuständen wie Müdigkeit und Schwäche

Unser modernes Leben fordert uns und bringt uns an die Grenzen unserer Belastbarkeit. Immer mehr Menschen klagen über anhaltenden Stress und Erschöpfung. Selbst in der Schule fühlen sich Kinder und Jugendliche überfordert. Wir haben mit dem Hopfen eine Heilpflanze gegen Stress und stressbedingte Beschwerden in unserer Hausapotheke. Hopfen wirkt über seine entspannenden Eigenschaften. Uns fehlt noch eine Pflanze, die uns belastbarer macht. Viele pflanzliche Aufputschmittel sorgen dafür, dass wir bei Belastung zwar leistungsbereit sind, uns dabei aber verausgaben. Bei wiederholter Anwendung erschöpfen sie uns und erhöhen das Risiko, an chronischem Stress zu erkranken.

Was also tun? Die ideale Ergänzung für unsere Hausapotheke finden wir dieses Mal nicht in unseren Siedlungen, sondern in den nördlichen Waldgegenden Asiens – zum Beispiel im russischen Sibirien.

!

Viele pflanzliche Aufputschmittel können bei langfristiger Anwendung negative Auswirkungen haben.

Russische Wissenschaftler entdecken ein pflanzliches Adaptogen

Manche Menschen müssen ihre beste Leistung unter hohen Stressbedingungen abrufen. Dazu zählen zum Beispiel Spitzensportler, Kosmonauten oder Soldaten. Deren Leistungsfähigkeit lässt sich durch entsprechendes Training steigern. Um noch mehr Kräfte mobilisieren zu können, ist gerade im Spitzensport das Doping ein weit verbreitetes Problem. Die dabei verwendeten Substanzen gefährden oft die Gesundheit der Athleten.

Russische Wissenschaftler untersuchten in den 60er- und 70er-Jahren des letzten Jahrhunderts eine bei uns wenig bekannte Heilpflanze, den Sibirischen Ginseng (Eleutherococcus senti-

!

Adaptogene erhöhen die Leistungsfähigkeit bei Stress und ermöglichen eine schnellere Erholung.

cosus). Dieser war in der Volksheilkunde Russlands schon lange als Kräftigungsmittel bekannt. Bei den Studien zeigte sich seine erstaunliche Eigenschaft. Die Heilpflanze erhöhte nicht nur die Leistungsfähigkeit, sondern beschleunigte auch die Regeneration. Studienteilnehmer waren resistenter gegenüber Stress und erholten sich deutlich schneller von Belastungen. Diese zweifache Wirkung unterscheidet sich deutlich von reinen Aufputschmitteln. Naturheilmittel, die diese beiden Eigenschaften vereinen, werden heute Adaptogene genannt. Auch der Sibirische Ginseng zählt zu den Adaptogenen.

Die Wirkung auf die Energiegewinnung und die Stresshormone

Der Sibirische Ginseng ist bei uns auch unter dem Namen borstige Taigawurzel bekannt. Er ist verwandt mit dem bekannteren asiatischen Ginseng (Panax ginseng). Der Sibirische Ginseng ist ein wenig verzweigter Strauch mit wehrhaften Stacheln. Heilpflanzen, die sich zu verteidigen wissen, stärken oft unsere eigenen Abwehrkräfte. Das haben wir bereits bei der Brennnessel gesehen.

Vom Sibirischen Ginseng wird die Wurzel verwendet. Sie stimuliert unser Abwehrsystem und stärkt die Energiegewinnung in unseren Zellen. Ihre Wirkstoffe fördern die Versorgung der Zellen mit Traubenzucker während stressiger Zeiten. Gleichzeitig regulieren sie die Menge der Stresshormone. Botenstoffe wie Adrenalin oder Kortisol bereiten den Körper in Stresssituationen auf den Ernstfall vor. Sie mobilisieren verfügbare Energien und steigern unter anderem die Herzfrequenz. Bei anhaltendem Stress wird ihre Wirkung zur Belastung. Erschöpfung, Burnout-Syndrom, Übergewicht, Herz-Kreislauf-Erkrankungen und Rückenschmerzen sind die möglichen Folgen. Untersuchungen zeigen, dass der Sibirische Ginseng den Blutspiegel der Stresshormone senkt. Wir sind dann während Belastungen zwar immer noch leistungsbereit, verausgaben uns aber weniger.

!

Stresshormone versetzen den Körper in Alarmbereitschaft.

Krankheitsursache Stress

Stress ist heute sehr weit verbreitet. Zwei Drittel der Besuche bei Ärzten sollen aufgrund der schädlichen Auswirkungen von Stress erfolgen. Der Forscher Bruce Lipton geht sogar davon aus, dass 95 Prozent der Erkrankung entscheidend durch die negativen Folgen von Stress geprägt sind. Stress aktiviert unter anderem Entzündungsvorgänge. Diese spielen bei vielen chronischen Erkrankungen eine Rolle. Mediziner widmen dem Thema in der Praxis meist nicht die nötige Aufmerksamkeit – umso mehr sollten wir den Stress berücksichtigen.

Mit Eleu-Curarina den Sibirischen Ginseng effektiv anwenden

Eine gute Möglichkeit, den Sibirischen Ginseng einzunehmen, bietet das Präparat *Eleu-Curarina*. Es handelt sich hierbei um Tropfen, die mithilfe eines alkoholischen Extraktes aus der Wurzel gewonnen werden. Weitere chemische Zusatzstoffe sind nicht verarbeitet. Die Tropfen wirken schnell und lassen sich gut dosieren. So können Sie gegebenenfalls selbst die Dosierung anpassen.

Wir empfehlen den Sibirischen Ginseng bei den folgenden Beschwerden und Erkrankungen:

Ängste, Ärger, Bauchschmerzen, Burnout, Depressive Verstimmung (Stimmungstief), Erschöpfung und Müdigkeit, grippaler Infekt, Heißhunger, Reizmagen, Krebs (Nebenwirkungen behandeln), Lampenfieber, Konzentrationsstörungen, Schlafstörungen, Stress, Unruhe und Nervosität/vegetative Dystonie, Wechseljahresbeschwerden

Stressbedingte Erschöpfung, Müdigkeit und Schwäche kann auch bei weiteren Erkrankungen eine entscheidende Rolle spielen. Wenn das auch bei Ihnen der Fall sein sollte, ist der Einsatz von *Eleu-Curarina* einen Versuch wert.

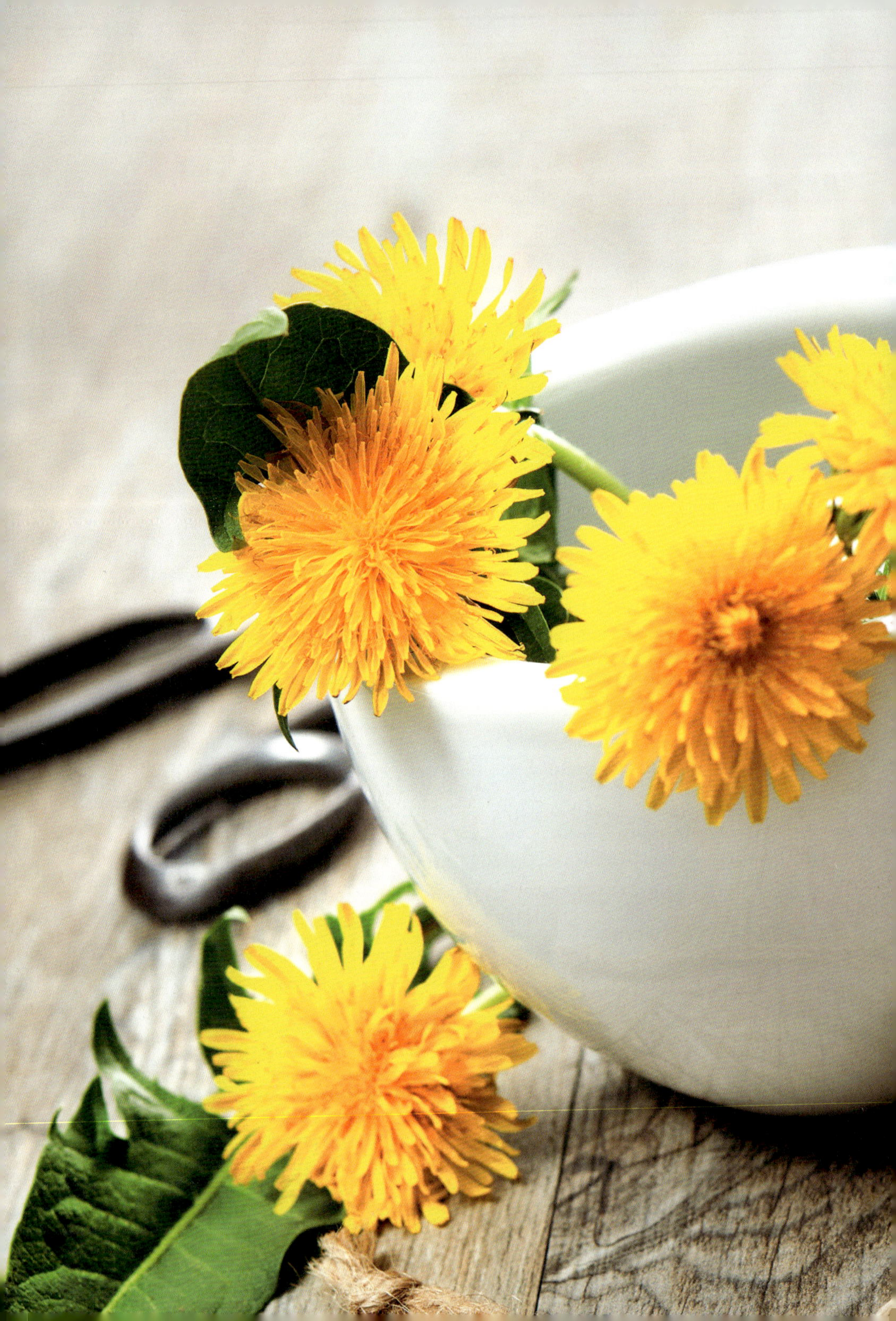

DIE GRÜNE HAUS-APOTHEKE MIT ZEHN HEILPFLANZEN

Zehn Heilpflanzen vor Ihrer Haustüre kennen Sie nun recht gut. Diese trotzen nicht nur den erschwerten Wuchsbedingungen in unseren Siedlungen. Als Heilpflanzen sind sie auch den modernen Leiden unserer Wohlstandsgesellschaft wie chronischem Stress, Ängsten und Überernährung gewachsen. Im folgenden Teil erklären wir Ihnen, wie Sie die Apotheke aus Heilpflanzen anwenden. Sie brauchen dafür nicht viel, außer ein paar getrocknete Kräuter und etwas heißes Wasser. Und nebenbei erfahren Sie, wie Sie laut Statistik sieben Jahre länger leben können. Oder vielleicht sogar zehn.

Die Hausapotheke zusammenstellen

!

Empfehlenswerte Bezugsadressen finden Sie im Anhang.

Heilpflanzen sollten Sie in Bio- oder Apothekenqualität kaufen.

Heilpflanzen besorgen und aufbewahren

Wir verwenden Heilpflanzen, um zu gesunden. Doch Heilpflanzen sollen zunächst vor allem eines: Sie sollen uns nicht schaden. Dafür ist es wichtig, dass wir sie in entsprechender Qualität kaufen. Wir empfehlen Heilpflanzen entweder in Apothekenqualität oder in zertifizierter Bio-Qualität. Dann ist sichergestellt, dass sie keine schädlichen Substanzen enthalten. Im Anhang finden Sie ein paar Bezugsadressen.

Für die Zusammenstellung der von uns empfohlenen Hausapotheke besorgen Sie sich die folgenden zehn Heilkräuter.

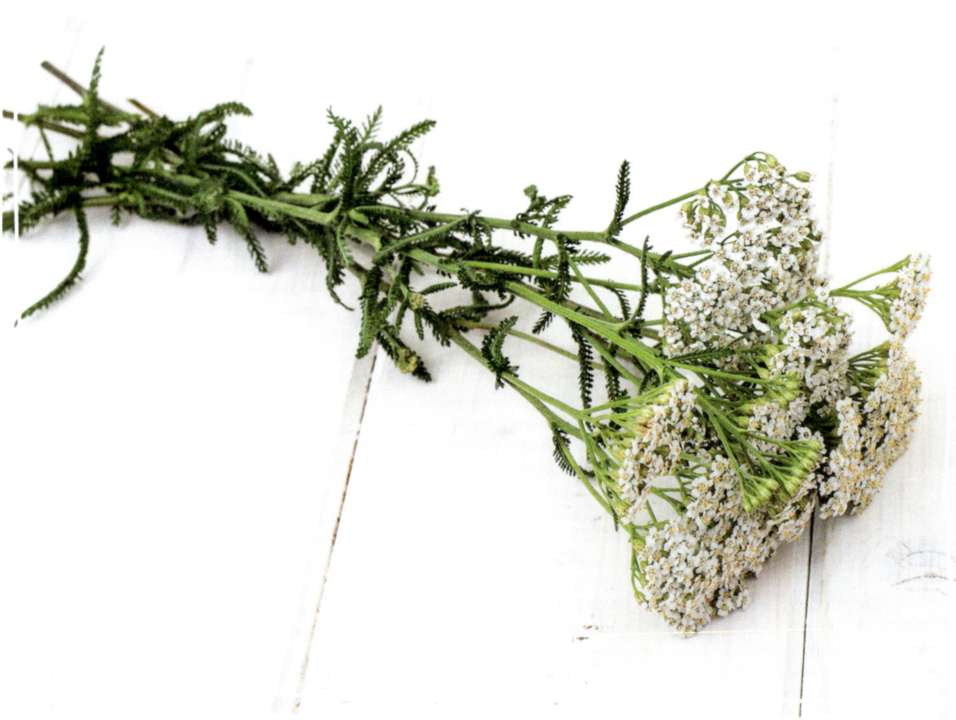

Mit der Liste können Sie die Heilpflanzen für die Hausapotheke kaufen

HEILPFLANZE	WAS SIE DAVON BENÖTIGEN	AUF APOTHEKERLATEIN HEISST DAS
Gemeine Schafgarbe	Kraut	Herba Millefolii
Echter Hopfen	Zapfen	Strobuli Humuli Lupuli
Spitzwegerich	Kraut (alternativ gehen auch die Blätter)	Herba Plantaginis lanceolatae (alternativ: Folia Plantaginis lanceolatae)
Breitwegerich	Kraut (alternativ: Blätter)	Herba Plantaginis majoris (alternativ: Folia Plantaginis majoris)
Weide (verschiedene Arten)	Rinde	Cortex Salicis
Schwarzer Holunder	Blüten	Flores Sambuci
Gewöhnlicher Löwenzahn	Kraut und Wurzel (schon gemischt erhältlich)	Herba cum Radice Taraxaci
Große Brennnessel	Blätter (alternativ: Kraut)	Folia Urticae (alternativ: Herba Urticae)
Echte Nelkenwurz	Wurzel	Rhizoma Caryophyllatae (synonym: Radix Gei urbani)
Mehrjähriges Gänseblümchen	Blüten (alternativ: Kraut)	Flores Bellidis (alternativ: Herba Bellidis)

!

Heilpflanzen von guter Qualität sind auch zwei Jahre nach dem Kaufdatum noch wirksam.

Unserer Erfahrung nach ist es sinnvoll, jeweils 50 Gramm (bei größeren Familien: 100 Gramm) zuhause vorrätig zu haben. Teekräuter werden bei Zimmertemperatur trocken und lichtgeschützt gelagert. Apotheken geben ihren Heilkräutern ab Verkaufsdatum meist eine Haltbarkeit von einem Jahr. Sie sind bei korrekter Lagerung aber auch zwei Jahre nach dem Kaufdatum noch wirksam. Danach sollten sie durch neue ersetzt werden.

Präparate, Holunderbeerensaft, Flohsamen

Unsere Hausapotheke ergänzen Holunderbeerensaft und die Präparate *Angocin Anti-Infekt N* und *Eleu-Curarina*. Es macht Sinn, den Saft und die zwei Präparate ebenfalls zuhause vorrätig zu haben. *Angocin* und *Eleu-Curarina* bekommen Sie in Apotheken. Holunderbeerensaft in Reformhäusern, Teeläden oder Apotheken. Es sollte sich ausschließlich um 100 Prozent zusatzfreien Direktsaft handeln, wie etwa bei den Produkten der Firmen Alnavit oder Rabenhorst. Holunderbeerensaft hat einen sehr eigenen Geschmack. Sie können ihn vor der Anwendung mit Wasser verdünnen und mit etwas Zitronensaft abschmecken.

!

Hinweise zu Gegenzeigen und möglichen Wechselwirkungen von Flohsamen finden Sie im Anhang.

Bei einzelnen Heilanzeigen empfehlen wir Flohsamen. Flohsamen sind die Samen verschiedener Wegericharten, jedoch nicht vom Breit- oder Spitzwegerich. Flohsamen besorgen Sie sich bei Bedarf aus der Apotheke oder aus Teeläden.

Wenn Sie Flohsamen länger als acht Wochen lange einnehmen wollen, sollten Sie dies mit Ihrem Arzt besprechen.

Heilpflanzen selbst sammeln

Wir können einzelne Heilpflanzen auch selbst sammeln. Das ist ein sehr schönes Erlebnis und verbindet uns mit der Natur und ihren Heilkräften. Beim Sammeln sollten Sie die folgenden Hinweise beachten:

- **Verwechslungen vermeiden.** Wer Heilpflanzen selbst sammeln will, der sollte sie sicher bestimmen können. So werden Verwechslungen vermieden. Pflanzenführungen sind eine gute Gelegenheit, Sicherheit bei der Pflanzenbestimmung zu lernen. Daneben sind Bestimmungsbücher ein Muss. Im Anhang finden Sie ein paar Empfehlungen – für Pflanzenführungen, Bestimmungsbücher und eine entsprechende App für Ihr Smartphone.

Die Heilpflanzen, die wir Ihnen empfehlen, wachsen direkt in Ihrer Nachbarschaft. Sie können sie während alltäglicher Erledigungen beobachten. Schon beim Gang zur Garage oder beim Entleeren des Mülleimers können Sie sich fragen: Was wächst denn da? Wenn Sie eine Pflanze nicht gleich erkennen, macht das nichts. Warten Sie einfach darauf, bis sie blüht. Dann lassen sich Pflanzen leicht mit entsprechendem Buch oder einer App bestimmen.

!

Sobald eine Pflanze blüht, ist sie leicht bestimmbar.

- **Verunreinigungen vermeiden.** Heilpflanzen sollten frei von schädlichen Chemikalien oder Schwermetallen sein. Lassen Sie lieber die Finger davon, wenn der Boden oder die Umgebung der Pflanze entsprechend belastet scheint. Bei stark befahrenen Straßen und Gleisen sollten wir erst ab einem Abstand von 50 Metern sammeln.

  Manche Pflanzen wie die Schafgarbe reichern Schwermetalle an, wenn der Boden oder die Luft entsprechend belastet sind. Einzelne Schwermetalle aus der Schafgarbe sind unserer Gesundheit dienlich – so zum Beispiel Eisen, Kupfer, Kobalt und Zink. Eisen und Kupfer benötigen wir für die Blutbildung, aus Kobalt bilden unsere Darmbakterien das für uns lebensnotwendige Vitamin B12. Zink unterstützt unter anderem unsere Abwehrleistung. Die Schafgarbe sammelt aber – bei belasteten Böden – auch Blei und Nickel, die uns schaden können.
- **Nur einwandfreie Pflanzen sammeln.** Zeigen sich Krankheiten wie Schimmel, übermäßiger Insektenfraß oder andere Pflanzenkrankheiten, sollten die Pflanzen nicht gesammelt werden.

- **Verantwortungsbewusst handeln.** In vielen Kulturen begegnen Sammler Heilpflanzen mit Respekt. Auch wir können beim Sammeln darauf achten, die Heilpflanze und deren Bestand nicht unnötig zu schädigen. So reicht es, wenn wir nur den Bedarf für ein Jahr sammeln. Unnötige Verletzungen an der Pflanze vermeiden wir, wenn wir Pflanzenteile sauber mit Messer oder Schere abschneiden. In Naturschutzgebieten ist das Sammeln verboten.
  Goethe hat uns geraten, dass wir uns bei den Pflanzen auch bedanken. Wie wir das machen können? Manch einer engagiert sich für den Naturschutz oder hilft den Pflanzen, ihre Samen zu verbreiten. Vielleicht fällt Ihnen ja auch etwas ein?
- **Die richtige Ausrüstung.** Messer oder Schere und ein Bestimmungsbuch gehören zur Grundausrüstung. Für den Transport der gesammelten Pflanzen eignen sich offene Körbe oder Tragetaschen aus Stoff.

!

In Naturschutzgebieten darf nicht gesammelt werden.

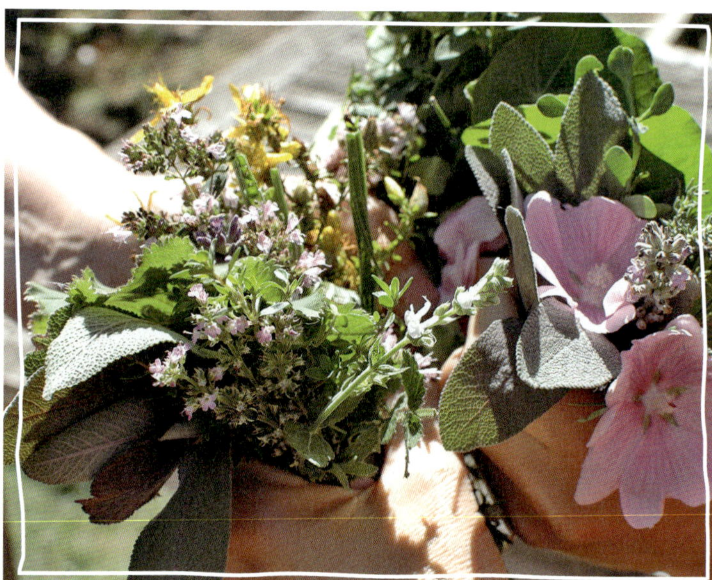

Beim Sammeln von Heilpflanzen lernen wir sie besser kennen. Wir lernen, wo sie wachsen, wie sie riechen und wie sie sich anfühlen.

- **Der richtige Sammelzeitpunkt.** Heilpflanzen werden bei trockenem Wetter gesammelt, idealerweise zu Beginn des Tages nach dem Verdunsten des Taus.
  Alle oberirdischen Anteile der Pflanze werden grundsätzlich während der Blütezeit gesammelt. Das Ausgraben der unterirdischen Anteile erfolgt in der Regel im Sommer oder Herbst. Einen genaueren Überblick über die günstigen Sammelzeiten gibt die folgende Tabelle.

!

Der beste Sammelzeitpunkt: morgens bei trockenem Wetter nach Verdunsten des Taus.

Übersicht über günstige Sammelzeiten

PFLANZE	WAS SAMMELN?	WANN AM BESTEN SAMMELN?
Schafgarbe (Achillea millefolium)	Blühendes Kraut	Juli bis August
Hopfen (Humulus lupulus)	Weibliche Blütenstände	September
Spitzwegerich (Plantago lanceolata)	Kraut oder Blätter	Mai bis September
Breitwegerich (Plantago major)	Kraut oder Blätter	Juni bis Oktober
Verschiedene Weidearten (Salix alba, Salix purpurea, Salix daphnoides)	Rinde von jungen Trieben	März bis April
Holunder (Sambucus nigra)	Blüten und Beeren	Blüten: Juni, Beeren: August bis September
Löwenzahn (Taracaxum officinale)	Blätter und Wurzeln	Blätter: März bis Mai, Wurzel: September bis Oktober
Brennnessel (Urtica dioica)	Blätter	Blätter: Mai bis Juli, Wurzeln: März bis November
Nelkenwurz (Geum urbanum)	Wurzeln	Mai bis September
Gänseblümchen (Bellis perennis)	Blüten	April bis September

!

Für das Trocknen eignet sich eine trockene, luftige und schattige Stelle in Ihrer Wohnung.

So trocknen Sie selbstgesammelte Heilpflanzen

Mit Ausnahme der Wurzeln brauchen Sie Ihre gesammelten Kräuter vor dem Trocknen nicht zu waschen. Legen Sie Ihre Kräuter in einem trockenen Raum an einer schattigen und staubfreien Stelle aus. Ein Tuch aus Naturstoff eignet sich als Unterlage. Rinde, Wurzeln und die wasserhaltigen Blätter der Wegeriche und des Löwenzahns sollten vor dem Trocknen in kleine Stücke geschnitten werden. Alle anderen Pflanzenteile zerkleinern Sie nach dem Trocknen. Die Schafgarbe lässt sich als luftig gebundener Strauß aufgehängt trocknen. In der Regel sind Teekräuter – je nach Wassergehalt – nach zehn Tagen trocken. Dann werden sie wie gekaufte Teekräuter aufbewahrt (s. o.). Durch das Trocknen werden die Pflanzen konserviert und sind zwei Jahre lang wirksam.

Was braucht eine Hausapotheke noch?

Mit den zehn Heilpflanzen, dem Holunderbeerensaft und den zwei Präparaten sind Sie gegen die häufigsten Erkrankungen und Beschwerden gerüstet. Eine gute Hausapotheke sollte zusätzlich noch die folgenden Dinge enthalten.

- **Verbandmaterial:** Neben Heftpflastern sollte Ihre Hausapotheke auch Mullbinden und sterile Kompressen beinhalten. Zum Fixieren eines Verbands werden Verbandklammern oder Sicherheitsnadeln benötigt.
- **Einmalhandschuhe** für die Versorgung von offenen Wunden
- **Wund- und Heilsalbe:** Wir finden Salben und Cremes mit Ringelblume (Calendula officinalis) empfehlenswert. Im Porträt des Gänseblümchens zeigen wir Ihnen, wie Sie alternativ eine entsprechende Salbe aus Gänseblümchen selbst herstellen können.
- **Sonnenschutzmittel**
- **Wund-Desinfektionsmittel**
- **Fieberthermometer**
- **Zeckenkarte oder -zange**

Tees richtig zubereiten und dosieren

Die Teetherapie schont Ihren Geldbeutel

Woran denken Sie, wenn Sie an Tee denken? An eine japanische Teezeremonie oder an den großmütterlichen Kamillentee? Viele Menschen finden Teetrinken etwas altbacken. Sie würden Heilpflanzen lieber in Kapselform oder als Tablette einnehmen. Dabei ist gerade die Teetherapie eine der effektivsten Methoden der Pflanzenheilkunde – und dazu noch die günstigste.

Eine Packung mit 100 Johanniskrauttabletten eines bekannten Herstellers kostet rund 60 Euro. Der Hauptwirkstoff des Johanniskrauts ist Hypericin. Der Gesamtgehalt an Hypericin liegt bei 100 Tabletten bei ungefähr 240 mg. Die gleiche Menge an Hypericin liefern 240 Gramm Johanniskraut. Diese kriegen Sie in der Apotheke schon ab 17 Euro, das sind weniger als die 60 Euro für die Tabletten. Zudem sind lose Teekräuter im Vergleich zu Tabletten und Kapseln frei von Zusatzstoffen.

Die Teetherapie ist deutlich günstiger als die Behandlung mit Tabletten oder ähnlichen Extrakten. Dies ist auch einleuchtend, denn schließlich verdient beim Handel mit Teekräutern kein Pharmaunternehmen mit. Aber wie sieht es mit ihrer Wirksamkeit aus? Ist die Teetherapie nicht etwas veraltet?

> !
> Die Teetherapie ist deutlich günstiger als vergleichbare Heilpflanzenanwendungen.

Das ideale Lösungsmittel für die Heilpflanzentherapie

Eine Heilpflanze wirkt, wenn ihre Inhaltsstoffe in unseren Körper gelangen. Dafür müssen sie zunächst aus dem Pflanzengewebe gelöst werden. Eines der besten Lösungsmittel kennen Sie sicher vom täglichen Abwasch: heißes Wasser. Je heißer das Wasser, desto besser lösen sich selbst fettige Rückstände vom Geschirr. Bei der Teetherapie machen wir uns die Eigenschaft von heißem Wasser als Lösungsmittel zunutze. Wir übergießen die getrockneten Heilpflanzen mit siedendem Wasser. Das Wasser dringt in die Zellen der Pflanzen ein und spült die darin enthaltenen Wirk-

!

Heißes Wasser löst wasser- und fettlösliche Bestandteile aus der Heilpflanze.

stoffe heraus. Eine hohe Temperatur ist dabei entscheidend. Viele Wirkstoffe sind fettlöslich und würden bei kaltem Wasser einfach im Pflanzengewebe bleiben.

Bei der Teetherapie sind damit die wesentlichen Voraussetzungen für die Behandlung mit Heilpflanzen erfüllt. Das heiße Wasser spült die Inhaltsstoffe aus dem Pflanzengewebe – auch jene, die sich schwer lösen. Wenn wir das heiße Wasser trinken, nehmen wir alle Pflanzeninhaltsstoffe auf. Dass wir für die Zubereitung von Tees getrocknete Pflanzen verwenden, steigert die Effizienz der Methode.

Die Aktivierung von Pflanzenwirkstoffen beim Trocknen

!

Bei trockenen Heilkräutern dringt das Teewasser in jede Zelle.

Die Heilpflanzen bei der Teetherapie müssen getrocknet sein und nicht frisch. Das ist sehr wichtig. Eine frische Pflanze ist voll mit Wasser; siedendes Wasser kann schlecht in sie eindringen und wenig aus ihr lösen. Zudem finden wir in getrockneten Pflanzen viele Wirkstoffe, die wir in frischen Pflanzen gar nicht finden. Wie kommt das? Das Leben in einer Pflanzenzelle erlischt nicht beim Ernten. Sie kennen das sicher von Tulpen, die in der Vase weiterleben und -wachsen. Bei Heilpflanzen ist das genauso. Während des Trocknens wird das Wasser im Pflanzengewebe jedoch knapp und die Zellwände werden brüchig. Das aktiviert die Schutzmechanismen der Zellen. Enzyme wandeln pflanzliche Schutzstoffe in die aktive Form um. Davon profitieren wir, denn diese Schutzstoffe machen einen großen Teil der Heilwirkung aus.

Tees herstellen und richtig anwenden

Alle in diesem Buch empfohlenen Tees werden, sofern nicht anders empfohlen, folgendermaßen zubereitet.

Wie dosiere ich den Tee? Sie nehmen einen Esslöffel des Teekrauts/der Teekräuter für eine Portion Tee.

Wie stelle ich den Tee her? Sie übergießen das Teekraut oder mehrere Teekräuter mit einem viertel Liter siedendem Wasser. Anschließend lassen Sie den Tee zugedeckt 15 Minuten lang ziehen. Für das Zudecken eignet sich eine Untertasse aus Porzellan. Das Zudecken ist sehr wichtig. Anderntalls entschwinden flüchtige Inhaltsstoffe wie die ätherischen Öle. Nach der Ziehzeit seihen Sie die Teekräuter mit einem Sieb ab. Alternativ können Sie die losen Teekräuter mit einem Tee-Ei oder Teefilter überbrühen.

Was ist mit Kindern? Die obige Dosierungsempfehlung ist für Erwachsene. Für Kleinkinder ab drei Jahren kann ein halber Teelöffel, für Kinder ab sechs Jahren ein Teelöffel der jeweils empfohlenen Kräuter verwendet werden. Nehmen Sie bei Kindern eher weniger vom Hopfen, dafür etwas mehr von den anderen Heilpflanzen.

Wie oft und wann trinken? Tees sollten bei chronischen Beschwerden zwei- bis dreimal täglich getrunken werden, bei akuten Beschwerden bis zu fünfmal am Tag. Die ideale Einnahmezeit ist vor den Hauptmahlzeiten. Dies fördert die Verdauungsleistung und die Aufnahme der Pflanzeninhaltsstoffe.

Manche Tees enthalten die harntreibenden Heilpflanzen Brennnessel oder Löwenzahn. Trinken Sie diese lieber am Nachmittag und nicht am Abend. Sonst müssen Sie womöglich nachts aus dem Bett.

Wie lange trinken? Die von uns empfohlenen Tees können über einen längeren Zeitraum getrunken werden. Bei einer längerfristigen Einnahme ist eine einwöchige Therapiepause nach sechs Wochen ratsam.

Darf ich den Tee süßen? Medizinische Tees sollten nicht gesüßt werden. Ein Teil ihrer Wirkung beruht auf ihrem Geschmack. Eine Ausnahme sind Tees für die Behandlung von Infektionen der oberen Atemwege. Diese können Sie mit Honig süßen.

Untersuchungen zeigen, dass Tees aus roten Tassen süßer schmecken. Vielleicht wollen Sie sich eine rote Teetasse besorgen?

Der Tee ist mir aber zu bitter! Gerade der bittere Geschmack ist sehr wichtig für die Wirkung von Heilpflanzen wie Hopfen, Schafgarbe oder Löwenzahn. Ist Ihnen der Tee mit der empfohlenen Dosierung zu bitter, dann nehmen Sie zunächst etwas weniger Teekräuter pro Portion. Mit der Zeit gewöhnen Sie sich an den bitteren Geschmack und können die Dosierung steigern.

Wie wende ich Flohsamen an? Sie überbrühen zweimal täglich zehn Gramm Flohsamen mit einem viertel Liter siedendem Wasser. Nach dem Abseihen trinken Sie den Tee kurz vor oder kurz nach einer Mahlzeit.

!

So lange der Tee zieht, sollte er zugedeckt werden.

Die von uns empfohlenen Praparate *Eleu-Curarina* und *Angocin* dosieren Sie bitte gemäß der Packungsbeilage. Achten Sie auch auf die dort aufgeführten Gegenanzeigen, Neben- und Wechselwirkungen.

Das Mischen von Teekräutern

Bei den praktischen Anwendungsbeispielen empfehlen wir neben Einzelkräutern auch viele Mischungen. Bei der Blasenentzündung raten wir zu einer Mischung aus Brennnesselblättern, Schafgarbenkraut, Breitwegerichkraut und den Blättern und Wurzeln vom Löwenzahn. Wenn Sie alle Bestandteile zur Hand haben, können Sie diese Mischung schnell selbst herstellen. Sie nehmen von jeder Heilpflanze einfach gleich viel – und zwar dem Volumen nach. Nehmen wir an, Sie wollen diese Mischung gleich auf Vorrat herstellen. Dann nehmen Sie ein kleines Schraubglas und füllen es je zu einem Viertel mit Brennnessel, Schafgarbe, Breitwegerich und Löwenzahn. Dann schütteln Sie das Schraubglas tüchtig, damit sich die Heilpflanzen gut vermengen. Am besten Sie beschriften das Glas noch. So vergessen Sie nicht, was Sie gemischt haben.

!

Sie nehmen von allen Teebestandteilen jeweils die gleich große Menge.

Wenn Sie nur für eine Teeportion die Kräuter mischen, dann bilden Sie auf einem Esslöffel gleich große Häufchen der Bestandteile. Mischen Sie zum Beispiel einen Tee aus Schafgarbenkraut und Hopfenzapfen, dann füllen Sie den Esslöffel je zur Hälfte mit den beiden Heilpflanzen.

So können Sie mit allen Teemischungen verfahren, die wir in diesem Buch empfehlen. Wenn von der einen Heilpflanze ein wenig mehr in den Tee gelangt als von der anderen, ist das kein Problem. Gänseblümchenblüten und die dann und wann empfohlenen Rotklee-Blüten rupfen Sie vor dem Mischen etwas klein.

Der Geschmack von Hopfen ist für manche gewöhnungsbedürftig. Dann empfiehlt es sich, zunächst etwas weniger als die empfohlene Menge zu nehmen. Die Gewöhnung an den Hopfengeschmack setzt aber bald ein. Bis dahin motivieren Sie sich mit dem Wissen, dass sein Geschmack wesentlich für seine entspannende und beruhigende Wirkung verantwortlich ist.

!

Tasten Sie sich bei der Dosierung des Hopfens langsam ran.

Zusammenfassung

Die Teetherapie ist eine Anwendungsart mit langer Tradition. Bereits seit der Antike – und vermutlich schon viel länger – übergießen Heilkundige Arzneipflanzen mit heißem Wasser. Dabei entsteht ein Getränk, das die Heilkraft der Pflanzen enthält, der Tee. Aus wissenschaftlicher und finanzieller Sicht ist diese Methode absolut empfehlenswert. Sie hat nur einen kleinen Nachteil. Unter Tee stellen sich viele ein heißes Wohlfühlgetränk mit Placeboeffekt vor – und nicht eine wissenschaftliche Heilmethode. Das gilt vor allem für skeptische Naturen. Sie kennen solche aus Ihrem Bekanntenkreis? Dann bieten Sie ihnen lieber keinen Tee an, wenn sie krank sind. Bieten Sie ihnen lieber ein Infus aus Arzneipflanzen an. „Das ist ein wissenschaftlich fundierter Heißwasserextrakt", können Sie ihnen erklären. Dann bereiten Sie das Infus zu, ganz so wie es die Wissenschaftler im Labor zubereiten: Sie übergießen die getrockneten Heilpflanzen mit siedendem Wasser – so wie oben beschrieben.

!

„Auf schlau" heißt ein Tee Infus – oder Heißwasserextrakt.

Tee trinken und abwarten

Gegen jede Beschwerde ist ein Kraut gewachsen – ein Spruch, den wir häufig lesen. Heilpflanzen sind wirksame Heilmittel. Manchmal scheinen sie aber nicht oder nur wenig zu helfen. Einzelne Hindernisse erschweren ihre Wirkung oder machen diese unmöglich. Wir zeigen Ihnen, wie Sie den wichtigsten Hindernissen begegnen.

Länger leben und gesund sein mit dem richtigen Lebensstil

Im Anwendungsteil empfehlen wir nicht nur Heilpflanzen. Wir führen auch auf, welcher Lebensstil Genesung oder Linderung fördert. Leider sind wir Menschen Gewohnheitsstiere. Studien zeigen, dass wir selbst mit schweren chronischen Erkrankungen lieber Medikamente einnehmen als unseren Lebensstil zu ändern. Dabei zeigt die Praxis, dass oft nur beides zusammen erfolgreich ist. Wer sich unsere jeweiligen Empfehlungen zu Herzen nimmt, steigert seine Chancen zu gesunden. Er beeinflusst auch seinen Stoffwechsel so, dass die Heilpflanzen besser wirken. Und er lebt womöglich länger – und länger gesünder.

Wann ist ein Lebensstil gesund? Schon drei Grundregeln zeigen einer Studie des Max-Planck-Instituts zufolge große Wirkung. Wer sie einhält, lebt nicht nur gesünder, sondern statistisch gesehen sieben Jahre länger. Diese Grundregeln sind: Nicht rauchen, kein Übergewicht und moderater Alkoholkonsum.

!

Drei Grundregeln erhöhen die Lebenserwartung laut Statistik schon um sieben Jahre.

Zusätzlich sind auch eine gesunde Ernährung und regelmäßige körperliche Bewegung sinnvoll. Dies zeigt eine 2018 veröffentlichte Studie der Harvard-Universität. Laut deren Autoren steigt unsere Lebenserwartung um durchschnittlich zehn Jahre, wenn wir die folgenden Regeln beachten.

Ein gesunder Lebensstil für ein längeres Leben

- Nicht rauchen
- Moderater Alkoholkonsum
- Normalgewicht halten
- Gesunde Ernährung mit einem hohen Obst- und Gemüseanteil und wenig Fleisch
- Täglich mindestens eine halbe Stunde Bewegung

Warum Heilpflanzen unterschiedlich schnell wirken

Der Hopfen ist gut für Gestresste. Zu ihrem Glück müssen die nicht lange warten, denn die entspannende Wirkung von Hopfenzapfen setzt schon nach zwei Minuten ein. Bis die Weidenrinde Schmerzen stillt, vergehen schon bis zu drei Stunden. Heilpflanzen wirken unterschiedlich schnell. Das liegt unter anderem daran, dass ihre Inhaltsstoffe unterschiedlich schnell aufgenommen werden. Viele müssen durch unsere Darmfreunde „vorgekaut" werden: Erst die in unserem Darm lebenden Darmbakterien machen aus dem Salizin der Weidenrinde die für uns wirkungsvolle Salizylsäure. Mit Salizin können wir nicht viel anfangen. Auch viele pflanzliche Farbstoffe verwandeln erst unsere Darmfreunde in heilkräftige Stoffe.

> !
>
> Die Darmflora ist an der Wirkung von Heilpflanzen beteiligt.

Andere Heilpflanzen entfalten ihre heilsame Wirkung erst nach mehreren Tagen regelmäßiger Einnahme. Dies gilt auch für die Behandlung des Hormonsystems mit Hopfen. Seine Inhaltsstoffe wirken innerhalb weniger Stunden auf den Hormonhaushalt. Sie führen zu einer kurzzeitigen Schwankung, die bald wieder verpufft. Erst wenn sich die durch den Hopfen bedingten täglichen Schwankungen summieren, reguliert sich das Hormonsystem nachhaltig.

Dieser Effekt ist mit einem körperlichen Training vergleichbar. Wenn Sie einmal in Ihrem Leben morgens 20 Kniebeugen machen, hält Sie das nicht fit. Machen Sie jeden Morgen 20, kräf-

!

Viele Heilpflanzen stimmen den Körper erst nach regelmäßiger Anwendung um.

tigt sich Ihr Körper. Der regelmäßige Reiz bringt das anhaltende Resultat. Ganz so verhält es sich bei vielen Heilpflanzen. Sie stimmen den Körper nach regelmäßiger Anwendung um. Wer mit Tee trinken gesund werden will, braucht also ein wenig Geduld.

Zusätzliches Leiden vermeiden

Nehmen wir an, wir pflanzen ein kleines Fliederbäumchen. Wie schön es sein wird, wenn es einmal blüht! Wir stellen uns vor, wie wir mit Freunden und Familie in seinem Schatten sitzen. Schmetterlinge tanzen in seinem Duft. Der Wind wiegt die violetten Blüten. Doch noch ist das Bäumchen klein und kümmerlich. Es braucht scine Zeit. Wir geben ihm einen guten Platz zum Wachsen, wir können es gießen. Wir können die idealen Bedingungen schaffen, die es braucht, um größer zu werden. Wir können nicht von ihm verlangen, dass es schneller wächst. Unsere Ungeduld lässt es nicht schneller wachsen und stresst uns.

Ähnlich verhält es sich mit unseren Selbstheilungskräften. Wenn wir Beschwerden haben, wollen wir diese weg haben, am besten sofort. Wir bekommen Angst, dass sie für immer bleiben werden. Wir können es kaum erwarten, beschwerdefrei zu sein. Wir verspüren den Drang, schnell irgendetwas zu machen. Dabei entsteht viel Stress. Die damit verbundene Anspannung intensiviert die Beschwerden. Wir leiden mehr.

!

Zusätzliches Leiden entsteht durch Stress, den wir uns selbst machen.

Dieses zusätzliche Leiden bleibt uns erspart, wenn wir einen weisen Umgang mit unseren Beschwerden finden. Wir müssen sie ernst nehmen. Wir lassen neu auftretende oder anhaltende Beschwerden von Ärzten untersuchen. Wir können uns zudem um unsere Gesundheit wie um ein Fliederbäumchen kümmern. Wir sorgen dafür, dass unsere Selbstheilungskräfte alles bekommen, was sie für unsere Genesung benötigen. Und wir räumen Hindernisse aus dem Weg.

Hindernisse bei der Teetherapie

Aus der Praxis kennen wir typische Hindernisse, die eine Therapie mit Heilpflanzen erschweren. Zu diesen zählt die bereits erwähnte Ungeduld. Am Ende dieses Kapitels zeigen wir Ihnen, wie Sie mit dieser umgehen können. Eine gestörte Darmflora ist das zweite Hindernis, sie kann Pflanzeninhaltsstoffe nicht ausreichend umwandeln. Das dritte Hindernis können wir am besten als „Reaktionsstarre" beschreiben. Sie finden wir vor allem bei Beschwerden, die chronisch geworden sind. Sie scheinen sich durch die Therapie nur wenig bis gar nicht zu bessern. Der Körper scheint nicht mehr in der Lage zu sein, sich selbst zu heilen. Auch die Therapie mit Heilpflanzen schlägt fehl. In solchen Fällen ist es hilfreich, den ganzen Organismus einmal wachzurütteln. Dies kann mit der folgenden Kur geschehen, die gleichzeitig auch gut für die Darmflora ist.

> !
> Typische Therapiehindernisse: Ungeduld, gestörte Darmflora, Reaktionsstarre.

Darmkur für Heilpflanzenfreunde

Heilpflanzen wirken nicht bei allen Menschen gleich. Ein Grund dafür könnte der Zustand der Darmflora sein. Darmbakterien, von denen wir profitieren, heißen Symbionten. Wir leben mit ihnen in Symbiose, in einer Partnerschaft mit gegenseitigem Nutzen. Wir bieten ihnen Kost und Logis, und sie revanchieren sich, indem sie unser Immunsystem stimulieren und diverse Vitamine produzieren, die wir nicht herstellen können. Sie unterstützen die Verdauung, regen die Darmtätigkeit an und entsorgen anfallende Giftstoffe. Daneben verhelfen sie vielen Pflanzeninhaltsstoffen zu ihrer Heilwirkung. Dies zeigte unter anderem eine aktuelle dänische Studie mit Rotklee bei Frauen, die unter Osteoporose leiden. Die Wissenschaftler bewiesen, dass eine gleichzeitige Therapie der Darmflora zu einer verbesserten Aufnahme der relevanten Stoffe führte.

> !
> Eine gesunde Darmflora verhilft vielen Pflanzeninhaltsstoffen zu ihrer Heilwirkung.

Die Balance in der Darmflora ist heute bei vielen gestört. Schuld daran sind unter anderem Medikamente wie Antibiotika,

!

Diverse Medikamente, ein Übermaß an Fetten und Zucker in der Ernährung und Stress schaden der Darmflora.

!

Die Aktivierung des Stoffwechsels und des Immunsystems kann Heilung ermöglichen.

Chemotherapeutika, Kortison und die Anti-Baby-Pille. Auch eine fett- und zuckerreiche Ernährung oder durch Schadstoffe belastete Lebensmittel machen der Darmflora zu schaffen. Bei anhaltendem Stress bleibt der Nahrungsbrei oft in den oberen Darmabschnitten liegen. Dort füttert er schädliche Gärungs- und Fäulniskeime, die das gesunde Verhältnis der Darmflora gefährden.

Wer mit Heilpflanzen etwas für seine Gesundheit tun will, sollte also an seine Darmflora denken. In unserer Praxis haben wir gute Erfolge mit der folgenden Kur gesehen. Sie ist gleichzeitig ein „Muntermacher" für die Selbstheilungskräfte und bringt den Körper aus dem gewohnten Trott. Dieser reagiert mit einer Aktivierung des Stoffwechsels und des Immunsystems. Beides kann den Raum für Heilung bei chronischen Beschwerden schaffen. Wir empfehlen, die Kur mindestens zwei, am besten vier Wochen lang durchzuführen. Sie kann jedes Jahr einmal wiederholt werden. Wer an einer schweren Erkrankung leidet, sollte die Kur vorher mit seinem Arzt besprechen.

Die Kur ist einfach: Essen Sie viel Gemüse (am besten selbst zubereitet) und reduzieren Sie Zucker, Alkohol und tierische Eiweiße. Nehmen Sie statt tierischen Fetten wie Butter lieber pflanzliche Öle zu sich. Besonders empfehlenswert sind Öle mit einem hohen Gehalt an ungesättigten Fettsäuren wie Leinöl, Hanföl, Olivenöl oder Rapsöl. Die letzten beiden eignen sich auch zum Braten. Zusätzlich sind die folgenden Empfehlungen hilfreich.

Lebensmittel und Heilkräuter für die Darmkur

EMPFEHLUNG	WIRKUNG
Probiotische Lebensmittel wie Naturjoghurt, Kefir oder milchsauer vergorenes Gemüse wie Sauerkraut, Kimchi oder unter Milchsäuregärung eingelegte saure Gurken	Probiotische Lebensmittel enthalten Milchsäurebakterien. Diese wirken sich günstig auf unsere Gesundheit und die Zusammensetzung der Darmflora aus.
Bittere Lebensmittel wie Artischocke, Rucola, Radicchio, Chicorée, Grapefruit, Löwenzahn oder Endivie	Bitterstoffe helfen über eine Anregung der Verdauungssäfte, die Balance in der Darmflora wiederherzustellen.
Ballaststoffreiche Ernährung mit Vollkorngetreide (zunächst wenig, dann steigern), Gemüse und Obst	Ballaststoffe fördern die gesunde Vielfalt der Darmflora.
Zweimal täglich vor den Hauptmahlzeiten einen Tee aus Schafgarbe, Löwenzahn und Brennnessel trinken.	Die Heilpflanzen aktivieren den Stoffwechsel und die Entgiftungsorgane Leber und Niere.
Milchsäurehaltige Lebensmittel wie Brottrunk, Sauerkraut oder milchsauer vergorenes Gemüse	Die Milchsäure schlägt ungeliebte Bakterien und Pilze in die Flucht und fördert nützliche Bakterienstämme.

„Sei lieb zu deinem Aua“

Als Elternteil will man seinen Kindern viele Schmerzen ersparen. So versuchen wir uns mit Wegzaubern von Schmerzen, wenn die Knie aufgeschürft sind oder die Tischkante wieder mal dem Kopf im Weg war. Wir pusten, kühlen und lenken ab, damit der Schmerz die Kinder nicht quält. Oder wir ermuntern sie, „die Zähne zusammenzubeißen“ und tapfer gegen den Schmerz anzukämpfen: „Du bist ja schon groß.“

Wir werden nicht immer in der Nähe unserer Kinder sein. Irgendwann müssen sie alleine mit Schmerzen und Leiden des Lebens zurechtkommen. Dafür können wir ihnen eine Methode beibringen, die auf den ersten Moment unvernünftig scheint: Der Schmerz wird dabei nicht weggewünscht, sondern akzep-

!

Wir bringen unseren Kindern oft bei, Schmerzen aus dem Weg zu gehen oder dagegen anzukämpfen.

tiert. Kommt das Kind zum Beispiel mit einem Bienenstich, können wir sagen: „Ach, das arme Aua. Schau mal, wie das Aua ganz rot wird. Wir müssen jetzt ganz lieb zu dem Aua sein, damit es ihm schnell besser geht. Kannst du das? Was können wir gegen dein Aua machen? Ob das Aua etwas Kaltes will oder lieber etwas Warmes?“ Der Gesichtsausdruck des Kindes ändert sich. Die Gesichtszüge werden weicher, die Angst und die Verzweiflung lösen sich. Es betrachtet die schmerzende Stelle liebevoll. Das unangenehme Gefühl, das der Schmerz auslöst, ist einem stärkeren Gefühl gewichen. Oder besser gesagt: Es wird von ihm getragen. Was ist das für ein Gefühl?

Eine freundliche und verständnisvolle Haltung

Gegen viele Beschwerden ist ein Kraut gewachsen – doch es gibt Leid, das uns nicht erspart bleibt. Unser Körper und unsere Gesundheit sind endlich. Viel Leid lindern die moderne Medizin und Naturheilkunde, aber leider nicht immer vollkommen. Zu den eigentlichen Beschwerden gesellen sich dann negative Emotionen und Gedanken, Niedergeschlagenheit und Depression. „Warum ich?“, fragen wir uns und verbittern. Unsere Welt schrumpft auf die Größe unseres Schmerzes und unseres Leidens, bis wir nichts anderes mehr wahrnehmen.

Der portugiesische Wissenschaftler Carvalho fragt sich, wie wir unserem Leid anders begegnen können. 2018 veröffentlichte er zusammen mit seinem Team eine Studie mit mehr als 200 Schmerzpatienten. Die meisten davon hatten die Diagnose Fibromyalgie mit therapieresistenten Beschwerden. Die Teilnehmer wurden angehalten, sich selbst auch in schwierigen Zeiten von Schmerzen oder anderen negativen Gefühlen freundlich und verständnisvoll zu begegnen. Wem das gelang, litt weniger und war deutlich aktiver, ausgeglichener und zufriedener.

Diese freundliche und verständnisvolle Haltung ist nicht nur bei Schmerzen hilfreich. Sie kann bei allen Beschwerden angewandt werden und Linderung bringen. Sie wird Mitgefühl (engl. compassion) genannt. Mitgefühl ist nicht das gleiche wie Mitleid. Mitleid provoziert negative Gefühle, wenn wir mit eigenem oder fremdem Leid konfrontiert sind. Mitgefühl stimmt auch inmitten von Schwierigkeiten und Beschwerden positiv. Dabei werden Energien aktiviert, die nicht nur unsere Stimmung, sondern auch den Heilungsprozess günstig beeinflussen können.

!

Mitleid macht uns schwach, Mitgefühl dagegen mutig und stark.

Sich selbst ein guter Freund sein

Mitgefühl ist das neue Zauberwort in der Medizin. Viele Kliniken und Therapeuten lehren ihre Patienten, diese Ressource zu nutzen. Sie beeinflusst nicht nur die Bewältigung der Beschwerden und den Verlauf einer Krankheit positiv: Wer sich in Mitgefühl übt, stärkt auch sein Selbstwertgefühl und sein Selbstbewusstsein. Mitgefühl macht uns mutiger, ausgeglichener und weniger anfällig für Stress. Es erleichtert uns das Verständnis und damit den Umgang mit anderen Menschen.

Vielleicht möchten Sie jetzt wissen, wie Sie von Mitgefühl profitieren können? Mitfühlend zu sein, ist sehr einfach, aber es ist nicht immer leicht. Seien Sie einfach sich selbst in schweren Zeiten ein guter Freund. Stehen Sie sich so bei, wie Sie einem guten Freund beistehen würden, wenn er Ihre Beschwerden hätte. Sie würden ihn sicher nicht wegstoßen, oder? Sie würden ihn umarmen und halten. Wenn wir Mitgefühl üben, umarmen wir uns selbst.

Mitgefühl kann überall praktiziert werden, unterwegs, in der U-Bahn oder während einer Arbeitspause. Zu Beginn ist es hilfreich, Mitgefühl zuhause, ruhend und mit geschlossenen Augen zu üben.

Mitgefühl üben

1. Wahrnehmen der Beschwerden. Lenken Sie Ihre Aufmerksamkeit auf Ihre Beschwerden. Nehmen Sie sie einfach nur wahr, wünschen Sie sie nicht weg. Schließen Sie mit ihnen Frieden. Fühlen Sie genau nach, wo es schmerzt.
Sprechen Sie mit sich:
„Aua, das tut aber gerade weh." Oder: „Das ist gerade schwierig."
Sagen Sie sich, was genau gerade Sie bedrückt:
„Da ist Schmerz/Angst/Stress/Wut."

2. Verständnis. Erklären Sie sich Ihre Beschwerden. Sagen Sie sich, dass sie vollkommen normal und nachvollziehbar sind. Machen Sie sich bewusst, dass Sie keine Ausnahme sind. Kennen Sie jemanden, der das Gleiche erleidet? Benutzen Sie Formulierungen wie:
„Es ist normal, dass ich jetzt an ... leide. Anderen Menschen geht es genauso."
„Ich bin nicht allein mit meinem Leid."
„Schmerz/Angst/Stress/Wut gehört eben zum Leben dazu."

3. Sich Gutes wünschen, nett zu sich sein. Was würden Sie einem guten Freund wünschen, der das durchmacht, was Sie gerade erleben? Fällt Ihnen etwas ein? Wäre es nicht schön, wenn er dennoch lächeln könnte? Schenken Sie sich selbst ein schönes inneres Lächeln. Sie können dabei Formulierungen benutzen wie:
„Möge ich die Kraft haben, mein Leid zu tragen."
„Möge ich sicher und geborgen sein."
„Möge ich weniger an meinen Beschwerden leiden."
„Möge ich glücklich sein."

Was für ein Gefühl hat sich während der Übung gezeigt? Ein Gefühl, das sich warm anfühlt, Negatives aushalten kann und Ihre Stimmung bessert? Das ist das Mitgefühl. Sie können die Übung erweitern, indem Sie noch ein wenig das Mitgefühl in Ihrem Bewusstsein halten. Konzentrieren Sie sich auf das warme Gefühl, das sich eingestellt hat. Nähren Sie es mit jedem Einatmen, wie eine kleine Flamme in Ihrer Brust.

Sie können die oberen drei Schritte auch sehr gut bei anderen Menschen anwenden, wenn diese an etwas leiden. Ein Beispiel:

1. „Dein Kopf tut dir gerade weh?"
2. „Mir würde er sicher auch wehtun, wenn ich nach der Schule noch so viele Hausarbeiten machen müsste."
3. „Kann ich etwas für dich tun?"

!

Wir können auch dem Leid anderer mit Mitgefühl begegnen.

Die Akzeptanz des eigenen Leids kann nicht nur lindern und heilen. Sie ist eine Einladung für ein erfülltes und wertvolles Leben. Sie kann uns anhaltende Zufriedenheit und Glück lehren – nicht trotz unseres Leidens und unserer Verletzlichkeit, sondern gerade deswegen. Wer jetzt neugierig ist, findet im Anhang dazu zwei Buchtipps.

Zusammenfassung

Heilkräuter wirken nicht immer sofort. Das hat unterschiedliche Gründe. Der Zustand der Darmflora spielt dabei eine Rolle oder auch unsere Haltung den Beschwerden gegenüber. Die Zeit, bis die Heilkräuter wirken, müssen wir nicht passiv abwarten. Wir können sie nutzen, um die Wirkung der Heilpflanzen und Genesung oder Linderung zu unterstützen.

!

Die Zeit, bis die Heilkräuter wirken, müssen wir nicht passiv abwarten.

Besonders hilfreiche Unterstützer der Pflanzenheilkunde sind Darm- und Stoffwechselkuren. Sie fördern die Selbstheilungskräfte und die Aufnahme von heilsamen Pflanzeninhaltsstoffen.

Den Weg zur Heilung öffnet auch das Mitgefühl. Es erlaubt Akzeptanz und eine positive Bewältigung unseres Leidens. Die dabei freiwerdende Energie und positiven Gefühle erleichtern den Heilungsprozess und den Umgang mit den Widrigkeiten unseres Lebens.

Wichtige Hinweise vor der Behandlung

Bevor Sie sich den ersten Tee zubereiten, lesen Sie sich bitte die folgenden Hinweise aufmerksam durch.

Auf wissenschaftlicher Grundlage: Pflanzenheilkunde hat manchmal noch den Ruf, unwissenschaftlich zu sein. Man müsse an den Erfolg glauben, damit eine Wirkung eintritt. Dem ist nicht so. In den letzten Jahrzehnten wurden Heilpflanzen intensiv beforscht. Die Heilwirkung der meisten Heilpflanzen kann nun anhand ihrer Inhaltsstoffe erklärt werden.

!

Mit diesem Buch sind Sie über die aktuelle Forschung zu den erwähnten Heilpflanzen informiert.

Bei den Heilanzeigen im Buch zeigen wir jeweils die Wirkweise der empfohlenen Heilpflanzen auf. Dafür stützen wir uns auf die Ergebnisse der Grundlagenforschung. Für diese haben wir die aktuell verfügbaren wissenschaftlichen Heilpflanzenmonografien gesichtet. Dazu zählen die Übersichtsarbeiten der Weltgesundheitsorganisation WHO, des Dachverbands europäischer Gesellschaften für Phytotherapie (ESCOP), der Kooperation Phytopharmaka und Hagers Enzyklopädie der Arzneistoffe und Drogen. Weitere Literatur, die wir verwendet haben, finden Sie im Anhang.

Bei einzelnen Heilanzeigen stellen wir auch klinische Studien vor. Das sind Studien, bei denen eine Heilpflanze oder deren Wirkstoffe direkt an Menschen getestet wurde. Die klinischen Studien sind nummeriert und im Anhang aufgeführt. Wenn Sie Ihre Ärztin oder Ihren Arzt über eine Behandlung mit Heilpflanzen informieren, sind diese Studien hilfreich.

Kein Ersatz für schulmedizinische Diagnostik und Therapie: Die von uns empfohlenen Maßnahmen ersetzen nicht das Gespräch mit Ihrer Ärztin oder Ihrem Arzt. Bei den einzelnen Anwendungsgebieten zeigen wir, wann ein Arztbesuch notwendig und eine Teetherapie nicht mehr ausreichend ist. Das Trinken unserer Tees kann auch begleitend zur schulmedizinischen Therapie erfolgen. Die Tee-Therapie sollte dann stets mit den Ärzten abgesprochen sein.

Nebenwirkungen, Gegenanzeigen und Wechselwirkungen beachten: Die von uns empfohlenen Heilpflanzen werden gut vertragen. Informieren Sie sich aber bitte vor jeder Anwendung, welche unerwünschte Nebenwirkungen und Wechselwirkungen möglich sind. Eine entsprechende Tabelle finden Sie im Anhang. Dort sind auch eventuelle Gegenanzeigen aufgeführt.

Die von uns empfohlenen Tinkturen mit Alkohol sollten nicht von trockenen Alkoholikern und in der Schwangerschaft, in der Stillzeit und bei Kindern nur nach Rücksprache mit den Ärzten innerlich angewandt werden.

Bei den empfohlenen Präparaten *Eleu-Curarina* und *Angocin* beachten Sie bitte die Packungsbeilage.

!

Eine Tabelle im Anhang klärt über mögliche Gegenanzeigen und Wechselwirkungen auf.

Die Heilwirkung der meisten Heilpflanzen kann heute erklärt werden.

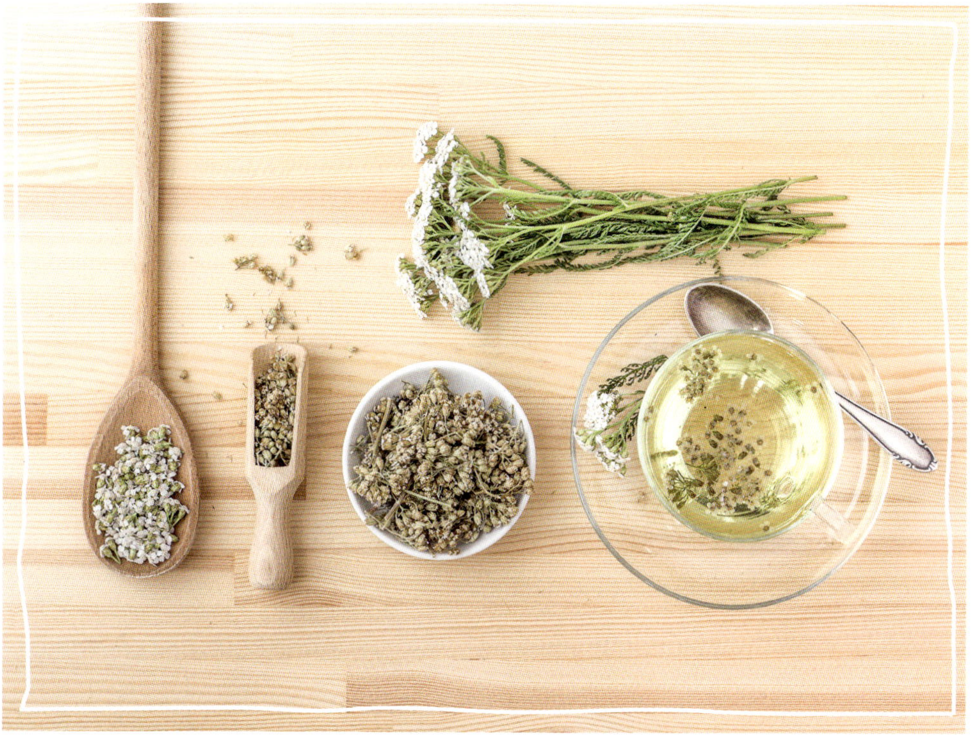

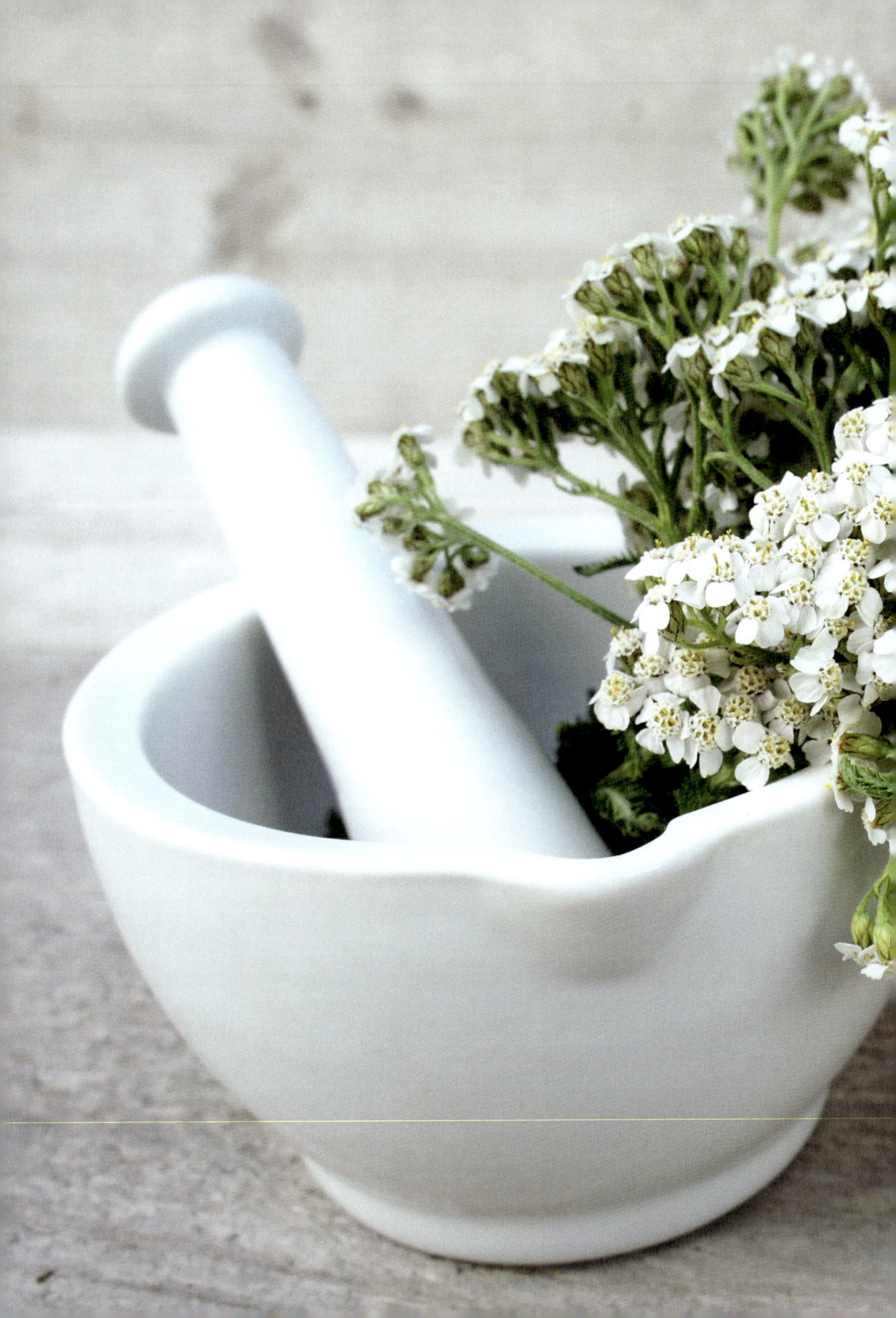

100 ERKRANKUNGEN UND BESCHWERDEN MIT 10 HEILPFLANZEN BEHANDELN

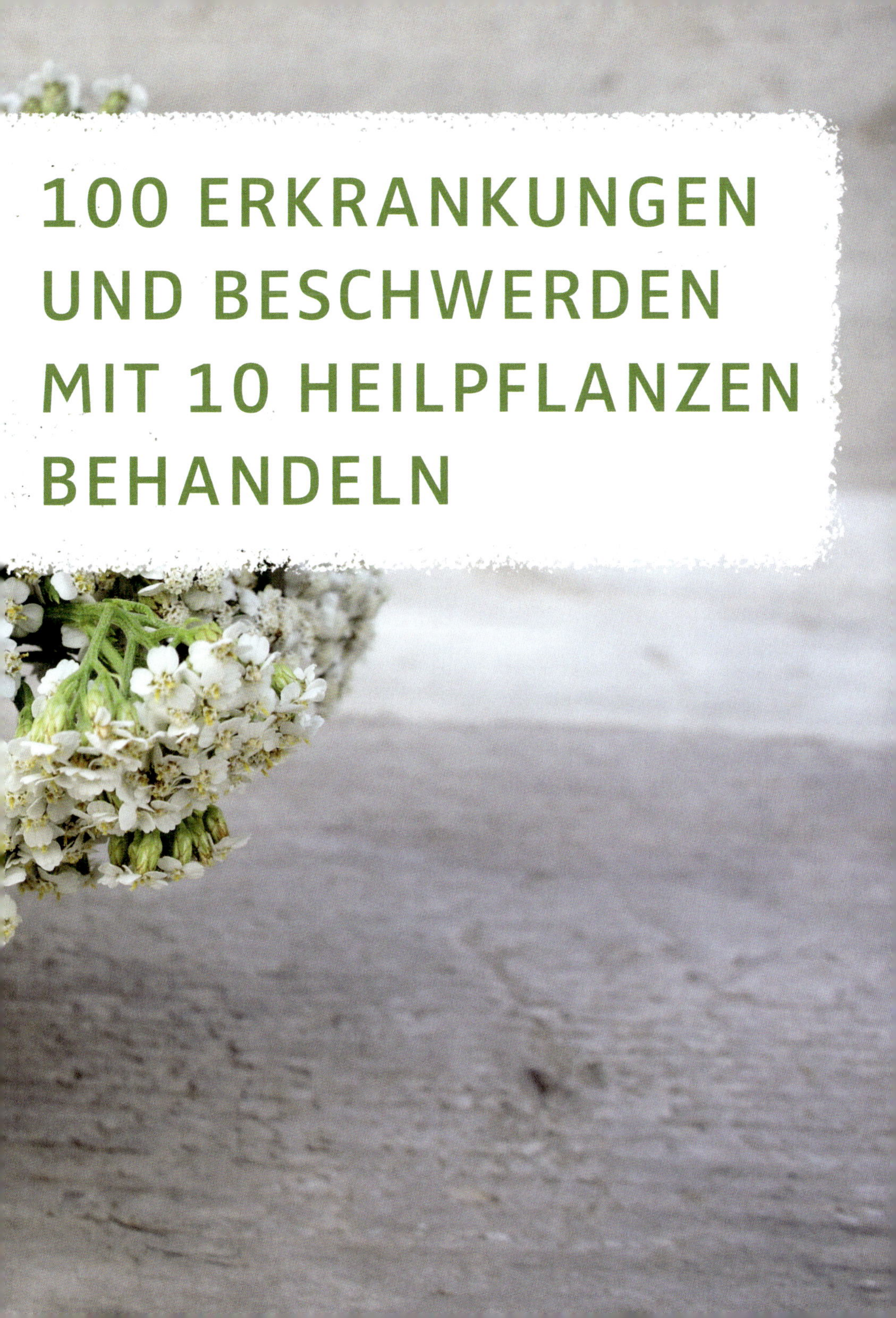

Akne

Talgdrüsen halten unsere Haut geschmeidig. Wenn sie verstopfen, bilden sich sogenannte Mitesser. Diese können sich entzünden und die typischen Knötchen und Pickel bilden. Bei der Entzündung spielen meist diverse Hautbakterien eine Rolle.

So helfen Schafgarbe und Nelkenwurz

!

Gerbstoffe sind eine gute Wahl bei Entzündungen der Haut.

Gerbstoffe werden aufgrund ihrer entzündungshemmenden, antibakteriellen, reizmildernden und austrocknenden Wirkung bei Hautentzündungen wie der Akne empfohlen. Unsere Nelkenwurz ist sehr reich an Gerbstoffen. Die antibakterielle Wirkung der Gerbstoffe wird durch ihre ätherischen Öle unterstützt. Die Schafgarbe ist aufgrund ihrer entzündungshemmenden, wundheilenden und antibakteriellen Wirkung eine gute Ergänzung.

Unsere Empfehlung

Bereiten Sie sich einen Tee aus Schafgarbenkraut und Nelkenwurzwurzel zu. Tränken Sie mit dem abgekühlten Tee eine Mullauflage und legen Sie diese für zehn Minuten auf die betroffenen Stellen.

Was sonst noch hilft

Die betroffenen Hautstellen sollten nicht mehr als einmal täglich – am besten mit pH-neutraler Seife – gewaschen werden. Empfehlenswert sind zudem entzündungshemmende Pflegeprodukte mit dem Hanfwirkstoff Cannabidiol (CBD). Entsprechende Produkte stellen unter anderem die Firmen Cibdol *(Aczedol-Creme)* und hemptouch *(Balsam für Problemhaut)* her.

Wann zur Ärztin/zum Arzt

Bei starker Akne, bei Narbenbildung und beim Auftreten von Fieber oder Lymphknotenschwellungen.

Ängste

Hätten unsere Vorfahren keine Ängste gehabt, wären wir wohl nicht am Leben, denn die Angst hat ihnen geholfen, tödliche Gefahren zu überleben. Auf dem Weg zur Arbeit oder beim Einkaufen begegnen uns heute zwar keine hungrigen Tiger oder Bären mehr, dennoch tragen wir die Angst als evolutionäres Erbe mit uns. Manchmal ist sie hilfreich, da sie in wichtigen Situationen unsere Energien mobilisiert. Wenn Angst allerdings zu einer Hemmung führt oder krankhafte Formen annimmt, ist sie kontraproduktiv.

So helfen Schafgarbe und Hopfen

Schafgarbe setzen Heilkundige in verschiedenen Teilen der Welt als leichtes pflanzliches Beruhigungsmittel ein. Traditionell wird sie daher auch bei Ängsten empfohlen. Tierstudien wiesen mittlerweile die angstlösenden Effekte der Schafgarbe nach. Diese Wirkung soll unter anderem auf dem Farbstoff Apigenin beruhen, der beruhigend wirkt. Er dockt an einen speziellen Rezeptor in unserem Gehirn, den sogenannten Benzodiazepin-Rezeptor, an. An diesen Rezeptor binden auch viele synthetische Beruhigungsmittel, die von Ärzten verschrieben werden.

!

Die Schafgarbe gilt als leichtes pflanzliches Beruhigungsmittel.

Speziell bei Angstzuständen setzen Ärzte Medikamente ein, die die sogenannten GABA-Rezeptoren beeinflussen. Diese Rezeptoren liegen im zentralen Nervensystem. Durch sie entwickelt der Botenstoff GABA seine hemmende Wirkung auf nervöse Erregungszustände. Das Medikament Diazepam verstärkt zum Beispiel die Wirkung von GABA und wird daher auch bei Angstzuständen eingesetzt.

Auch Heilpflanzen beeinflussen den GABA-Rezeptor. Dazu zählt unter anderem der Hopfen. Mehrere seiner Inhaltsstoffe scheinen die beruhigende Wirkung von GABA bei Angstzuständen zu verstärken. Die angstlösenden Effekte von Hopfen zeigten sich auch in einer 2017 veröffentlichten Studie.(1)

!

Hopfenwirkstoffe wirken ähnlich wie angstlösende Medikamente.

Unsere Empfehlung

Trinken Sie bis zu fünfmal täglich einen Tee aus Schafgarbenkraut und Hopfenzapfen.
Oder nehmen Sie bis zu fünfmal täglich 20 Tropfen der „hopfigen Beruhigungstropfen" mit etwas Flüssigkeit ein.
Im Porträt des Hopfens beschreiben wir, wie Sie die hopfigen Beruhigungstropfen selbst herstellen.

So hilft der Sibirische Ginseng

Ängste erzeugen Stress, Stress verstärkt wiederum die Anspannungen und kann dazu führen, dass Ängste sich weiter steigern – ein Teufelskreis entsteht. Eine sinnvolle Ergänzung bei anhaltenden Ängsten kann der Extrakt der Eleu-Wurzel sein, denn seine Wirkstoffe senken die bei anhaltenden Ängsten angestiegenen Stresshormone. Der sibirische Ginseng lässt sich gut in Form des Präparates *Eleu-Curarina* einnehmen.

Was sonst noch hilft

!

Schnelle Hilfe: drei Tropfen Lavendelöl auf ein Taschentuch und tief einatmen.

Gut erforscht sind die angstlösenden Eigenschaften von ätherischem Lavendelöl. Es kann in Kapselform (*Lasea*) eingenommen oder über eine Duftlampe verdampft werden. Alternativ geben Sie drei Tropfen Lavendelöl auf ein Taschentuch und halten es unter die Nase. Atmen Sie mehrmals tief durch die Nase ein.

Ängste und Angststörungen lassen sich besser behandeln als die meisten psychischen Erkrankungen. Neben dem Gang zum Psychologen können auch diverse Online-Angebote eine gute Option sein.

Auch die Achtsamkeitstherapie wird erfolgreich bei Ängsten eingesetzt. Hilfreich kann das Praktizieren des achtsamen Mitgefühls sein, hierbei lassen Sie die Angst zu. Eine entsprechende Übung stellen wir im Abschnitt „Tee trinken und abwarten" vor. Besprechen Sie aber zunächst mit Ihren Ärzten oder Psychotherapeuten, ob etwas gegen eine solche Konfrontation spricht.

Sport kann eine beruhigende Wirkung auf Ängste haben, er baut Stress und Anspannungen ab und setzt Endorphine frei, die angstlösend wirken.

Wann zur Ärztin/zum Arzt

Wenn Ängste regelmäßig auftreten oder Ihr Verhalten oder Ihren Alltag beeinträchtigen.

Appetitlosigkeit

Bei Stress und psychischer Anspannung will sich der Appetit oft nicht einstellen. Appetitlosigkeit kann auch als Symptom anderer Erkrankungen auftreten.

So helfen Schafgarbe, Löwenzahn und Hopfen

Die Bitterstoffe aus Schafgarbe, Löwenzahn und Hopfen regen die Verdauung an. Sobald sich ihr leicht bitterer Geschmack im Mund entfaltet, fließen die Verdauungssäfte. Die entspannenden Eigenschaften des Hopfens sind hilfreich, wenn Stress und Anspannung den Appetit einschränken.

> !
> Die Bitterstoffe aus Schafgarbe, Löwenzahn und Hopfen regen die Verdauung an.

Unsere Empfehlung

Trinken Sie zwei- bis dreimal täglich einen Tee aus Schafgarbenkraut, Hopfenzapfen und dem Kraut und den Wurzeln des Löwenzahns.

Was sonst noch hilft

Der Appetit wird durch die Reize ausgelöst, mit denen wir Essen wahrnehmen. Es ist also wichtig, wie das Essen aussieht, schmeckt und riecht. Frische Küchenkräuter verbessern das Aussehen, den Geschmack und den Geruch des Essens und sind somit gute Appetitmacher.

Wann zur Ärztin/zum Arzt

Bei Gewichtsverlust und anhaltender Appetitlosigkeit.

Ärger

!

Grundsätzlich ist Ärger ein gesundes Gefühl. Er kann aber zum Problem werden.

Grundsätzlich ist Ärger ein gesundes Gefühl, denn er verschafft uns die Energien, die wir brauchen, um etwas zu verändern. Anhaltender oder unterdrückter Ärger wird jedoch zum Problem, da er ungesunden Stress erzeugt und Erkrankungen wie Depressionen und Herzerkrankungen begünstigt.

So helfen Schafgarbe und Hopfen

Der Farbstoff Apigenin der Schafgarbe besänftigt den Gehirnstoffwechsel und kann somit dabei helfen, Ärger abzubauen. Aus Sicht der Naturheilkunde spielt dazu noch ihre entkrampfende Wirkung auf die Gallenblase eine Rolle.

Hopfen ist ein pflanzliches Beruhigungsmittel und kann bei akutem Ärger helfen, sich wieder zu entspannen. Mehrere Inhaltsstoffe entfalten ihre Wirkung direkt im Gehirn. Sie beeinflussen unter anderem den sogenannten GABA-Rezeptor. An diesem entfaltet der Botenstoff GABA seine hemmende Wirkung auf übermäßige nervöse Erregungszustände wie starke innere Anspannung.

Unsere Empfehlung

Trinken Sie bis zu fünfmal täglich einen Tee aus Schafgarbenkraut und Hopfenzapfen.

Oder nehmen Sie bis zu fünfmal täglich 20 Tropfen der „hopfigen Beruhigungstropfen" mit etwas Flüssigkeit ein.

Im Porträt des Hopfens beschreiben wir, wie Sie die hopfigen Beruhigungstropfen selbst herstellen.

!

Stresshormone sind für die gesundheitsschädlichen Effekte von chronischem Ärger verantwortlich.

So hilft der Sibirische Ginseng

Eine sinnvolle Ergänzung bei anhaltendem Ärger ist der sibirische Ginseng, denn seine Wirkstoffe senken die Stresshormone. Diese steigen bei Ärger an und sind für die gesundheitsschädlichen Effekte von chronischem Ärger verantwortlich. Der sibirische Ginseng lässt sich gut als Extrakt der Eleu-Wurzel einnehmen.

Was sonst noch hilft

Der Ärger an sich ist nicht das Problem, sondern unser Umgang mit ihm. Frühere Empfehlungen, Dampf abzulassen, zeigten in Studien die gegenteilige Wirkung. Wer etwa auf einen Boxsack oder ein Kissen eindrischt, ist danach meist noch aggressiver.

Vorteilhafter ist es, innezuhalten und fünfmal tief durchzuatmen. Lassen Sie das negative Gefühl zu und fühlen Sie in Ihren Körper hinein, wo der Ärger sitzt. Führen Sie dann die Übung zum Mitgefühl durch, die wir im Abschnitt „Tee trinken und abwarten" beschreiben.

Wann zur Ärztin/zum Arzt

Wenn anhaltender oder unterdrückter Ärger mit aggressivem Verhalten oder schweren oder anhaltenden körperlichen Symptomen wie Magenschmerzen, Herzbeschwerden oder einer depressiven Verstimmung einhergeht.

Arthritis

Bei entzündlichen Gelenkerkrankungen können Brennnessel, Weidenrinde, Löwenzahn und Hopfen hilfreich sein. Wie sie wirken und angewandt werden, zeigen wir im Abschnitt „Arthrose".

Arthrose

Die Arthrose ist die weltweit häufigste Gelenkerkrankung. Durch starke Abnutzung des Gelenks kommt es zu Schmerzen und Bewegungseinschränkung.

So helfen Brennnessel, Weide, Löwenzahn und Hopfen

Entzündungshemmende Heilpflanzen können bei Arthrose hilfreich sein. In verschiedenen Studien wurden bereits die entzündungshemmenden Eigenschaften der Brennnessel bei Arthrose untersucht. Die Patienten, die unter einer Arthrose des Knie-, des Hüft- oder des Daumengrundgelenkes litten, profitierten von der Behandlung mit Brennnessel. Die Schmerzen nahmen ab und weniger Schmerzmedikamente mussten eingenommen werden.[2, 3, 4] Zusätzlich reguliert die Brennnessel den Säure-Basen-Haushalt des Körpers. Dies kann grundsätzlich bei allen rheumatischen Erkrankungen hilfreich sein. Auch ihr Gehalt an Kieselsäure ist bei Arthrose wahrscheinlich von Belang. Kieselsäure unterstützt den Wiederaufbau von Gelenkstrukturen.

!

Entzündungshemmende Heilpflanzen können bei Arthrose hilfreich sein.

Die Weidenrinde wirkt aufgrund ihres Gehalts an Salizin entzündungshemmend und schmerzstillend. Auch sie kann bei leichten Arthroseschmerzen hilfreich sein. Das zeigen mehrere Studien und die praktische Erfahrung.[5, 6, 7]

Der Löwenzahn wird traditionell bei rheumatischen Erkrankungen der Gelenke eingesetzt. Dies wird meist mit seiner entschlackenden Wirkung begründet, denn Löwenzahn regt den Stoffwechsel und die Tätigkeit von Nieren und Leber an. In seinem Milchsaft findet sich aber auch das sogenannte Taraxasterol. Dieser Stoff kann Studien zufolge bei Entzündungen der Gelenke abschwellend und entzündungshemmend wirken.

Hopfen empfehlen wir aufgrund seiner beruhigenden und schmerzstillenden Wirkung bei vielen Schmerzen. Er kann auch entzündungshemmend bei Gelenkserkrankungen wirken. Dafür ist die sogenannte Iso-Alpha-Säure verantwortlich, wie eine 2008 veröffentlichte Studie zeigte.[8]

Unsere Empfehlung

Trinken Sie zwei- bis dreimal täglich einen Tee aus Weidenrinde, Brennnesselblättern, Hopfenzapfen und dem Kraut und den Wurzeln des Löwenzahns.

Zur Linderung der Schmerzen ist das Nesselpeitschen eine Option. Dies beschreiben wir im Porträt der Brennnessel.

Was sonst noch hilft

Bei Arthrose ist eine gemüse- und obstreiche, fleischarme Ernährung mit hochwertigen pflanzlichen Ölen wie Raps- oder Leinöl und entzündungshemmenden Gewürzen wie Kurkuma (Gelbwurz) ratsam.

Daneben sind Physiotherapie und – bei Übergewicht – Gewichtsreduktion hilfreich.

Wann zur Ärztin/zum Arzt

Bei anhaltenden, starken oder wiederkehrenden Gelenkschmerzen.

Asthma

Beim Asthma handelt es sich um verschiedene entzündliche Erkrankungen der Atemwege. Diese führen zu anfallsartiger Luftnot, Beklemmungsgefühlen, pfeifenden Atemgeräuschen und Husten.

So helfen Schafgarbe und Gänseblümchen

Die Wirkstoffe der Schafgarbe entspannen und erweitern die Muskulatur der Atemwege, insbesondere der Bronchien. Davon können Patienten mit Asthma profitieren. Ebenfalls von Belang sind ihre stark entzündungshemmenden Eigenschaften. Diese können besonders beim allergischen Asthma hilfreich sein.

Bei vielen Patienten erschwert zudem Schleim in den Atemwegen das Atmen. Dann ist das Gänseblümchen mit seinen schleimlösenden Saponinen eine gute Ergänzung.

> !
> Die Schafgarbe kann wegen ihrer bronchienerweiternden und entzündungshemmenden Eigenschaften hilfreich sein.

Unsere Empfehlung

Trinken Sie zwei- bis dreimal täglich einen Tee mit Schafgarbenkraut. Geben Sie bei Bedarf Gänseblümchenblüten hinzu.

Was sonst noch hilft

Empfehlenswert sind spezielle Atemkurse für Asthmatiker sowie Sport und Entspannungstechniken wie Yoga oder Meditation.

Wann zur Ärztin/zum Arzt

Beim Auftreten von Atemnot. Wenn bei einem akuten Anfall die vom Arzt verordneten Medikamente und Techniken nicht helfen, bedarf es umgehender notärztlicher Betreuung.

Bauchschmerzen

Manchmal lassen sich Bauchschmerzen nicht genau zuordnen. Es zwickt und drückt und wir wissen nicht genau, wieso. Manche Menschen reagieren mit Bauchschmerzen auf Stress, Ängste und andere psychische Anspannungen. Besonders bei Kindern findet sich dieses Phänomen häufig.

So helfen Schafgarbe und Hopfen

Die Schafgarbe kann aufgrund ihrer krampflösenden Farbstoffe hilfreich bei Bauchschmerzen sein. Bei schlechter Verdauung regen ihre Bitterstoffe zudem die Verdauung an.

Hopfenzapfen haben sich bei stressbedingten Bauchschmerzen bewährt. Ihre Bitterstoffe und ätherischen Öle haben eine beruhigende Wirkung auf die Verdauungsorgane und deren Interaktionen mit unserer Psyche. Hopfen hilft also, wenn wir etwas seelisch „schlecht verdauen".

!

Der Hopfen ist auch ein „seelisches Verdauungsmittel".

Unsere Empfehlung

Trinken Sie bis zu fünfmal täglich einen Tee aus Schafgarbenkraut und Hopfenzapfen.

Oder nehmen Sie bis zu fünfmal täglich 20 Tropfen der „hopfigen Beruhigungstropfen" mit etwas Flüssigkeit ein.

Im Porträt des Hopfens beschreiben wir, wie Sie die hopfigen Beruhigungstropfen selbst herstellen.

So hilft der Sibirische Ginseng

Ist chronischer Stress für die Bauchschmerzen verantwortlich, ist der Sibirische Ginseng (enthalten im Extrakt der Eleu-Wurzel) eine sinnvolle Option. Näheres dazu lesen Sie im Abschnitt „Stress".

Was sonst noch hilft

Gehen die Bauchschmerzen mit Blähungen einher? Dann werfen Sie bitte einen Blick in den entsprechenden Abschnitt.

Wenn die Bauchschmerzen direkt nach dem Essen auftreten, können Nahrungsmittelunverträglichkeiten die Ursache sein. Wenn Sie den Verdacht haben, bestimmte Nahrungsmittel nicht zu vertragen, erleichtert ein Ernährungstagebuch den Ärzten die Diagnose. Protokollieren Sie für mindestens zwei Wochen, was Sie essen und ob dabei Beschwerden auftreten.

Wann zur Ärztin/zum Arzt

Bei akuten, sehr starken und länger anhaltenden oder wiederkehrenden Bauchschmerzen, bei stark angespannter Bauchdecke und beim Auftreten zusätzlicher Symptome wie Schüttelfrost, Fieber, Durchfall oder Erbrechen.

Bettnässen (Enuresis nocturna)

Kinder entwickeln erst langsam ein Gefühl für ihre Blase. Besonders nachts merken sie oft nicht, dass ihre Blase voll ist. Von Bettnässen spricht man, wenn Kinder über fünf Jahre nachts regelmäßig ins Bett machen, ohne dass es eine körperliche Ursache dafür gibt.

So helfen Breitwegerich und Schafgarbe

Der Breitwegerich ist in der Volksheilkunde als wichtiges Mittel gegen Bettnässen und Harninkontinenz bekannt. Seine Blattform ähnelt der menschlichen Blase. Seine Inhaltsstoffe sollen die Blasenmuskulatur und den Schließmuskel der Blase kräftigen.

Seelische Anspannungen können beim Bettnässen eine große Rolle spielen. Dann kann die Schafgarbe hilfreich sein. Ihre Wirkstoffe entspannen und entkrampfen.

Grundsätzlich sollten Kindern abends nicht mehr so große Mengen trinken. Es spricht jedoch nichts gegen einen kleinen Tee zum Abendessen.

> **!**
> Die Schafgarbe ist bei Anspannungen von Kindern empfehlenswert.

Unsere Empfehlung

Bereiten Sie dem Kind am frühen Abend einen Tee aus Breitwegerichkraut und Schafgarbenkraut zu.

Was sonst noch hilft

Elterliche Geduld, Zuversicht und liebevolle Zuneigung sind hilfreich für Ihr Kind. Es ist wichtig, dass Sie ihm klar machen, dass das Einnässen normal bei Kindern ist. Jedes Kind muss da einmal durch.

Wer sein Kind mit Geschichten, Liedern oder einfach nur seiner liebevollen Anwesenheit in den Schlaf begleitet, hilft ihm, seelische Anspannungen zu lösen.

Wann zur Ärztin/zum Arzt

Bei Kindern, die älter als fünf Jahre sind und wenn der Urin auffällig riecht oder Schmerzen beim Wasserlassen auftreten.

Blähungen

Wenn wir verdauen, entstehen Gase. Dafür sind in erster Linie unsere Darmfreunde, die Bakterien der Darmflora verantwortlich. Starke Blähungen können belastend sein und mit Schmerzen einhergehen.

So helfen Schafgarbe und Löwenzahn

Der Löwenzahn wird traditionell bei Blähungen angewandt. Seine Bitterstoffe regen Magen, Leber und Bauchspeicheldrüse dazu an, Verdauungssäfte zu bilden und abzugeben. Dies verbessert die Verdauung und für die Darmflora bleiben dann weniger, leicht verdauliche Nahrungsbestandteile übrig. Diese werden von der Darmflora unter Gasentwicklung verdaut.

!

Der Löwenzahn kann Blähungen verhindern, die Schafgarbe hilft dabei, die Gase loszuwerden.

Löwenzahn hilft auch bei Blähungen, die infolge einer mangelnden Fettverdauung oder Störungen des Gallenflusses auftreten.

Während der Löwenzahn Blähungen verhindern kann, hilft die Schafgarbe dabei, den Darm von Gasen zu befreien. Die Farbstoffe und das ätherische Öl der Schafgarbe lösen Verkrampfungen der

Darmmuskulatur. Dadurch können Darmwinde leichter abgehen und Bauchschmerzen sich bessern.

Unsere Empfehlung
Trinken Sie zwei- bis dreimal täglich einen Tee aus Schafgarbenkraut und dem Kraut und den Wurzeln des Löwenzahns.

Was sonst noch hilft
Reduzieren Sie Lebensmittel, die Blähungen fördern. Dazu zählen unter anderem Hülsenfrüchte und Kohlgemüse. Eine Bauchmassage und das Anlegen einer Wärmflasche haben sich ebenfalls bewährt. Wer regelmäßig an Blähungen leidet, sollte testen, ob er an einer Nahrungsmittelunverträglichkeit leidet.

Wann zur Ärztin/zum Arzt
Wenn die Blähungen regelmäßig auftreten oder mit starken Schmerzen einhergehen.

Blasen an den Füßen: siehe „Wunden und Verletzungen"

Blasenentzündung (Zystitis)

Bei der Blasenentzündung infizieren Bakterien die Blasenschleimhaut. Meist sind dies Darmkeime. Die Entzündung verursacht Schmerzen beim Wasserlassen, häufigen Harndrang und krampfhafte Schmerzen im Unterleib. Wenn Fieber auftritt, sind von der Infektion bereits andere Organe wie die Nieren oder die Prostata betroffen.

So helfen Schafgarbe, Breitwegerich, Brennnessel und Löwenzahn
Brennnessel macht Bakterien auf verschiedenen Wegen das Überleben im Harntrakt schwer. Zum einen erhöht sie die Harnmenge, die Harnwege werden dadurch häufiger mit Urin durchgespült und damit von Bakterienkolonien gereinigt. Je nach Art und Menge der Bakterien

!
Die Brennnessel wird meist wegen ihrer harntreibenden Wirkung empfohlen. Sie kann aber noch mehr.

ist dies unter Umständen jedoch nicht ausreichend. Verschiedene Wirkstoffe (wahrscheinlich ihre gelben Farbstoffe) der Brennnessel hemmen zudem die Bildung des Biofilms, mit denen sich Bakterien schützen. Damit werden sie anfälliger für Antibiotika. Zudem können die Gerbstoffe der Brennnessel die Bildung der Härchen (Fimbrien) stören. Mit diesen halten sich Bakterien an den Schleimhäuten fest. Die Brennnessel stärkt auch das Immunsystem, was bei einer Blasenentzündung hilfreich sein kann.

Löwenzahn unterstützt die harntreibende Wirkung der Brennnessel.[(9)] Die Schafgarbe wirkt antibiotisch und entzündungshemmend und kann die krampfartigen Schmerzen lindern. Der Breitwegerich ist ein bewährtes Blasenmittel. Sein Mix aus Gerbstoffen, Schleimstoffen und Aucubin schützt die Schleimhaut und macht den Bakterien das Leben schwer.

Unsere Empfehlung

Trinken Sie bis zu fünfmal täglich einen Tee aus Brennnesselblättern, Schafgarbenkraut, Breitwegerichkraut und dem Kraut und den Wurzeln des Löwenzahns.

Männer, bei denen die Blasenentzündung in Zusammenhang mit einer gutartigen Prostatavergrößerung steht, nehmen Brennnesselwurzeln statt Brennnesselblätter.

!

Die Kombination aus Kapuzinerkresse und Meerrettich wird mittlerweile in einer Leitlinie für Ärzte empfohlen.

So helfen Senföle

Eine gute Ergänzung zum Tee ist das pflanzliche Antibiotikum *Angocin* mit seinen antibiotisch wirkenden Senfölen aus Meerrettich und Kapuzinerkresse, das wir Ihnen im ersten Kapitel vorgestellt haben. Untersuchungen zufolge verhindern die Senföle zusätzlich das Eindringen von Keimen in die Blaseninnenwand. Zwei Untersuchungen belegen bei akuten Blasenentzündungen eine erfolgreiche Therapie der Pflanzenkombination im Vergleich zu verschiedenen Antibiotika. In beiden Studien erwies sich das pflanzliche Arzneimittel hinsichtlich seiner Wirksamkeit den Standardantibiotika als vergleichbar, war aber besser verträglich.[11, 17] In einer weiteren Studie verringerte es die Rückfallquote bei Blasenentzündungen signifikant.[10]

Ärzte berücksichtigen bei ihrer Therapie sogenannte S3-Leitlinien. Die entsprechende Leitlinie für die Therapie von akuten unkomplizierten Harnwegsinfektionen empfiehlt seit 2017 den Einsatz der Kombination aus Kapuzinerkresse und Meerrettich bei rezidivierenden Blasenentzündungen.

Was sonst noch hilft

Warme Fußbäder und eine Wärmflasche im Blasenbereich können die Schmerzen lindern.

Wann zur Ärztin/zum Arzt

Bei anhaltenden oder wiederkehrenden Beschwerden und beim Auftreten von Fieber.

Blutarmut (Anämie)

Bei der Blutarmut ist zu wenig Blutfarbstoff (Hämoglobin) vorhanden. Dieser ist für den Transport von Sauerstoff im Körper notwendig. Typische Symptome sind leichte Ermüdbarkeit, Luftnot bei körperlicher Belastung und Kopfschmerzen.

So helfen Brennnessel und Löwenzahn

Die Brennnessel ist ein natürlicher Eisenlieferant. Eisen ist der essentielle Bestandteil des roten Blutfarbstoffs. Die Brennnessel unterstützt die Blutbildung aber auch mit dem Element Mangan.

Der Löwenzahn wird traditionell bei Blutarmut empfohlen, nicht nur wegen seiner eisenhaltigen Wurzel. Er fördert auch die Produktion von Verdauungssäften, die dem Körper eine bessere Aufnahme der für die Blutbildung notwendigen Nahrungsbestandteile ermöglichen.

!

Mit Eisen und Mangan unterstützt die Brennnessel die Blutbildung.

Unsere Empfehlung

Trinken Sie zwei- bis dreimal täglich einen Tee aus Brennnesselblättern und dem Kraut und den Wurzeln des Löwenzahns.

Was sonst noch hilft

Um Blut zu bilden, benötigt der Körper vor allem Eisen, Folsäure und Vitamin B12. Diese Nährstoffe finden sich in den folgenden Lebensmitteln.

EISEN	FOLSÄURE	VITAMIN B12
Haferflocken, rote Bete, Leber, Hülsenfrüchte (Bohnen, Erbsen, Linsen), Fleisch	Kichererbsen, grünes Gemüse (vor allem Grünkohl, Spinat), Brie, Erdnüsse, Quinoa, Brokkoli, Haferflocken, rote Bete, Leber	Leber, Fleisch, Fisch, Chlorella-Algen, Ei, Käse

Wann zur Ärztin/zum Arzt

Bei anhaltender oder wiederkehrender Luftnot oder Ermüdbarkeit.

Bluthochdruck (Hypertonie)

Bei Bluthochdruck ist der Druck des Blutstromes in den arteriellen Gefäßen erhöht. Ein dauerhaft erhöhter Blutdruck kann mit Schwindel, Kopfschmerzen, Kurzatmigkeit und Herzbeschwerden einhergehen. Er erhöht das Risiko für lebensgefährliche Erkrankungen wie Schlaganfall und Herzinfarkt.

So helfen Brennnessel und Schafgarbe

Die Brennnessel kann bei Bluthochdruck auf verschiedene Weise nützlich sein. Zum einen aktiviert sie die Nierentätigkeit. Ihre entwässernde Wirkung kann positiv auf das Blutvolumen einwirken. Dies scheint den Elektrolytstatus im Blut laut einer Untersuchung mit Menschen nicht zu beeinflussen.

Die Wirkstoffe der Brennnessel können zum anderen arterielle Gefäße entspannen. Dadurch muss das Herz gegen weniger Widerstand anpumpen. Zwei Mechanismen spielen dabei eine Rolle. Zum einen fördert die Brennnessel die Freisetzung von Stickstoffmonoxid (NO) in den Gefäßen, zum anderen beeinflusst sie die Kaliumkonzentration in der Gefäßmuskulatur.

Die Inhaltsstoffe der Schafgarbe entspannen ebenfalls die Gefäßmuskulatur, was sich positiv bei erhöhtem Blutdruck auswirkt. Dies zeigte auch eine klinische Studie mit einer iranischen Schafgarbenart, deren Inhaltsstoffe mit der unseren vergleichbar sind.[13]

!

Eine Entspannung der arteriellen Blutgefäße kann den Blutdruck senken.

Unsere Empfehlung

Trinken Sie zwei- bis dreimal täglich einen Tee aus Schafgarbenkraut und Brennnesselblättern.

Was sonst noch hilft

Empfehlenswert ist das Anstreben eines Normalgewichts, regelmäßiger Sport, Entspannungsübungen wie Meditation und eine Ernährung mit einem hohen Anteil an Gemüse, Obst und Omega-3-Fettsäuren.

Wann zur Ärztin/zum Arzt

Wenn die oben erwähnten Symptome länger anhalten und wenn Sie als Blutdruckpatienten mit Sport beginnen möchten. Bluthochdruck bleibt oft lange Zeit unbemerkt. Lassen Sie daher regelmäßig Ihren Blutdruckwert messen.

Blutfettwerte, erhöhte (Hypercholesterinämie)

Ein zu hoher Cholesterinspiegel kann verschiedene Ursachen haben. Dazu zählen Übergewicht, erbliche Veranlagung und Erkrankungen des Stoffwechsels und der Leber. Er gilt als Risiko für verschiedene Erkrankungen des Herz-Kreislauf-Systems wie Schlaganfall oder Herzinfarkt.

So wirken Löwenzahn, Schafgarbe, Gänseblümchen und Holunder

Löwenzahn, Schafgarbe und Gänseblümchen wirken Untersuchungen zufolge alle senkend auf Blutfettwerte, auch Holunderbeeren verbessern die Blutwerte. Dies zeigte unter anderem eine 2014 veröffentlichte Studie, der zufolge sich auch das Verhältnis zwischen HDL- und LDL-Cholesterin verbesserte.(14)

Unsere Empfehlungen

Trinken Sie zwei- bis dreimal täglich einen Tee aus Schafgarbenkraut, Gänseblümchenblüten und dem Kraut und der Wurzel des Löwenzahns.

Trinken Sie ein- bis zweimal täglich ein Schnapsglas Holunderbeerensaft.

!

Flohsamen sind beim Abnehmen und bei der Senkung der Blutfette hilfreich.

Was sonst noch hilft

Bewährt haben sich Gewichtsreduktion, Sport und eine cholesterinarme und ballaststoffreiche Diät. Ebenfalls empfehlenswert sind Flohsamen. Sie können laut einer Studie aus dem Jahre 2010 bei der Gewichtsreduktion und der Senkung der Blutfettwerte helfen.(15)

Wann zur Ärztin/zum Arzt

Sind die Blutfettwerte einmal erhöht, sollten sie regelmäßig überwacht werden.

Bronchitis, akute

Die großen Luftwege innerhalb der Lunge heißen Bronchien. Werden sie von Krankheitserregern wie Viren, Bakterien oder Pilze attackiert, entzünden sie sich. Das entstehende Krankheitsbild heißt Bronchitis. Sie geht meist mit Husten, schleimigem Auswurf und Fieber einher.

So helfen Spitzwegerich, Gänseblümchen, Weidenrinde, Brennnessel und Holunder

Spitzwegerich ist unser Hauptmittel bei akuter Bronchitis. Seine Inhaltsstoffe lindern den Hustenreiz und hemmen die Entzündung sowie das Wachstum von Bakterien. Eine gute Ergänzung ist das Gänseblümchen. Aufgrund seiner schleimlösenden Wirkung erleichtert es das Abhusten des Schleims, was für den Verlauf der Erkrankung wichtig ist. Schleim, der in den Bronchien bleibt, erschwert das Atmen und fördert das Wachstum von Bakterien.

Holunderblüten sind grundsätzlich bei allen Infektionen der Atemwege eine gute Wahl. Sie durchwärmen den Körper und sorgen so für eine verbesserte Durchblutung der Atemwege. Dies finden Krankheitserreger nicht gut – Abwehrzellen hingegen spitze, denn sie können sich dann schneller und freier bewegen.

> !
> Holunderblüten sind bei allen Infektionen der Atemwege eine gute Wahl.

Weidenrinde ist bei Fieber eine gute Wahl. Sie liefert die schmerzstillende und fiebersenkende Salicylsäure. Brennnessel stimuliert das Immunsystem. Einer Studie zufolge sind diese Effekte mit dem Sonnenhut (Echinacea) vergleichbar.

Unsere Empfehlung

Trinken Sie bis zu fünfmal täglich einen Tee mit Spitzwegerichkraut, Holunderblüten, Brennnesselblättern und Gänseblümchenblüten. Bei Bedarf geben Sie noch Weidenrinde dazu.

So helfen Senföle

Wir empfehlen, begleitend zum Tee Angocin einzunehmen. Es enthält die antibiotisch wirkenden Heilpflanzen Meerrettich und Kapuzinerkresse.

Zu der Wirksamkeit der Pflanzenkombination bei akuter Bronchitis gibt es zwei große wissenschaftliche Auswertungen aus den Jahren 2006 und 2007. Sie zeigen, dass eine Behandlung mit dem pflanzlichen Medikament sowohl bei Kindern als auch bei Erwachsenen einer Standardtherapie mit herkömmlichen Antibiotika ebenbürtig ist.[16, 17] Zudem schonen die Inhaltsstoffe des Phytotherapeutikums im Vergleich zu herkömmlichen Antibiotika die Darmflora.

> !
> Studien belegen die gute Wirksamkeit und Verträglichkeit von Angocin bei akuter Bronchitis.

Was sonst noch hilft

Ausreichend trinken, Raumluft befeuchten, körperliche Schonung, Zigarettenabstinenz, Inhalationstherapie mit 0,9-prozentiger Kochsalzlösung.

Wann zur Ärztin/zum Arzt

Wenn plötzlich hohes Fieber mit Kopf- und Gliederschmerzen oder starke Atembeschwerden wie Atemnot auftreten oder wenn die Beschwerden mehrere Tage andauern.

Burnout

Bei Burnout empfehlen wir Hopfen und Sibirischen Ginseng. Wie diese Heilpflanzen wirken und angewandt werden, entnehmen Sie dem Abschnitt „Stress".

Darmerkrankungen, chronisch entzündliche (Morbus Crohn und Colitis ulcerosa)

Wie es zum Auftreten von chronisch entzündlichen Darmerkrankungen kommt, ist noch nicht abschließend geklärt, es ist aber bekannt, dass autoimmune Prozesse eine wichtige Rolle dabei spielen. So auch bei den bekanntesten Vertretern, dem Morbus Crohn und der Colitis ulcerosa. Chronisch entzündliche Darmerkrankungen gehen nicht nur mit Verdauungsbeschwerden wie Bauchschmerzen und Durchfall einher. Auch die Gelenke, die Haut und die Psyche können von der Erkrankung betroffen sein.

> **!**
> Bitterstoffe können auch die psychische Belastung bei chronisch entzündlichen Darmerkrankungen lindern.

So helfen Schafgarbe, Breitwegerich, Brennnessel, Nelkenwurz und Hopfen

Bei chronisch entzündlichen Darmerkrankungen sind vor allem entzündungshemmende Heilpflanzen von Interesse. Wir haben vier davon kennengelernt: Die Schafgarbe wirkt über ihre ätherischen Öle, der Breitwegerich durch seine Schleimstoffe, die Brennnessel durch verschiedene Wirkstoffe und die Nelkenwurz wegen ihrer Gerbsäuren entzündungshemmend. Gerbsäuren können zudem die Häufigkeit von Durchfällen reduzieren.

Auch die Bitterstoffe der Schafgarbe sind von Belang. Sie regulieren nicht nur Appetit und Verdauung, sondern können einer Studie zufolge Depressionen bei chronisch entzündlichen Darmerkrankungen lindern.

Wer stark unter den Schmerzen und den Beeinträchtigungen der Krankheit leidet, mischt noch Hopfenzapfen in den Tee. Sie können helfen, den Schmerz besser zu ertragen und die Auswirkungen von Stress zu lindern.

Unsere Empfehlung

Trinken Sie zwei- bis dreimal täglich einen Tee aus Breitwegerichkraut, Brennnesselblättern, Nelkenwurzwurzel und Schafgarbenkraut. Geben Sie bei Bedarf Hopfenzapfen hinzu.

Wegerich-Schleimstoffe als gute Ergänzung

Der schützende Effekt von Wegerich-Schleimstoffen kann durch die Einnahme von Flohsamen verstärkt werden. Flohsamen schützen die Darmschleimhaut und regulieren die Darmtätigkeit. Daher sind sie auch bei chronisch entzündlichen Darmerkrankungen eine Option. Dies zeigte auch eine spanische Studie aus dem Jahr 1999 mit Patienten, die an Colitis ulcerosa erkrankt waren. Deren Autoren gehen davon aus, dass bei der Verstoffwechselung von Flohsamen durch die Darmflora entzündungshemmende Fettsäuren entstehen.[18]

> **!**
> Flohsamen sind aufgrund ihrer regulierenden und schützenden Eigenschaften eine gute Ergänzung.

Was sonst noch hilft

Die entzündungshemmenden Naturheilmittel Weihrauch oder Myrrhe sind eine gute Ergänzung. Ihre positive Wirkung bei chronisch entzündlichen Darmerkrankungen zeigen mehrere Studien. Auch Probiotika und der Verzehr milchsäurehaltiger Lebensmittel können hilfreich sein.

Wann zur Ärztin/zum Arzt

Bei anhaltenden oder wiederkehrenden Durchfällen und Bauchschmerzen oder bei Blut im Stuhl.

Depressive Verstimmung (Stimmungstief)

Jeder Mensch kennt das: Für einen oder mehrere Tage ist die Stimmung im Keller. Man fühlt sich traurig, energielos oder mutlos und möchte sich meist nur zurückziehen.

So helfen Schafgarbe und Hopfen

Es gibt Hinweise drauf, dass bittere Heilpflanzen durch ihre kräftigende Wirkung bei depressiver Verstimmung helfen können. Aus unserer Hausapotheke empfiehlt sich die Schafgarbe bei depressiven Verstimmungen. Sie kräftigt mit ihrer leichten Bitterwirkung den Organismus und beruhigt das vegetative Nervensystem. Zudem wirkt einer ihrer Farbstoffe, das sogenannte Apigenin, beruhigend und angstlösend.

!

Hopfen kann antidepressiv und beruhigend wirken.

Eine gute Ergänzung ist der ebenfalls bittere Hopfen. Seine antidepressiven Eigenschaften zeigte unter anderem eine 2017 veröffentlichte Studie.(19)

Unsere Empfehlung

Trinken Sie bis zu fünfmal täglich einen Tee aus Schafgarbenkraut und Hopfenzapfen.

So hilft der Sibirische Ginseng

Mehrere Untersuchungen zeigten, dass der Sibirische Ginseng bei verdrießlicher Stimmung hilfreich sein kann. Er findet sich in dem von uns empfohlenen Extrakt der Eleu-Wurzel. Nehmen Sie dies ergänzend zum Tee ein.

Was sonst noch hilft

Entspannungsübungen wie Atemübungen oder Meditation, Spaziergänge an der frischen Luft, eine vollwertige Ernährung und Gespräche mit lieben Freunden.

Wann zur Ärztin/zum Arzt

Wenn die depressiven Symptome andauern oder Suizidgedanken auftreten.

Diabetes mellitus Typ 2

Der Körper bildet bei Typ-2-Diabetes nicht mehr ausreichend Insulin. Verantwortlich dafür ist eine Resistenz gegenüber dem Hormon. Als Folge davon leidet die körpereigene Kontrolle des Blutzuckerspiegels.

So helfen Löwenzahn und Brennnessel

Verschiedene Inhaltsstoffe des Löwenzahns können den Blutzuckerspiegel beeinflussen. Dazu zählen Taraxasterol, die Cichoriensäure und seine Bitterstoffe. Verschiedene Tierversuche untersuchten zunächst die blutzuckersenkende Wirkung von Löwenzahn. 2018 wurde eine Studie veröffentlicht, bei der Patienten mit Typ-2-Diabetes eine Mischung aus Heilpflanzen einnahmen, ein wichtiger Teil dieser Mischung war auch Löwenzahn. Die Resultate dieser Studie sind vielversprechend: Es zeigte sich, dass die Kräutermischung Blutzucker- und Blutfettwerte reduzierte.[20]

Auch die Brennnessel kann bei Diabetes empfohlen werden. Ihre Blätter fördern die Produktion von Insulin und senken die Aufnahme von Kohlenhydraten im Darm. Letzteres geschieht durch die Wirkung von Brennnesselblättern als Alpha-Glucosidase-Hemmer. Alpha-Glucosidase-Hemmer werden auch von der Schulmedizin bei der Behandlung des Diabetes eingesetzt. Die positiven Effekte der Brennnessel auf die Erkrankung zeigten unter anderem drei klinische Studien.[21, 22, 23]

!

Die blutzuckersenkende Wirkung von Brennnessel und Löwenzahn wurde in Studien untersucht.

Unsere Empfehlung

Trinken Sie zwei- bis dreimal täglich einen Tee aus Brennnesselbättern und dem Kraut und den Wurzeln des Löwenzahns.

Was sonst noch hilft

Die Insulinresistenz kann durch Gewichtsabnahme (bei Übergewicht) und regelmäßige körperliche Bewegung reduziert werden. Bei der Gewichtsabnahme können Flohsamen helfen. Zudem senken sie Studien zufolge erhöhte Blutfettwerte und -zuckerwerte bei Patienten mit Di-

!

Eine Reduzierung des Körpergewichts und regelmäßige körperliche Bewegung reduzieren die Insulinresistenz.

abetes.[24, 25] Die Reduzierung von Stress durch Entspannungsübungen ist ebenfalls ratsam.

Wann zur Ärztin/zum Arzt

Wenn sich die ersten Symptome zeigen, die an Diabetes denken lassen. Dazu zählen Durstgefühl, übermäßiger Harndrang, Abgeschlagenheit und scheinbar grundlose Gewichtsabnahme.

Durchfall

Bei Durchfall sind die Heilpflanzen Nelkenwurz, Schafgarbe und Breitwegerich empfehlenswert. Wie sie wirken und angewandt werden, beschreiben wir im Abschnitt „Magen-Darm-Entzündung".

Erkältung (grippaler Infekt)

Eine Erkältung wird durch verschiedene Viren ausgelöst. Meist beginnt sie mit Halskratzen, oft verbunden mit leichtem Frösteln. In der Folge können Halsschmerzen, Schluckbeschwerden, Schnupfen, Husten, Gliederschmerzen und leichtes Fieber auftreten.

So helfen Holunder, Spitzwegerich, Weidenrinde, Brennnessel und Gänseblümchen

> !
>
> Holunderbeerensaft erschwert Erkältungs- und Grippeviren das Eindringen.

Unser Hauptmittel bei Erkältungen ist der Holunder. Wir empfehlen ihn in zweierlei Form: Seine Beeren als Saft und seine Blüten in einer Teemischung. Der Holunderbeerensaft erschwert Erkältungs- und Grippeviren das Eindringen in unsere Schleimhaut. Er reduzierte in einer 2016 publizierten Studie Erkrankungsdauer und Beschwerden bei Patienten mit einer Erkältung.[26] Die Holunderblüten wirken leicht schleimlösend, entzündungshemmend und schweißtreibend. Vor allem letzteres kann die Abwehrleistung des Immunsystems unterstützen.

Bei Erkältungen ist auch der Spitzwegerich eine sehr gute Wahl. Seine Schleimstoffe wirken reizlindernd, wenn es im Hals zu kratzen beginnt und der Hustenreiz sich meldet. Andere Inhaltsstoffe des

Spitzwegerichs haben antibakterielle und entzündungshemmende Eigenschaften. Auch sein Zinkgehalt könnte von Belang sein. Bei Erkältungen kann Zink die Erkrankungsdauer verkürzen.

Im Laufe einer Erkältung verändert sich der Husten meist. Am Anfang ist er noch trocken (Reizhusten), nach ein bis drei Tagen kommt es dann zum verschleimten Husten, bei dem Schleim abgehustet wird. Dann haben sich Heilpflanzen mit sogenannten Saponinen aufgrund ihrer schleimlösenden Eigenschaften bewährt. Von unseren besprochenen Heilpflanzen ist das Gänseblümchen reich an Saponinen.

Bei Fieber und Kopfschmerzen hat sich der Einsatz von Weidenrinde bewährt – das pflanzliche Aspirin. Seine Salizin wirkt in unserem Körper als schmerzstillende und entzündungshemmende Salicylsäure.

Brennnessel stimuliert das Immunsystem. Einer Studie zufolge sind diese Effekte mit dem Sonnenhut (Echinacea) vergleichbar.

!

Das pflanzliche Aspirin: Salizylsäurehaltige Weidenrinde.

BESCHWERDE	UNSERE HEILPFLANZENEMPFEHLUNG
Generell	Holunderblüten, Holunderbeerensaft
Halsschmerzen	Spitzwegerich
Hustenreiz	Spitzwegerich
Husten mit Auswurf	Spitzwegerich, Gänseblümchen, Holunderblüten
Fieber	Weidenrinde, Holunderblüten
Gliederschmerzen	Weidenrinde

Unsere Empfehlungen

Trinken Sie bis zu fünfmal täglich einen Tee mit Holunderblüten. Mischen Sie diese, je nach Beschwerden, mit Gänseblümchenblüten, Weidenrinde oder Spitzwegerichkraut.

Zusätzlich fünfmal täglich ein Schnapsglas Holunderbeerensaft.

Holunder-Schwitzkur

Wenn die Erkältung gerade im Anflug ist, ist eine „Schwitzkur" mit Holunderblüten sinnvoll. Sie unterstützt die Arbeit des Immunsystems und befeuchtet und erwärmt die oberen Atemschleimhäute.

Am besten Sie machen diese am Abend, wenn Sie nicht mehr aus dem Haus müssen. Überbrühen Sie hierfür zwei Esslöffel Holunderblüten mit einem halben Liter siedendem Wasser und lassen Sie sie 15 Minuten lang zugedeckt ziehen. Wickeln Sie sich in eine warme Decke ein und ziehen Sie eine warme Mütze an. Machen Sie es sich nun in einem Sessel bequem und setzen Sie Ihre Füße in ein warmes Fußbad. Trinken Sie alles so rasch und so heiß wie möglich. Legen Sie sich danach zum Ruhen ins Bett.

Eine solche Schwitzkur darf bei hohem Fieber und bei Patienten mit Herz- oder Kreislauferkrankungen nur nach Rücksprache mit dem Arzt angewandt werden.

So helfen Senföle

!

Beim geringsten Verdacht auf eine Erkältung: Senföle aus Kapuzinerkresse und Meerrettich

Das Präparat *Angocin* ist eine gute Ergänzung zu den empfohlenen Heilpflanzen. Seine Wirkstoffe, die Senföle, wirken gegen Erkältungs- und Grippeviren. Sie können auch vor einer zusätzlichen Infektion mit Bakterien schützen. Die Senfölarznei kann schon beim geringsten Verdacht auf eine Erkältung eingenommen werden. Eine Studie aus dem Jahre 2012 mit 351 Teilnehmern zeigte, dass das Phytotherapeutikum auch prophylaktisch vor Erkältungen schützen kann.[27]

So hilft der Sibirische Ginseng

Nach grippalen Infekten ist unser Körper oft länger geschwächt. Die akuten Infektbeschwerden dauern meist nur ein paar Tage, die Erschöpfung kann mehrere Wochen anhalten. Dann ist der Sibirische Ginseng eine gute Option. Er kräftigt den Organismus und stärkt das Abwehrsystem. Sie können ihn als Extrakt der Eleu-Wurzel einnehmen.

Was sonst noch hilft

Ruhe, eine vitaminreiche Ernährung mit viel Obst und Gemüse, Inhalationen mit Salz, selbstgekochte Hühnersuppe.

Wann zur Ärztin/zum Arzt

Wenn die Beschwerden länger als sieben Tage lang andauern oder hohes Fieber oder besonders starke Schmerzen auftreten.

Erschöpfung und Müdigkeit

Wenn die Energie fehlt, verspüren wir Erschöpfung oder Müdigkeit. Beides sind mittlerweile sehr häufige Beschwerden – sowohl bei gesunden, als auch bei kranken Mitmenschen. Die Energielosigkeit kann mit körperlichen und seelischen Symptomen einhergehen.

So helfen Löwenzahn und Hopfen

Der Löwenzahn gilt in der Naturheilkunde als Kräftigungsmittel, das auch bei Müdigkeit und Erschöpfung empfohlen wird. Dafür sprechen zum einen seine Wirkung auf die Verdauung und zum anderen einzelne Resultate aus der Grundlagenforschung. Durch die Stärkung des Magen-Darm-Traktes kann der Körper seinen Energiebedarf besser aus der Nahrung decken. Zudem spielt seine Wirkung auf die Leber eine Rolle. Müdigkeit bezeichnen Mediziner deshalb auch als den Schmerz der Leber. Sie ist ein zentrales Organ im menschlichen Energiestoffwechsel.

Ergänzend dazu macht der Einsatz von Hopfenzapfen Sinn. Sie wirken entspannend und erleichtern so das Auftanken neuer Energien. Zudem reguliert der Hopfen unser Schlaf- und Wachverhalten. Er kann dafür sorgen, dass wir tagsüber wacher und nachts müde genug für einen erholsamen Schlaf sind.

> **!**
> Müdigkeit und Energielosigkeit gelten als der Schmerz der Leber.

Unsere Empfehlung

Trinken Sie zwei- bis dreimal täglich einen Tee aus Hopfenzapfen und dem Kraut und den Wurzeln des Löwenzahns.

!

Russische Untersuchungen machten den Sibirischen Ginseng als Kräftigungsmittel bekannt.

So hilft der Sibirische Ginseng

Der sibirische Ginseng ist aufgrund seiner leistungssteigernden Wirkung als Kräftigungsmittel bekannt. In vielen, vorwiegend russischen Untersuchungen verbesserte er Ausdauer, Konzentration und Widerstandskraft. Neuere Studien zeigten seine positive Wirkung unter anderem bei der körperlichen Schwäche älterer Menschen und bei Patienten mit leichter chronischer Erschöpfung.[28, 29] Der Sibirische Ginseng findet sich in dem von uns empfohlenen Extrakt der Eleu-Wurzel. Sie können es parallel zum Tee einnehmen.

Was sonst noch hilft

Werfen Sie auch einen Blick in die Abschnitte „Konzentrationsstörungen" oder „Stress".

Wann zur Ärztin/zum Arzt

Bei anhaltenden Beschwerden.

Fasten

Während des Fastens kann der Tee hilfreich sein, den wir im Abschnitt „Frühjahrsmüdigkeit" empfehlen. Er aktiviert den Stoffwechsel und die Entgiftungsorgane.

Fettleber

Eine Fettleber kann verschiedene Ursachen haben. Dazu zählen als Hauptursache Übergewicht sowie Diabetes mellitus, Fettstoffwechselstörungen oder der Einfluss von Lebergiften wie Alkohol oder verschiedenen Medikamenten. Typischerweise kommt es zu einer reversiblen Einlagerung von Fett in die Leberzellen. Ist dieser Prozess fortgeschritten, leidet die Leistung der Leber darunter.

So helfen Löwenzahn und Schafgarbe

Löwenzahn kann bei einer Fettleber hilfreich sein. Das lässt sich aus bisherigen Ergebnissen aus der Grundlagenforschung und der praktischen Anwendung schließen. Der Effekt scheint unter anderem auf den zellschützenden, antioxidativen und entzündungshemmenden Effekten einzelner Inhaltsstoffe zu beruhen. Damit kann der Löwenzahn Leberzellen vor schädigenden Einflüssen schützen und bei schon bestehendem Schaden Entzündungen hemmen. Zudem senkt der Löwenzahn Untersuchungen zufolge erhöhte Blutfettwerte und kann bei leberbedingter Müdigkeit hilfreich sein.

Auch die Schafgarbe wirkt sich positiv auf Blutfettwerte aus. Dies zeigte unter anderem eine klinische Studie mit einer iranischen Schafgarbenart, deren Inhaltsstoffe mit der unseren vergleichbar sind.[30]

> **!**
> Der Löwenzahn schützt Leberzellen und kann Entzündungen und erhöhte Blutfettwerte senken.

Unsere Empfehlung

Trinken Sie zwei- bis dreimal täglich einen Tee mit Schafgarbe und Löwenzahnkraut und -wurzel.

Was sonst noch hilft

Bewährt haben sich ein gesunder Lebensstil mit ausreichend Bewegung, Entspannungstechniken, der Verzicht auf Alkohol, eine Normalisierung des Gewichts und eine vollwertige Ernährung.

Wann zur Ärztin/zum Arzt

Wenn Beschwerden wie Müdigkeit, Blähungen, Übelkeit, Appetitlosigkeit oder ein Druckgefühl im rechten Oberbauch auftreten.

Fettleibigkeit (Adipositas)

Wessen Körpermasseindex (BMI) über 30 liegt, leidet laut Definition an Fettleibigkeit. Das starke Übergewicht kann verschiedene Ursachen haben. Häufig spielen erhöhte Kalorienaufnahme und Bewegungsmangel eine Rolle.

So helfen Löwenzahn, Holunder, Gänseblümchen und die Wegeriche

!

Inulin aus der Löwenzahnwurzel kann appetithemmend wirken.

Löwenzahn kann auf verschiedenen Wegen bei Fettleibigkeit hilfreich sein. Er reguliert zum einen den Appetit. Dies geschieht über seine Bitterstoffe und das Inulin seiner Wurzel. Inulin ist ein Mehrfachzucker, den wir nicht verstoffwechseln können. Bakterien wandeln ihn im Darm zu verschiedenen Säuren um. Eine davon ist Propionsäure, die appetithemmend wirkt. Löwenzahn bringt zudem den Stoffwechsel in Schwung. Seine aktivierende Wirkung kann die Fettverbrennung beeinflussen.

Die Saponine des Gänseblümchens können erhöhte Blutfettwerte senken.

Dies gilt auch für Holunderbeeren. Daher werden sie bisweilen zur Gewichtsreduktion eingesetzt, wie auch in einer 2008 publizierten Studie.(31)

Unsere Empfehlungen

Trinken Sie zwei- bis dreimal täglich einen Tee mit Gänseblümchenblüten, Löwenzahnkraut und -wurzel.

Trinken Sie zwei- bis dreimal täglich ein Schnapsglas Holunderbeerensaft.

Wegerich-Schleimstoffe als gute Ergänzung

Schleimstoffe von Wegerichen können das Abnehmen erleichtern. Sie binden Cholesterin im Darm, womit es nicht mehr aufgenommen werden kann. Dadurch regulieren sie den Fettstoffwechsel und können erhöhte Blutfettwerte senken. Zudem fördern sie das Sättigungsgefühl.(32) Leider sind keine Samen vom Breitwegerich im Handel erhältlich, Flohsamen sind aber eine gute Alternative. Sie senken bei Fettleibigkeit einer Studie zufolge auch das Erkrankungsrisiko für Gallensteine.(33)

Was sonst noch hilft

Die Reduktion des Übergewichtes ist das Ziel, sollte aber nicht die Motivation sein, denn das kann schnell frustrierend werden. Lassen Sie sich lieber durch die Freude an einem gesünderen Leben motivieren und lernen Sie den Genuss einer gesünderen Lebensweise kennen und schätzen. Den Weg dorthin können Ihnen Ärzte, Psychotherapeuten oder das Programm „Ich nehme ab" der Deutschen Gesellschaft für Ernährung weisen.

Anhaltender Stress wird zunehmend zu den Verursachern von Übergewicht gezählt. Gemäß der Selfish-Brain-Theorie beeinflusst hierbei das Gehirn den Körperstoffwechsel. Werfen Sie gegebenenfalls einen Blick in den Abschnitt „Stress".

Wann zur Ärztin/zum Arzt

Wenn die Ursachen für das Übergewicht unklar sind oder das Übergewicht mit psychischen oder körperlichen Problemen einhergeht.

Fieber

Fieber ist eine natürliche Reaktion des Körpers. Es unterstützt bei Infekten die Funktion des Abwehrsystems.

So helfen Weidenrinde, Schafgarbe und Holunderblüten

Weidenrinde wirkt aufgrund ihres Salizingehaltes und ihrer Farbstoffe fiebersenkend. Weidenrinde wirkt auch gegen die oft bei Fieber auftretenden Kopfschmerzen. Die Wirkung der Weidenrinde tritt erst nach zwei Stunden ein.

> !
>
> Weidenrinde entfaltet ihre fiebersenkende Wirkung erst nach zwei Stunden.

Die Schafgarbe wird in verschiedenen Kulturkreisen traditionell als Fiebermittel angewandt, wahrscheinlich wegen ihrer entzündungshemmenden Wirkstoffe.

Holunderblüten können fiebersenkend wirken, indem sie den Hautstoffwechsel aktivieren. Durch die verstärkte Durchblutung der Haut kann diese durch Schwitzen mehr Temperatur abgeben.

Unsere Empfehlungen

Trinken Sie bis zu fünfmal täglich einen Tee aus Weidenrinde, Schafgarbenkraut und Holunderblüten.
Im Abschnitt „Erkältung" erklären wir, wie Sie mit Holunderblüten zusätzlich noch eine Schwitzkur machen können.

Was sonst noch hilft

Ruhe, Ruhe und Ruhe! Des Weiteren haben sich eine vitaminreiche und leicht verdauliche Kost und eine ausreichende Trinkmenge (mindestens zwei Liter pro Tag) bewährt.

Wann zur Ärztin/zum Arzt

Wenn das Fieber länger als 48 Stunden anhält, scheinbar grundlos auftritt oder von Begleitsymptomen wie Kopfschmerzen, Nackensteifigkeit, Durchfall, Benommenheit, Schmerzen beim Wasserlassen oder eitrigem Auswurf begleitet ist. Bei Säuglingen, Schwangeren und chronisch Kranken beim ersten Auftreten von Fieber.

Bei Teilnahmslosigkeit, Temperaturen über 40 °C oder Krämpfen bedarf es umgehender notärztlicher Betreuung.

Frühjahrsmüdigkeit

Beginnt das Frühjahr, blüht die Natur auf. Bei vielen Menschen ruft der Wechsel von Winter auf Frühling jedoch Mattigkeit und Antriebslosigkeit hervor. Oft begleiten Gereiztheit, Kopfschmerzen und Wetterfühligkeit die sogenannte Frühjahrsmüdigkeit.

So helfen Brennnessel, Schafgarbe, Löwenzahn und Gänseblümchen

Brennnessel, Schafgarbe, Löwenzahn und Gänseblümchen sind Heilpflanzen, die traditionell schon lange dazu verwendet werden, um dem Körper „den Winter auszutreiben". Sie aktivieren die Entgiftungsorgane Niere und Leber und finden als Blutreinigungsmittel bei pflanzlichen Entschlackungskuren Verwendung. Löwenzahn kräftigt und aktiviert zusätzlich den Stoffwechsel. Die Schafgarbe reguliert das vegetative Nervensystem und kann damit die Wetterfühligkeit lindern. Gänseblümchen bringt den Fettstoffwechsel in Schwung.

Unsere Empfehlung

Trinken Sie zwei- bis dreimal täglich einen Tee aus Brennnesselblättern, Gänseblümchenblüten, Schafgarbenkraut und dem Kraut und den Wurzeln des Löwenzahns.

Was sonst noch hilft

Die Frühjahrsmüdigkeit lädt zum Faulenzen ein. Das bringt jedoch meist nur wenig Erleichterung. Hilfreich können Aufenthalte im Freien, Wechselduschen, eine vitamin- und gemüsereiche Ernährung und Sport sein.

Wann zur Ärztin/zum Arzt

Wenn die Beschwerden anhalten.

Gewichtsreduktion

Sie wollen abnehmen? Wie der Löwenzahn, das Gänseblümchen, der Holunder und die Schleimstoffe der Wegeriche Sie dabei unterstützen können, beschreiben wir im Abschnitt „Fettleibigkeit (Adipositas)".

Gicht (Arthritis urica)

Bei der Gicht lagern sich Harnsäurekristalle im Körper ab. Sind die Gelenke betroffen, führt dies zu Entzündungen und meist starken Schmerzen. Ablagerungen in der Niere beeinträchtigen die Leistung des Organs.

So hilft die Brennnessel

Die Brennnessel wird traditionell bei Beschwerden eingesetzt, bei denen Harnsäure eine Rolle spielt. Es wird angenommen, dass sie die Ausscheidung der Harnsäure fördert. Zudem wirkt sie entzündungshemmend bei Gelenkschmerzen.

Unsere Empfehlung

Trinken Sie zwei- bis dreimal täglich einen Tee mit Brennnesselblättern.

Was sonst noch hilft

Der Verlauf der Erkrankung kann durch die Ernährung beeinflusst werden. Entscheidend ist es, Lebensmittel mit einem hohen Puringehalt zu reduzieren oder zu meiden.

Wann zur Ärztin/zum Arzt

Lassen Sie alle wiederkehrenden oder anhaltenden Gelenkbeschwerden ärztlich abklären.

Grippe

Wer an einer Grippe leidet, kann den unter „Erkältung" aufgeführten Ratschlägen folgen. Besonders empfehlenswert ist das Trinken von Holunderbeerensaft, wie eine norwegische Studie zeigt. Bei dieser verkürzte das tägliche Trinken von 15 ml Holunderbeerensaft die Erkrankungsdauer um vier Tage.(34)

Gürtelrose: siehe „Nervenschmerzen"

Haarausfall

Dass unsere Haare ausfallen, ist normal. Sie werden in der Regel durch nachwachsende ersetzt. Bei vielen schwächelt dieser Regenerationsprozess mit zunehmendem Alter. Auch Stress und Schilddrüsenerkrankungen können zu vermehrtem Haarausfall führen.

> !
>
> Brennnessel-Haarwasser sind im Handel erhältlich.

So hilft die Brennnessel

Die Brennnessel gilt schon lange als Haarwuchsmittel. Auch wir empfehlen sie, um den Haarwuchs anzuregen. Hierfür sind die gleichzeitige äußerliche und innerliche Anwendung ratsam. Für die äußerliche

Anwendung besorgen Sie sich ein sogenanntes Brennnessel-Haarwasser. Es wird aus der großen (Urtica dioica) und der kleinen (Urtica urens) Brennnessel unter Zugabe von durchblutungsfördernden ätherischen Ölen hergestellt.

Unsere Empfehlungen

Trinken Sie Sie zwei- bis dreimal täglich einen Tee aus Brennnesselblättern.

Wenden Sie einmal täglich Brennnessel-Haarwasser an.

Auch die Fettsäuren aus den Samen der Brennnessel können bei Haarausfall von Nutzen sein. Brennnesselsamen können Sie selbst sammeln oder in Apotheken oder Teegeschäften kaufen. Sie sind eine schmackhafte Zugabe zu Salaten, Müslis oder Smoothies.

Was sonst noch hilft

Föhnen Sie die Haare nicht zu heiß und trocknen Sie sie nach dem Waschen vorsichtig mit dem Handtuch ab. Verwenden Sie Shampoos und Haarpflegeprodukte mit möglichst wenigen chemischen Zusatzstoffen.

Wann zur Ärztin/zum Arzt

Wenn über mehrere Wochen Haarausfall auftritt, sich lokal begrenzte kahle Stellen auf der Kopfhaut bilden oder der Haarverlust belastend wirkt.

Hämorrhoiden

Bei Hämorrhoiden sind die Blutgewebspolster am Darmausgang vergrößert. Dies kann zu Juckreiz, Stuhlschmieren, Blutungen und Hautauschlag führen. Laut Schätzungen ist fast jeder Dritte über 30 Jahren und jeder Zweite über 50 Jahren von der Erkrankung betroffen.

So helfen der Löwenzahn, die Schafgarbe und die Nelkenwurz

Bei Hämorrhoiden tritt aus den vergrößerten Gefäßen immer wieder Flüssigkeit aus. Diese führt zu feuchter Haut und begünstigt das Auftreten des Analekzems. Die Gerbstoffe der Nelkenwurz wirken austrocknend – das kann bei Hämorrhoiden hilfreich sein.

Zudem lindern die Gerbstoffe Juckreiz und Schmerz und hemmen Entzündungen.

Der Löwenzahn wird traditionell bei Hämorrhoiden angewandt. Dabei spielen wahrscheinlich seine entzündungshemmenden und schmerzstillenden Eigenschaften eine Rolle. Die Schafgarbe ist aufgrund ihrer blutungsstillenden und entzündungshemmenden Eigenschaften bei Hämorrhoiden eine gute Option.

!

Aus der gerbstoffhaltigen Nelkenwurz kann ein Sitzbad bereitet werden.

Die Nelkenwurz eignet sich auch für ein Sitzbad. Lassen Sie hierfür 20 Gramm Nelkenwurzwurzel 10 Minuten in einem Liter Wasser köcheln. Gießen Sie dann den entstandenen Sud durch ein Sieb. Das Sitzbad sollte fünf Minuten lang dauern. Das Wasser sollte am besten handwarm sein. Für das Sitzbad eignen sich Bidets, Sitzbadewannen oder große Schüsseln. Nach dem Sitzbad den Po nur trocken tupfen, nicht reiben.

Unsere Empfehlungen

Trinken Sie zwei- bis dreimal täglich einen Tee aus Nelkenwurzwurzel, Schafgarbenkraut und dem Kraut und den Wurzeln des Löwenzahns.

Bereiten Sie sich zusätzlich einmal täglich ein Sitzbad mit Nelkenwurzwurzel zu.

Was sonst noch hilft

Ausreichend trinken und eine ballaststoffreiche Ernährung. Um den Stuhl aufzuweichen, kann die Einnahme von Flohsamen hilfreich sein.

Wann zur Ärztin/zum Arzt
Wenn Sie Hämorrhoiden, Juckreiz oder Blutungen am Anus feststellen. Viele zögern den Arztbesuch aus Scham hinaus, dadurch wird aber die Prognose verschlechtert!

Harninkontinenz

Bei der Harninkontinenz geht der Urin unfreiwillig ab. Das Phänomen betrifft Frauen dreimal so häufig wie Männer. Jede Vierte der 40- bis 50-Jährigen leidet darunter und über 60 Prozent der älteren. Bei Männern kann eine Vergrößerung der Vorsteherdrüse (Prostata) zu Harninkontinenz führen.

So helfen Breitwegerich, Brennnessel und Hopfen
Der Breitwegerich kann dabei helfen, dass die Blase gekräftigt wird. Aus diesem Grund wird er traditionell bei Harninkontinenz eingesetzt. Der genaue Wirkmechanismus ist nicht erforscht. Es ist möglich, dass die Gerbsäuren des Breitwegerichs kräftigend auf das Blasengewebe wirken.

Die Harninkontinenz kann zu Ängsten und Unruhe führen. Dann ist die Zugabe von Hopfenzapfen sinnvoll. Hopfen wirkt entspannend, beruhigend und angstlösend. Männer, die unter einer Vergrößerung der Prostata leiden, geben etwas Brennnesselwurzel zum Tee. Mehr dazu steht im Abschnitt „Prostatavergrößerung".

Unsere Empfehlung
Trinken Sie zwei- bis dreimal täglich einen Tee aus Breitwegerichkraut. Bei Bedarf geben Sie noch Hopfenzapfen oder Brennnesselwurzel dazu.

Was sonst noch hilft
Bei Harninkontinenz ist ein spezielles Muskeltraining hilfreich, das die Muskulatur des Beckenbodens trainiert. Bei Frauen hat sich der Einsatz sogenannter Vaginalkonen bewährt.

Wann zur Ärztin/zum Arzt

Wenn der Urin mehrmals unfreiwillig abgeht.

Hautausschlag

Unsere Haut ist ein wichtiges Bollwerk gegenüber schädlichen Einflüssen. Hautausschläge sind ein sichtbares Zeichen ihrer Wehrhaftigkeit. Auslöser für Hautauschläge können Krankheitserreger, allergische Reaktionen oder Erkrankungen wie die Neurodermitis sein.

!

Gerbstoffe können den Juckreiz lindern.

So helfen Breitwegerich und Nelkenwurz

Der Breitwegerich liefert einen hautfreundlichen Mix aus Schleimstoffen, Gerbstoffen, Aucubin und Zink. Diese Mischung wirkt wundheilend, beruhigt den Hautstoffwechsel und lindert Schmerzen, Entzündungen und Juckreiz. Für die Behandlung von Hautausschlägen wird der Breitwegerich lokal in Form von feuchten Umschlägen angewandt. Die Nelkenwurz ist aufgrund ihrer Gerbstoffe bei starkem Juckreiz eine sinnvolle Ergänzung.

Unsere Empfehlung

Überbrühen Sie 2 EL Breitwegerichkraut (oder 1 EL Breitwegerichkraut und 1 EL Nelkenwurzwurzel) mit einem viertel Liter siedendem Wasser. Tränken Sie mit dem abgekühlten Tee einen Baumwolllappen und legen diesen auf die entzündete Stelle. Bei stark trockener Haut sind feuchte Umschläge kontraproduktiv, da sie der Hornschicht Wasser entziehen.

Wann zur Ärztin/zum Arzt

Wenn der Hautausschlag plötzlich auftritt, sich ausbreitet, länger anhält, regelmäßig wiederkehrt, stark juckt, schmerzt oder von Symptomen wie Fieber, Zittern oder Atemnot begleitet ist.

Heiserkeit

Bei Heiserkeit kann der Spitzwegerich hilfreich sein. Wie er wirkt und angewandt wird, lesen Sie im Abschnitt „Kehlkopfentzündung".

Heißhunger

Wer an Heißhunger leidet, hat das starke Bedürfnis, sofort etwas essen zu müssen.

So helfen Hopfen und Schafgarbe

Hopfen und Schafgarbe enthalten beide Bitterstoffe. Bitterstoffe sind zunächst appetitanregend und scheinen bei Heißhunger fehl am Platz – der Appetit soll doch gezügelt und nicht vermehrt werden! Bitterstoffe wirken jedoch regulierend auf den Appetit. Bei Heißhunger können sie helfen, übermäßigen Appetit zu drosseln.

Alternativ zum Tee sind die „hopfigen Beruhigungstropfen" eine gute Option. Im Portrait des Hopfens beschreiben wir, wie Sie sie herstellen.

Unsere Empfehlungen

Trinken Sie zwei- bis dreimal täglich einen Tee aus Schafgarbenkraut und Hopfenzapfen.
Oder nehmen Sie zwei- bis dreimal täglich 20 Tropfen der hopfigen Beruhigungstropfen mit etwas Flüssigkeit ein.

So hilft der Sibirische Ginseng

Der Sibirische Ginseng kann hilfreich sein, wenn der Heißhunger in stressigen Situationen auftritt. Seine Inhaltsstoffe senken die Stresshormone und damit auch die durch sie vermittelte Erschöpfung und Lust auf kalorienreiche Snacks. Der Sibirische Ginseng findet sich in dem von uns empfohlenen Extrakt der Eleu-Wurzel. Tritt der Heißhunger bei Stress auf, kann der Sibirische Ginseng hilfreich sein.

Was sonst noch hilft

Entspannungstechniken wie Meditation oder autogenes Training helfen vor allem bei Heißhungerattacken, die in stressigen Situationen auftreten. Eine ausgewogene Ernährung mit einem hohen Obst- und Gemüseanteil stellt sicher, dass Ihnen keine wichtigen Vitalstoffe und Mineralien fehlen.

Wann zur Ärztin/zum Arzt

Wenn der Heißhunger öfter auftritt. Wenn Sie übergewichtig sind oder Gewicht verloren haben, sich nach den Essattacken übergeben oder unter starkem Stress oder Niedergeschlagenheit leiden.

Heuschnupfen (Rhinitis allergica)

Beim Heuschnupfen handelt es sich um eine Entzündung der Nasenschleimhaut. Die Beschwerden werden durch eine allergische Reaktion auf Pflanzenpollen hervorgerufen. Begleitend können Asthma und eine entzündliche Beteiligung der Bindehaut und der Nasennebenhöhlen auftreten.

So helfen Brennnessel, Breitwegerich und Schafgarbe

Die Brennnessel ist eine stark entzündungshemmende Heilpflanze. Ihr wurden schon länger antiallergische Eigenschaften zugeschrieben. Dies geschah mit gutem Recht, wie eine bereits 1990 veröffentlichte Studie mit 98 Heuschnupfen-Patienten zeigte.(36) Wirkstoffe aus der Brennnessel scheinen das Immunsystem bei der überreaktiven allergischen Reaktion zu beruhigen.

Auch die Schafgarbe und der Breitwegerich werden traditionell bei Heuschnupfen empfohlen. Ihr Einsatz scheint aufgrund ihrer entzündungshemmenden Eigenschaften gerechtfertigt.

Unsere Empfehlung

Trinken Sie zwei- bis dreimal täglich einen Tee mit Brennnesselblättern, Breitwegerichkraut und Schafgarbenkraut. Beginnen Sie mit dem Trinken des Tees am besten schon vier Wochen vor der Heuschnupfensaison.

Was sonst noch hilft
Finden Sie heraus, gegen welche Pollen Sie allergisch sind. Dann können Sie Ihre Aktivitäten wie Urlaube oder Sport im Freien mit einem aktuellen Pollenflugkalender planen. Die Wohnung lüften Sie am besten in den frühen Morgenstunden oder am späten Abend. Dann ist die Wahrscheinlichkeit am geringsten, dass Pollen in die Wohnung gelangen. Abendliche Haarwäsche und spezielle Pollenfilter für den Staubsauger haben sich ebenfalls bewährt.

Wann zur Ärztin/zum Arzt
Bei anhaltenden oder starken Beschwerden.

Husten
Bei Husten empfehlen wir Ihnen den Tee, den Sie im Abschnitt „Bronchitis, akute" finden.

Hüftschmerzen
Bei Hüftschmerzen empfehlen wir Ihnen den Tee, den Sie im Abschnitt „Arthrose" finden.

Insektenstiche: siehe „Wunden und Verletzungen"

Insulinresistenz
Bei der Insulinresistenz können die Heilpflanzen Brennnessel und Löwenzahn hilfreich sein. Werfen Sie einen Blick in den Abschnitt „Diabetes mellitus (Typ 2)".

Juckreiz
Bei örtlich begrenztem Juckreiz können Umschläge mit Breitwegerich und Nelkenwurz lindernd sein. Wie sie wirken und angewandt werden, beschreiben wir im Abschnitt „Hautausschlag".

Kehlkopfentzündung (Laryngitis)

Im Kehlkopf wird unsere Stimme gebildet. Ein Infekt mit Viren – seltener Bakterien – macht sich daher mit Heiserkeit bemerkbar. Begleitend können Hustenreiz, Kratzen und Wundheitsgefühl im Hals auftreten.

So hilft der Spitzwegerich

Der Spitzwegerich eignet sich sehr gut für die Behandlung der Kehlkopfentzündung. Seine Schleimstoffe befeuchten und schützen die gereizte Schleimhaut und stillen den Hustenreiz. Seine Gerbstoffe und das Aucubin wirken entzündungshemmend und bekämpfen Krankheitserreger.

Unsere Empfehlung

Bereiten Sie sich bis zu fünfmal täglich einen Tee aus Spitzwegerichkraut zu. Gurgeln Sie mit jedem Schluck Tee, bevor Sie ihn trinken.

Was sonst noch hilft

Trinken Sie ausreichend und lutschen Sie Pastillen oder Bonbons. Ein Löffel Honig hat sich als Hausmittel bewährt. Lassen Sie ihn langsam auf der Zunge zergehen, so kommen seine entzündungshemmenden, antiviralen und antibakteriellen Eigenschaften am besten zum Tragen.

> !
> Ein bewährtes Hausmittel: ein Löffel Honig.

Wann zur Ärztin/zum Arzt

Wenn die Symptome nicht abklingen oder das Atmen schwer fällt.

Konzentrationsschwäche

Wir können uns nicht endlos mit einer Sache beschäftigen. Irgendwann lässt die Konzentration nach. Unser hektischer Alltag, Stress und Schlafmangel können die Konzentration zusätzlich beeinträchtigen.

So hilft Holunderbeerensaft

Der Saft aus Holunderbeeren wird traditionell zur Stärkung der Nerven eingesetzt. Seine Wirkung auf unsere mentalen Fähigkeiten beruht vor allem auf dem hohen Gehalt an antioxidativen Verbindungen, allen voran den dunklen Anthocyanen. Diese schützen das Gehirn bei Belastungssituationen vor freien Radikalen. Freie Radikale schwächen die Tätigkeit der Nervenzellen.

!

Antioxidantien schützen das Gehirn bei Belastung vor freien Radikalen.

Unsere Empfehlung

Trinken Sie zwei- bis dreimal täglich ein Schnapsglas Holunderbeerensaft.

So hilft der Sibirische Ginseng

Sibirischer Ginseng ist nicht nur als körperliches, sondern auch als geistiges Kräftigungsmittel bekannt. Mehrere Studien zeigen, dass er alleine oder in Kombination bei Konzentrationsstörungen hilfreich sein kann.[37, 38] Nehmen Sie begleitend zum Saft ein Extrakt aus der Eleu-Wurzel ein.

Was sonst noch hilft

Hilfreich können eine vitaminreiche Ernährungsweise mit viel Obst und Gemüse sowie Sport, Entspannungsübungen und das Einhalten regelmäßiger Pausen bei geistiger Arbeit sein.

Wann zur Ärztin/zum Arzt

Wenn die Konzentrationsstörungen anhalten und Ihre Leistungsfähigkeit beeinträchtigen.

Kopfschmerzen

Kopfschmerzen nehmen bei den häufigsten Schmerzformen den zweiten Platz nach den Rückenschmerzen ein. Die meisten kennen Kopfschmerzen als vorübergehende Beschwerden. Chronische Kopfschmerzen treten als Migräne, Spannungskopfschmerz, Cluster-Kopfschmerz oder als Folge einer anderen Erkrankung auf.

!

Bei wem Aspirin hilft, bei dem hilft wahrscheinlich auch die Weidenrinde.

So helfen Weidenrinde, Hopfen und Holunder

Die Weidenrinde kann aufgrund ihres Salizingehaltes bei vielen Arten von Kopfschmerzen hilfreich sein. Grundsätzlich gilt: Wem Aspirin bei Kopfschmerzen hilft, bei dem kann auch die Weidenrinde lindern. Weidenrinde wirkt aber nicht sofort, sondern zeitverzögert nach etwa zwei Stunden. Damit die Zeit bis dahin nicht zu schmerzhaft wird, ist die Kombination mit Hopfen sinnvoll. Der Hopfen wirkt nicht nur entspannend, sondern auch schmerzstillend. Traditionell findet er auch bei Kopfschmerzen Anwendung.

Der Saft aus Holunderbeeren gilt als altes Heilmittel bei Kopfschmerzen.

Unsere Empfehlung

Trinken Sie bis zu fünfmal täglich einen Tee mit Weidenrinde und Hopfenzapfen.

Trinken Sie bei akuten Schmerzen täglich bis zu drei Schnapsgläser Holunderbeerensaft.

Was sonst noch hilft

Bei einem akuten Anfall sind Ruhe und das Abdunkeln des Raums und Einreibungen der Stirn mit Pfefferminzöl hilfreich. Werfen Sie gegebenenfalls einen Blick in den Abschnitt „Migräne“.

Wann zur Ärztin/zum Arzt

Lassen Sie alle neu auftretenden, anhaltenden oder wiederkehrenden Kopfschmerzen ärztlich abklären.

Knieschmerzen

Bei Knieschmerzen empfehlen wir Ihnen den Tee, den Sie im Abschnitt „Arthrose“ finden.

Krebs, Nebenwirkungen behandeln

Krebszellen wollen ungestört wachsen und wehren sich effektiv, wenn man sie daran hindert. Aus diesem Grund sind Krebstherapien wie Strahlen- oder Chemotherapie entsprechend aggressiv. Dabei kommen nicht nur die Krebszellen zu Schaden, auch gesunde Zellen leiden unter den Therapien, was zu unterschiedlichen Nebenwirkungen führt.

So helfen Schafgarbe, Breitwegerich und Löwenzahn

Schafgarbe und Löwenzahn aktivieren und schützen die beiden wichtigen Entgiftungsorgane Leber und Niere. So können sie dazu beitragen, dass der Organismus sich während und nach einer Krebstherapie besser erholt. Beide Pflanzen regulieren über ihre Bitterstoffe die Verdauung. Dies erleichtert es Patienten, wieder zu Appetit und zu Kräften zu kommen.

Breitwegerich schützt die Schleimhäute, die während der Chemotherapie leiden. Sein Wirkstoff Aucubin bietet den Leberzellen zusammen mit einzelnen Mehrfachzuckern des Löwenzahns Schutz.

!

Bitterstoffe können dazu beitragen, dass Patienten wieder zu Appetit und zu Kräften kommen.

Unsere Empfehlung

Trinken Sie zwei- bis dreimal täglich einen Tee aus Schafgarbenkraut, Breitwegerich und dem Kraut und den Wurzeln des Löwenzahns. Dosieren Sie bitte so, dass der Tee nur ganz leicht bitter schmeckt. Der Tee kann – in Absprache mit den Ärzten – nach Abschluss der Chemo- oder Strahlentherapie getrunken werden.

So hilft der Sibirische Ginseng

Der Sibirische Ginseng hat sich bei der Behandlung der krebsbedingten Erschöpfung (Cancer related fatigue) und bei Abwehrschwäche bewährt.[39, 40] Die Heilpflanze kann begleitend zu obigem Tee mithilfe des Extraktes der Eleu-Wurzel eingenommen werden.

Was sonst noch hilft

In unserem Buch „Naturheilkunde bei Krebs" stellen wir ausführlich die Möglichkeiten der Naturheilkunde bei Krebserkrankungen vor. Einen guten Überblick über das Buch bekommen Sie auf unserem Blog www.naturheilkunde-krebs.de.

Wann zur Ärztin/zum Arzt
Teilen Sie bitte alle Nebenwirkungen, die während einer Krebstherapie auftreten, Ihrem Onkologen mit.

Lampenfieber

Bei der stressigen Anspannung vor einer Herausforderung empfehlen wir Hopfen und ein Extrakt der Eleu-Wurzel. Wie diese wirken und angewandt werden, lesen Sie im Abschnitt „Stress".

Magen-Darm-Entzündung (Gastroenteritis)

Bei einer Magen-Darm-Entzündung (Magen-Darm-Grippe) kommt es zu Appetitlosigkeit, Übelkeit, Erbrechen und Durchfall. Typischerweise wird die Erkrankung von Bakterien oder Viren hervorgerufen.

So helfen Schafgarbe, Breitwegerich und Nelkenwurz
Pflanzenheilkundler empfehlen die Schafgarbe aufgrund ihrer krampflösenden Eigenschaften bei Durchfallerkrankungen. Die Nelkenwurz wirkt aufgrund ihrer vielen Gerbsäuren lindernd. Gerbsäuren hemmen die Vermehrung von bakteriellen und viralen Durchfallerregern. Sie binden Giftstoffe von Bakterien, wirken entzündungshemmend und schützen die Darmschleimhaut. Zudem können sie die Häufigkeit von Durchfällen verringern.

Ebenfalls beruhigend auf die Darmschleimhaut wirkt der Breitwegerich.

Unsere Empfehlung

Trinken Sie bis zu fünfmal täglich einen Tee aus Schafgarbenkraut, Breitwegerichkraut und Nelkenwurzwurzel.
Geben Sie zu jedem Tee eine Brise Salz. Sie kann dabei helfen, den Elektrolytverlust bei Durchfällen auszugleichen.

Was sonst noch hilft

Ein völliger Verzicht auf Nahrung wird heute nicht mehr empfohlen. Essen Sie in Maßen leicht verdauliche Kohlenhydrate in Form von Bananen, Haferschleim oder Zwieback.

Empfehlenswert ist auch die sogenannte Karottensuppe nach Moro. Hierfür werden 500 Gramm Karotten mit drei Gramm Kochsalz in einem Liter Wasser eine Stunde lang gekocht und dann püriert. Mehrmals täglich über mehrere Tage eine Tasse einnehmen.

Wann zur Ärztin/zum Arzt

Wenn die Beschwerden nach zwei Tagen nicht abgeklungen sind, wenn Fieber, blutige Stühle, starke Schmerzen oder Bewusstseineintrübungen auftreten oder wenn Sie kurz vorher im Ausland waren.

Magengeschwür (Ulcus ventriculi)

Ist die Magenschleimhaut zum Beispiel durch eine Entzündung geschwächt, kann es zu einem oder mehreren Geschwüren kommen. Magengeschwüre sind Defekte der Magenschleimhaut, die mit stechenden Bauchschmerzen einhergehen. Die Schmerzen bessern sich durch Essen meist nicht und können von Übelkeit und Erbrechen begleitet sein.

So helfen Schafgarbe und Breitwegerich

Schafgarbe und Breitwegerich sind beide wundheilend. Sie werden traditionell auch bei Verletzungen der Schleimhäute angewandt. Die Schafgarbe kann auch durch ihre entkrampfende Wirkung hilfreich sein. Zudem hemmen ihre Wirkstoffe das Wachstum des Bakteriums Helicobacter-pylori, das bei Geschwüren oft eine Rolle spielt.

Einmal täglich können Sie den empfohlenen Tee auch als „Rollkur" anwenden. Trinken Sie dafür zwei große Schlucke, legen Sie sich auf den Boden und rollen sich langsam von der Rückenlage über die Seiten- und Bauchlage zurück in die Rückenlage. Wiederholen Sie dann den Vorgang. So werden die Wirkstoffe gleichmäßig im ganzen Magen verteilt.

!

Schafgarbe und Breitwegerich werden traditionell bei Geschwüren des Magen-Darm-Trakts eingesetzt.

Unsere Empfehlungen

Trinken Sie zwei- bis dreimal täglich einen Tee aus Schafgarben- und Breitwegerichkraut.

Machen Sie einmal täglich eine Rollkur mit dem Tee.

Was sonst noch hilft

Eine ballaststoffreiche Ernährung mit Vollkornprodukten, Kartoffeln und Gemüse kann vor Rückfällen schützen. Reizlindernd wirken schleimige Getreidebreie, etwa aus Hafer. Stress, Nikotin, Alkohol, scharfe Speisen und Kaffee sollten reduziert werden.

Wann zur Ärztin/zum Arzt

Bei Gewichtsverlust oder wiederkehrenden Bauchschmerzen und umgehend bei Blut im Stuhl oder im Erbrochenen.

Magenschleimhautentzündung (Gastritis)

!

Typischerweise bessern sich die Schmerzen nach dem Essen.

Eine Entzündung der Magenschleimhaut kann verschiedene Ursachen haben. Meist zeigen sich Bauchschmerzen, oft als Druckgefühl in der Magengegend. Typischerweise bessern sich die Schmerzen nach dem Essen. Weitere Beschwerden können Übelkeit, Appetitlosigkeit und Erbrechen sein.

So helfen Schafgarbe und Hopfen

!

Bei der Rollkur werden die Wirkstoffe gleichmäßig im ganzen Magen verteilt.

Die Volksheilkunde schätzt die Schafgarbe bei Magenschleimhautentzündungen. Verschiedene ihrer Wirkstoffe hemmen das Wachstum des Bakteriums Helicobacter-pylori, das bei der akuten Magenschleimhautentzündung oft eine Rolle spielt. Ihr ätherisches Öl wirkt entzündungshemmend und ihre Farbstoffe krampflösend bei Magenschmerzen. Ihre Bitterstoffe tonisieren die Magenmuskulatur und helfen bei Appetitlosigkeit. Verschlechtern sich die Beschwerden durch Stress und Nervosität, so mischen Sie die Schafgarbe mit Hopfen. Dann können die beruhigenden Eigenschaften des Hopfens lindernd wirken.

Einmal täglich können Sie Schafgarbentee auch als „Rollkur" anwenden. Trinken Sie dafür zwei große Schlucke des Tees, legen Sie sich auf den Boden und rollen sich langsam von der Rückenlage über die Seiten- und Bauchlage zurück in die Rückenlage. Wiederholen Sie dann den Vorgang. So werden die Wirkstoffe gleichmäßig im ganzen Magen verteilt.

Unsere Empfehlungen

Trinken Sie zwei- bis dreimal täglich einen Tee aus Schafgarbenkraut. Bei Bedarf geben Sie Hopfenzapfen hinzu.
Einmal täglich den Schafgarbentee als Rollkur anwenden.

Was sonst noch hilft

Stress, Nikotin, Alkohol, scharfe Speisen und Kaffee sollten reduziert werden.

Folgende Ratschläge können helfen, wenn das Bakterium Helicobacter-pylori in der Magenschleimhaut nachgewiesen wird: Milchsäurebakterien beeinflussen die Helicobacter-pylori-Behandlung positiv, diese finden sich reichlich in milchsauer vergorenen Lebensmitteln. Helicobacter-pylori-Bakterien vertragen zudem keine schwefelhaltigen Gemüse wie Zwiebeln, Knoblauch, Brokkolisprossen oder Lauch.

Wann zur Ärztin/zum Arzt

Bei Gewichtsverlust oder wiederkehrenden Verdauungsbeschwerden und umgehend bei Blut im Stuhl oder Erbrochenen.

Magenübersäuerung (Hyperazidität)

Wird zu viel Magensäure gebildet, kann dies mit verschiedenen Beschwerden einhergehen. Typische sind Völlegefühl, Sodbrennen und Übelkeit.

So hilft die Schafgarbe

Die Schafgarbe ist ein bewährtes Magenmittel. Ihre entkrampfenden Eigenschaften lindern Bauchschmerzen und erleichtern den Abgang von Blähungen. Gegen die Überproduktion von Magensäure können ihre Bitterstoffe helfen. Sie regulieren, wie viel Magensaft gebildet wird. Bei Sodbrennen sind ihre entzündungshemmenden und wundheilenden Eigenschaften vorteilhaft.

Unsere Empfehlung

Trinken Sie zwei- bis dreimal täglich einen Tee aus Schafgarbenkraut.

Was sonst noch hilft

Vermeiden oder reduzieren Sie den Konsum von Alkohol, Koffein und Tabak und hastiges oder sehr fettreiches Essen. Besonders bei Sodbrennen hat sich die Anwendung von Heilerde bewährt.

Wann zur Ärztin/zum Arzt

Lassen Sie bitte alle anhaltenden oder wiederkehrenden Verdauungsbeschwerden ärztlich abklären.

Mandelentzündung (Angina tonsillaris)

In den Mandeln sitzen sehr viele Abwehrzellen, die kontrollieren, was in den Mund- und Rachenraum gelangt. Werden Krankheitserreger entdeckt, alarmieren sie das restliche Abwehrsystem. Einzelne Bakterien können die Mandeln auch befallen. Die Betroffenen leiden dann unter Halsschmerzen, Schluckbeschwerden und einer kloßigen Sprache (keine Heiserkeit). Fieber, Krankheitsgefühl, Mundgeruch und ein sichtbarer Belag auf den Mandeln sind ebenfalls möglich.

So helfen Spitzwegerich und Nelkenwurz

Der Spitzwegerich und die Nelkenwurz hemmen das Wachstum von Bakterien. Der Spitzwegerich macht dies mit dem Stoff Aucubin, die Nelkenwurz mit dem ätherischen Öl. Teil dieses Öls ist der Stoff Eugenol. Eugenol wirkt antibiotisch, schmerzstillend und entzündungshemmend. Zudem sind auch die Gerbsäuren der beiden Heilpflanzen von Belang. Diese wirken bei einer Mandelentzündung entzündungshemmend und abschwellend und unterstützen die antibakterielle Wirkung der anderen Stoffe.

!

Bei einer Mandelentzündung sind gerbstoffhaltige Heilpflanzen empfehlenswert.

Unsere Empfehlung

Bereiten Sie sich bis zu fünfmal täglich einen Tee aus Spitzwegerichkraut und Nelkenwurzwurzel zu. Gurgeln Sie mit jedem Schluck Tee, bevor Sie ihn trinken.

So helfen Senföle

Meerrettich und Kapuzinerkresse werden aufgrund ihrer Senföle bei Mandelentzündungen eingesetzt. Diese wirken antibakteriell, antiviral und entzündungshemmend. Im Präparat Angocin finden sich beide Heilpflanzen. Bei einer Mandelentzündung ist die Senfölkombination als gut verträgliches pflanzliches Antibiotikum empfehlenswert.

Was sonst noch hilft

Das Kauen von frischem Ingwer und das Anlegen von Halswickeln mit Quark oder Zitronenscheiben.

Wann zur Ärztin/zum Arzt

Wenn die Symptome innerhalb von zwei Tagen nicht abklingen oder wenn Beschwerden wie hohes Fieber, starke einseitige Halsschmerzen oder weiße Beläge auf den Mandeln auftreten.

Mittelohrentzündung: siehe „Ohrenschmerzen"

Migräne

Die Migräne ist eine Erkrankung, die mit anfallsartigen, pulsierenden Kopfschmerzen einhergeht. Diese können von Übelkeit, Erbrechen und Lichtempfindlichkeit begleitet sein.

So helfen Weidenrinde, Schafgarbe, Hopfen und Holunder

Weidenrinde wird traditionell bei verschiedenen Arten von Kopfschmerzen angewandt, so auch bei Migräne. Ihr Hauptwirkstoff Salizin kann bei Migränepatienten hilfreich sein, wie eine Studie mit 54 Teilnehmern feststellte.[41] Eine weitere Studie zeigte positive Effekte von Weidenrinde in Kombination mit der Heilpflanze Mutterkraut (Tanacetum parthenium) bei 12 Teilnehmern.[42]

!

Rotklee ist bei zyklusabhängigen Beschwerden empfehlenswert.

Nahe verwandt mit dem Mutterkraut ist die Schafgarbe. Auch sie kann bei Migräne hilfreich sein. Dafür ist wahrscheinlich ihre entspannende und regulierende Wirkung auf die Durchblutung des Kopfes verantwortlich. Rotklee reguliert mit seinen Farbstoffen den Stoffwechsel der weiblichen Geschlechtshormone. Sein Einsatz hat sich bei Migränepatientinnen bewährt, bei denen die Kopfschmerzen mit dem Menstruationszyklus in Zusammenhang stehen.

Auch Holunderbeeren werden volkstümlich bei Migräne angewandt. Holunderbeeren schützen durch ihre Farbstoffe und das Vitamin B2 die Kraftwerke unserer Zellen, die Mitochondrien. In ihnen werden wie in kleinen Öfen die Nährwerte verbrannt, die wir zu uns nehmen. Unser Körper riskiert jedoch kein Feuer in unseren Zellen, daher geschieht der Verbrennungsprozess in Mitochondrien über einen komplexen Ablauf, die sogenannte Atmungskette. Bei der Atmungskette sind viele Mikronährstoffe beteiligt, unter anderem auch Vitamin B2. Die Unterstützung der Atmungskette mit speziellen Mikronährstoffen kann bei Migränepatienten hilfreich sein. Dafür sprechen unter anderem zwei klinische Studien, bei denen sich eine lindernde Wirkung von Vitamin B2 zeigte. Vitamin B2 wird daher mittlerweile zur Prophylaxe von Migräneattacken empfohlen.

Unsere Empfehlungen

Trinken Sie zwei- bis dreimal täglich einen Tee aus Weidenrinde, Hopfenzapfen und Schafgarbe. Der Tee sollte nicht nur an Tagen mit Migräne, sondern längerfristig getrunken werden.

Trinken Sie bei akuten Schmerzen täglich bis zu drei Schnapsgläser Holunderbeerensaft.

Was sonst noch hilft

Bei einem akuten Anfall sind Ruhe, das Abdunkeln des Raumes und Einreibungen der Stirn mit Pfefferminzöl hilfreich.

Wann zur Ärztin/zum Arzt

Lassen Sie alle neu auftretenden, anhaltenden oder wiederkehrenden Kopfschmerzen ärztlich abklären.

Morbus Bechterew

Bei der entzündlichen Erkrankung der Wirbelsäulengelenke können Brennnessel, Weidenrinde und Hopfen helfen. Wie sie wirken und angewandt werden, zeigen wir im Abschnitt „Rheuma, entzündliches".

Mundgeruch

In den meisten Fällen von Mundgeruch liegt die Ursache im Mund selbst. Mangelnde Mundhygiene, Erkrankungen des Zahnfleischs oder der Zähne, bestimmte Speisen oder Zigarettenrauch lassen die Ausatemluft riechen.

So helfen Schafgarbe und Nelkenwurz

Die ätherischen Öle der Schafgarbe und der Nelkenwurz verändern der Geruch des Mundraums. Zudem wirken sie zusammen mit den Gerbstoffen der Nelkenwurz antibakteriell. Am Entstehen des Mundgeruchs, sowie der meisten anderen Körpergerüche, sind nämlich Bakterien beteiligt.

Im Porträt der Nelkenwurz zeigen wir Ihnen, wie Sie unsere Mundwohl-Tropfen selbst herstellen.

Unsere Empfehlung

Bereiten Sie sich zweimal täglich eine Mundspülung aus Schafgarbenkraut und Nelkenwurzwurzel zu. Überbrühen Sie hierfür 1 EL der Kräuter mit 100 ml kochendem Wasser und lassen die Mischung zugedeckt abkühlen.

Zusätzlich bis zu dreimal täglich den Mundraum mit einer Verdünnung von 10 bis 15 Mundwohl-Tropfen auf ein Glas Wasser spülen.

Was sonst noch hilft

Das sogenannte Ölziehen reduziert die Keimzahl im Mundbereich und den Mundgeruch. Nehmen Sie hierfür einen EL pflanzliches Öl (zum Beispiel Sonnenblumenöl oder Kokosöl) in den Mund und ziehen es 15 Minuten lang durch die Zähne.

Werfen Sie gegebenfalls einen Blick in den Abschnitt „Mundtrockenheit".

!

Ölziehen sorgt für Mundhygiene und kann lästige Gerüche entfernen.

Wann zur Ärztin/zum Arzt

Wenn der Mundgeruch länger anhält oder zusammen mit Husten, Schmerzen oder Atemproblemen auftritt.

Mundtrockenheit

Ein trockener Mund kann verschiedene Ursachen haben. Dazu zählen Aufregung, Flüssigkeitsmangel, langes Reden, das Atmen durch den Mund und verschiedene Medikamente.

!

Die Schleimstoffe des Breitwegerichs bilden eine Schutzschicht im Mund.

So hilft der Breitwegerich

Die Schleimstoffe des Breitwegerichs befeuchten die Mundschleimhaut. Seine Gerbstoffe und sein Stoff Aucubin reduzieren zudem die Keimzahl in Mund. Wird zu wenig Speichel gebildet, vermehren sich die Bakterien Mund. Das kann zu weiteren Beschwerden wie Mundgeruch führen.

Unsere Empfehlung

Trinken Sie bis zu fünfmal täglich einen Tee aus Breitwegerichkraut. Spülen Sie mit jedem Schluck den Mundraum, bevor Sie ihn schlucken.

Was sonst noch hilft

Ausreichende Trinkmenge und das Lutschen von Hustenbonbons.

Wann zur Ärztin/zum Arzt

Wenn die Mundtrockenheit länger anhält, zu Problemen beim Sprechen oder Essen führt, durch ein Medikament verursacht wird oder mit weiteren Beschwerden wie Schmerzen, Sehstörungen oder Taubheitsgefühlen auftritt.

Muskelkater

Wenn nach einer körperlichen Anstrengung die Muskeln schmerzen, ist meist der Muskelkater dafür verantwortlich. Dass dieser mit Säure im Muskelgewebe zu tun hat, gilt heute als widerlegt. Die Schmerzen entstehen durch kleinste Verletzungen im Muskelgewebe und durch die Entzündungen und Wassereinlagerungen, die diese hervorrufen.

!

Muskelkater entsteht durch kleinste Verletzungen, Entzündungen und Wassereinlagerungen im Muskelgewebe.

So hilft das Gänseblümchen

Das Gänseblümchen wird traditionell bei Schmerzen empfohlen, die durch Überlastung oder Fehlbelastung entstehen. Bei Muskelkater können seine entzündungshemmenden und abschwellenden Eigenschaften hilfreich sein. Am besten wird die Heilpflanze als Salbe äußerlich angewandt. Wie Sie diese herstellen, beschreiben wir im Porträt des Gänseblümchens.

Unsere Empfehlung

Tragen Sie die Gänseblümchensalbe bis zu fünfmal täglich auf die betroffene Stelle auf.

Was sonst noch hilft

Bei vielen Sportlern lindert Wärme die Beschwerden, etwa in Form eines heißen Bades oder Saunabesuchs.

Wann zur Ärztin/zum Arzt

Bei starken oder nicht nachlassenden Schmerzen oder Bewegungseinschränkungen.

Muskelschmerzen

Bei Muskelschmerzen kann das Gänseblümchen hilfreich sein. Wie es wirkt und angewandt wird, lesen Sie im Abschnitt „Muskelkater".

Myome der Gebärmutter

In der Gebärmutter bilden sich häufig gutartige Tumore, sogenannte Myome. Wenn sie schmerzen und Blutungen hervorrufen, können Schafgarbe und Hopfen hilfreich sein. Wie diese wirken und anzuwenden sind, lesen Sie im Abschnitt „Regelschmerzen".

Nasennebenhöhlenentzündung (Sinusitis)

!

Schleimlösende Heilpflanzen erleichtern den Heilungsprozess und lindern die Beschwerden.

Die knöchernen Höhlen, die die Nase umgeben, können von Viren oder Bakterien infiziert werden. Typische Beschwerden sind Schnupfen, Druckgefühl, Schmerzen im Bereich der Wangenknochen und über den Augen oder Kopfschmerzen. Krankheitsgefühl und leichtes Fieber sind möglich.

So helfen Spitzwegerich und Gänseblümchen

Spitzwegerich und Gänseblümchen sind wegen ihrer schleimlösenden Wirkungen hilfreich. Die Schleimstoffe aus Spitzwegerich können den Schleim verflüssigen. Das Gänseblümchen wirkt wegen seiner Saponine schleimlösend.

Unsere Empfehlung

Trinken Sie zwei- bis dreimal täglich einen Tee aus Spitzwegerichkraut und Gänseblümchenblüten.

So helfen Senföle

Neben der Teetherapie ist die Einnahme eines pflanzlichen Antibiotikums aus Kapuzinerkresse und Meerrettich ratsam. Seine Wirkung bei akuter Sinusitis belegen unter anderem zwei Studien.[11, 17]

Was sonst noch hilft

Nasenspülungen und das Bestrahlen mit einer Rotlicht-Wärmelampe haben sich bewährt. Bei einer Erkältung werfen Sie noch einen Blick in den entsprechenden Abschnitt.

Wann zur Ärztin/zum Arzt

Bei anhaltenden Beschwerden oder verschwommenem Sehen, Doppelbildern, Schwellung der Augenlider, starken Kopfschmerzen oder hohem Fieber.

Nervenschmerzen

Nervenschmerzen entstehen, wenn Nervengewebe durch eine Infektion, Verletzung oder Entzündung in Mitleidenschaft gezogen wird. Häufige Nervenschmerzen sind unter anderem die Trigeminusneuralgie im Gesicht, die Post-Zoster-Neuralgie nach der Gürtelrose oder Schmerzen nach Bandscheibenvorfällen. Wenn mehrere Nerven geschädigt sind, spricht man von der sogenannten Polyneuropathie. Diese tritt oft in Folge von Diabetes mellitus, Alkoholmissbrauch oder einer schulmedizinischen Krebstherapie auf.

So helfen Holunder, Hopfen und Weidenrinde

Die Holunderbeeren werden schon lange traditionell bei Nervenschmerzen aller Art eingesetzt. Sie können aufgrund ihrer antioxidativen Farbstoffe und den B-Vitaminen hilfreich sein. Diese schützen den Stoffwechsel der in Mitleidenschaft gezogenen Nervenzellen.

Hopfen hat sich als Beruhigungsmittel bei starken Schmerzen bewährt. Er kann vor allem dann hilfreich sein, wenn Sie aufgrund der Schmerzen weder Ruhe noch Schlaf finden. Auch die schmerzstillenden Eigenschaften des Hopfens sind von Belang. Ergänzend dazu ist die Weidenrinde eine gute Option. Sie wirkt entzündungshemmend und schmerzstillend.

!

Holunderbeerensaft ist ein traditionelles Schmerzmittel bei Nervenschmerzen aller Art.

Unsere Empfehlungen

Trinken Sie zwei- bis dreimal täglich einen Tee aus Hopfenzapfen und Weidenrinde.

Trinken Sie dreimal täglich ein Schnapsglas Holunderbeerensaft.

Was sonst noch hilft

Bei der Behandlung von Nervenschmerzen haben sich Capsaicin-haltige Salben bewährt. Capsaicin ist das für die Schärfe von Paprikasorten verantwortliche Alkaloid. Daneben ist die Unterstützung des Nervenstoffwechsels mit Omega-3-haltigen Ölen und Lebensmitteln ratsam.

Wann zur Ärztin/zum Arzt

Bei allen neu auftretenden und anhaltenden oder wiederkehrenden Schmerzen.

Neurodermitis (atopisches Ekzem)

Bei der entzündlichen Hauterkrankung können Umschläge mit Breitwegerich und Nelkenwurz hilfreich sein. Wie sie wirken und angewandt werden, beschreiben wir im Abschnitt „Hautausschlag".

Ohrenschmerzen

Ohrenschmerzen werden meist durch eine Entzündung wie einer Mittelohrentzündung ausgelöst. Sie können auch begleitend bei Zahn- oder Kieferproblemen oder bei Verschluss oder Verletzung des Gehörgangs auftreten.

> !
>
> Der Breitwegerich wird in der Volksheilkunde bei Ohrenschmerzen empfohlen.

So helfen Breitwegerich und Weidenrinde

Der Breitwegerich wird traditionell bei verschiedenen Ohrenschmerzen empfohlen. Wahrscheinlich spielen seine entzündungshemmenden Eigenschaften bei der Anwendung eine Rolle. Die Weidenrinde ist aufgrund ihres entzündungshemmenden und schmerzstillenden Salizins eine gute Wahl.

Unsere Empfehlung

Trinken Sie bis zu fünfmal täglich einen Tee aus Breitwegerichkraut und Weidenrinde.

Was sonst noch hilft

Sofern das Trommelfell intakt ist, kann frischgepresster Zwiebelsaft hilfreich sein. Träufeln Sie davon ein paar Tropfen ins Ohr und verschließen es mit Watte.

Wann zur Ärztin/zum Arzt

Wenn die Ohrenschmerzen anhalten oder von weiteren Symptomen wie Schwindel, Fieber oder Hörproblemen begleitet sind.

Offenes Bein (Ulcus cruris): siehe „Wunden und Verletzungen“

Osteoporose

Bei der Osteoporose verringert sich die Knochendichte und das Risiko für Knochenbrüche steigt. Die häufigste Ursache ist der wechseljahresbedingte Östrogenmangel. So erkrankt etwa jede dritte Frau nach der Menopause an Osteoporose.

> !
> Häufigste Ursache für Osteoporose: der wechseljahresbedingte Östrogenmangel.

So helfen Hopfen und Rotklee

Hopfen und Rotklee können über ihre östrogene Wirkung das Knochenwachstum nach dem Klimakterium günstig beeinflussen. Beim Hopfen wirken seine Farbstoffe auf den Östrogenhaushalt. In einer Studie aus dem Jahr 2011 verbesserten Hopfeninhaltsstoffe und andere Wirkstoffe den Knochenstoffwechsel.[44]

Eine gute Ergänzung ist Rotklee, den wir in diesem Buch nicht gesondert porträtiert haben. Rotklee ist reich an Isoflavonen, die an Östrogenrezeptoren binden. Sein Effekt bei Osteoporose wurde unter anderem bei einer 2018 publizierten dänischen Studie untersucht. Von 85 Teilnehmerinnen erhielt die Hälfte einen Rotklee-Extrakt und konnte davon profitieren. Die Knochendichte nahm deutlich langsamer ab als bei Teilnehmerinnen, die ein Placebo erhielten.[45]

Unsere Empfehlung

Trinken Sie zwei- bis dreimal täglich einen Tee aus Rotklee-Blüten und Hopfenzapfen.

Was sonst noch hilft

!

Eine gesunde Darmflora erhöht die Wirksamkeit von Rotklee.

Bei der oben erwähnten dänischen Studie wurden gleichzeitig probiotische Bakterien verabreicht, um die Darmflora positiv zu beeinflussen. Dies führte dazu, dass mehr Isoflavone aufgenommen wurden. Gerade Patientinnen mit Osteoporose sollten daher unsere im Abschnitt „Tee trinken und abwarten" empfohlene Kur berücksichtigen.

Regelmäßiges körperliches Training stärkt die Knochenstruktur. Vitamin D und Kalzium fördern das Knochenwachstum. Der Vitamin-D-Spiegel sollte für eine zielgerichtete Einnahme von Vitamin-D-Präparaten vom Arzt überprüft werden. Rauchen, Alkohol und ein Übermaß an Koffein sollten vermieden werden. Sie entziehen dem Körper wertvolle Mineralien.

Wann zur Ärztin/zum Arzt

Wer wie Frauen in den Wechseljahren zu einer Risikogruppe gehört, sollte vom Arzt die Knochendichte messen lassen. Bei plötzlich auftretenden, bewegungsunabhängigen Schmerzen (im Wirbelsäulenbereich oder nach Stürzen) sollte ein Arzt aufgesucht werden.

Polyneuropathie: siehe „Nervenschmerzen"

Prostatavergrößerung, gutartige (benigne Prostatahyperplasie)

Die Prostata bleibt nicht immer gleich groß, sie wächst bei jedem Mann mit dem Alter. Dadurch kann es zu Problemen beim Halten des Urins (Inkontinenz) und beim Entleeren der Blase kommen.

So helfen Brennnessel und Breitwegerich

Bei der Prostatavergrößerung kann die Brennnessel hilfreich sein. Dies zeigen auch mehrere klinische Studien. Verwendet werden dabei nicht ihre Blätter, sondern ihre Wurzel. Diese enthält unter anderem die Fettsäurenverbindung Beta-Sitosterol und andere Stoffe, die die Vergrößerung der Prostata beeinflussen.[46, 47] Der Breitwegerich ist bei Inkontinenz eine gute Ergänzung.

!

Bei der Vergrößerung der Prostata werden die Wurzeln der Brennnessel verwendet.

Unsere Empfehlung

Trinken Sie zwei- bis dreimal täglich einen Tee aus Brennnesselwurzeln. Geben Sie bei Bedarf Breitwegerichkraut dazu.

Was sonst noch hilft

Ballaststoffreiche Ernährung (viele Kürbiskerne!), regelmäßige sportliche Betätigung und sexuelle Aktivität.

Wann zur Ärztin/zum Arzt

Wenn Beschwerden beim Wasserlassen oder Urininkontinenz auftreten.

Psoriasis-Arthritis

Treten im Rahmen der Hautkrankheit Psoriasis Gelenkbeschwerden auf, können Brennnessel, Weidenrinde und Hopfen hilfreich sein. Wie sie wirken und angewandt werden, zeigen wir im Abschnitt „Rheuma, entzündliches".

Rachenentzündung (Pharyngitis)

Viren attackieren während der kalten Monate die Schleimhaut des Rachens, bisweilen auch Bakterien. Die Betroffenen klagen über Halsschmerzen, Schluckbeschwerden, Kratzen und Brennen im Hals. Begleitend können Mundgeruch, Fieber oder Kopfschmerzen auftreten.

So helfen Spitzwegerich und Nelkenwurz

Der Spitzwegerich bietet einen heilkräftigen Mix aus Schleimstoffen, Gerbstoffen und Aucubin. Die Schleimstoffe wirken reizmildernd und schützen die Schleimhaut. Die Gerbstoffe sind entzündungshemmend und ergänzen die antibakterielle Wirkung von Aucubin. Die Nelkenwurz wird traditionell schon lange als Mittel bei Rachenentzündungen empfohlen. Sie enthält Gerbstoffe und schmerzstillende und entzündungshemmende ätherische Öle.

Unsere Empfehlung

Bereiten Sie sich bis zu fünfmal täglich einen Tee aus Spitzwegerichkraut und Nelkenwurzwurzel zu. Gurgeln Sie mit jedem Schluck Tee, bevor Sie ihn trinken.

Mit pflanzlichen Wirkstoffen gegen Viren und Bakterien

Ergänzend empfehlen wir die Einnahme des Präparats Angocin. Die Wirkstoffe aus Meerrettich und Kapuzinerkresse wirken antiviral, antibakteriell und entzündungshemmend.

!

Die Anregung des Speichelflusses kann die Beschwerden lindern.

Was sonst noch hilft

Unser Speichel hilft uns bei Rachenentzündungen, denn er schützt die Schleimhaut, bekämpft Bakterien und lindert die Schmerzen. Lutschen Sie Pastillen, am besten mit Salbei, um die Speichelproduktion anzuregen.

Wann zur Ärztin/zum Arzt

Bei anhaltenden Beschwerden, weißlichen Belägen oder hohem Fieber.

Regelschmerzen (Dysmenorrhoe)

Während der Menstruationsblutung wird die Gebärmutterschleimhaut abgelöst. Zu diesem Zweck spannt sich die Muskulatur der Gebärmutter an, was viele Frauen als mäßige bis starke Schmerzen wahrnehmen. Mögliche Begleitsymptome sind Unwohlsein, Übelkeit, Durchfall, Verstopfung, starke Blutungen oder Kopfschmerzen. Bei

Frauen über 30 Jahren können Regelschmerzen durch andere Erkrankungen wie Endometriose, Eierstockzysten oder Myome bedingt sein.

So wirken Schafgarbe und Hopfen

Schafgarbe wird traditionell bei Regelschmerzen eingesetzt. Ihre lindernde Wirkung konnte nicht nur in der Praxis, sondern auch in einer 2015 veröffentlichten Studie bestätigt werden.[48] Die Farbstoffe der Schafgarbe lindern Krämpfe, während ihr ätherisches Öl entzündungshemmend wirkt. Auch Ärzte setzen entzündungshemmende Medikamente bei der Behandlung von Regelschmerzen ein. Schließlich spielen entzündungsfördernde Botenstoffe (Prostaglandine) eine entscheidende Rolle bei der Entstehung der Beschwerden.

!

Botenstoffe (Prostaglandine) spielen eine entscheidende Rolle bei der Entstehung der Beschwerden.

Die blutstillenden Eigenschaften der Schafgarbe können bei starken Blutungen hilfreich sein.

Traditionell wird auch der Hopfen bei Regelschmerzen empfohlen. Seine Wirkstoffe stillen Schmerzen, hemmen Entzündungen und harmonisieren den Stoffwechsel der weiblichen Geschlechtshormone. Für Letzteres sind seine Farbstoffe (Flavonoide) verantwortlich.

Die Schafgarbe und der Hopfen wirken zudem regulierend auf die Verdauungstätigkeit. Ihre Bitterstoffe können hilfreich bei Übelkeit, Durchfall und Verstopfung sein. Alternativ zum Tee sind die im Portrait des Hopfens beschriebenen „hopfigen Beruhigungstropfen" eine Option.

Unsere Empfehlungen

Trinken Sie bis zu fünfmal täglich einen Tee aus Hopfenzapfen und Schafgarbenkraut.

Oder nehmen Sie fünfmal täglich 20 Tropfen der hopfigen Beruhigungstropfen mit etwas Flüssigkeit ein.

Was sonst noch hilft

In einer Studie erwies sich ätherisches Thymianöl als genauso wirksam wie Ibuprofen. Ibuprofen wirkt entzündungshemmend und wird häufig bei Regelschmerzen empfohlen. Mit verdünntem Thymianöl kann der Unterbauch massiert werden. Für ein entsprechendes Massageöl mischen Sie 50 ml Mandelöl mit 5 Tropfen Thymianöl, 3 Tropfen Muskatellersalbeiöl und 5 Tropfen Mandarinenöl.

Beachten Sie gegebenenfalls auch den Abschnitt „Zyklusstörungen".

Wann zur Ärztin/zum Arzt

Bei neu auftretenden oder in ihrer Intensität oder Dauer zunehmenden Regelschmerzen.

Reizblase

Die Beschwerden einer Reizblase ähneln denen einer Blasenentzündung. Im Gegensatz zu letzteren kann bei Patienten mit einer Reizblase keine Krankheitsursache ermittelt werden. Betroffene klagen über häufigen, oft plötzlichen Harndrang und bisweilen über Harninkontinenz. Das Wasserlassen kann von Schmerzen begleitet sein.

So helfen Hopfen, Schafgarbe und Breitwegerich

Der Hopfen wird traditionell bei Reizblase eingesetzt. Seine schmerzstillende und beruhigende Wirkung auf die Psyche und das Nervensystem dürften dabei eine Rolle spielen. Bei Frauen kann die Reizblase zusammen mit einem Östrogenmangel auftreten. Die Farbstoffe der Hopfenzapfen, sogenannte Flavonoide, docken an Östrogenrezeptoren an. Damit können Beschwerden, die mit einem Östrogenmangel einhergehen, gelindert werden.

!

Die Farbstoffe des Hopfens können bei einem Östrogenmangel hilfreich sein.

Wenn das Wasserlassen schmerzhaft ist, ist die Schafgarbe empfehlenswert. Ihre Wirkstoffe wirken entkrampfend bei Blasenbeschwerden. Bei Harninkontinenz ist der Breitwegerich eine gute Ergänzung. Wahrscheinlich sind es seine Gerbstoffe, die das Blasengewebe tonisieren.

Unsere Empfehlung

Trinken Sie zwei- bis dreimal täglich einen Tee aus Hopfenzapfen. Mischen Sie bei Bedarf Schafgarbenkraut oder Breitwegerichkraut dazu.

Was sonst noch hilft

Achten Sie auf warme Füße! Kalte Füße können zu vermehrtem Harndrang führen. Gezielte Kräftigung der Beckenbodenmuskulatur durch entsprechendes Training ist ratsam.

Wann zur Ärztin/zum Arzt

Bei anhaltenden oder sehr starken Beschwerden. Je früher die Reizblase richtig diagnostiziert wird, desto weniger aufwendiger die Behandlung.

Reizdarm

Wer am Reizdarm-Syndrom leidet, hat verschiedene Beschwerden. Bauchmerzen, Blähungen, Druck- und Völlegefühl sowie Stuhlunregelmäßigkeiten wie Durchfall oder Verstopfung gehören zum Krankheitsbild. Die Diagnose wird erstellt, indem andere Erkrankungen ausgeschlossen werden.

So helfen Schafgarbe, Breitwegerich, Löwenzahn und Nelkenwurz

Die Schafgarbe kann beim Reizdarm-Syndrom vor allem wegen ihrer krampflösenden Wirkung hilfreich sein. Ihr leicht bitterer Geschmack und ihre ätherischen Öle beruhigen die Verdauungstätigkeit und eventuelle Entzündungsvorgänge. Ihr ätherisches Öl wirkt pilzwidrig und antimikrobiell. Es kann regulierend auf die Darmflora oberer Darmabschnitte wirken. Mit der Schafgarbe werden verschiedene Aspekte der Erkrankung berücksichtigt: Krämpfe, Verdauungsbeschwerden, Darmflora und eventuelle Entzündungsvorgänge. In einer 2017 veröffentlichten Studie zeigte sich Schafgarbe zusammen mit Ingwer und Weihrauch effektiv bei der Behandlung von 70 Patienten mit

> !
>
> In einer Studie mit Schafgarbe besserten sich Schmerzen, Depressionen und Verdauungsbeschwerden.

Reizdarm. Die Teilnehmer litten weniger unter Schmerzen, Depressionen und Verdauungsbeschwerden.[49]

Der Breitwegerich kann bei Reizdarm vor allem aufgrund seiner Schleimstoffe hilfreich sein. Diese schützen die Schleimhaut und fördern die Bildung des schützenden Schleimfilms. Sie binden Bakterientoxine und Gallenstoffe, die die Schleimhaut reizen können. Zudem regulieren sie die Darmtätigkeit, indem sie sowohl bei Verstopfung als auch bei Durchfall hilfreich sein können.

Der Löwenzahn ist bei Blähungen eine gute Option. Seine Bitterstoffe regen die Verdauung an und regulieren auch die Darmflora. Wer an Durchfällen leidet, ergänzt den Tee noch mit der Wurzel der Nelkenwurz. Deren Gerbstoffe regulieren die Stuhlfrequenz und wirken entzündungshemmend. Bei Verstopfung ist die Nelkenwurz nicht zu empfehlen.

Unsere Empfehlung

Trinken Sie zwei- bis dreimal täglich einen Tee aus Breitwegerichkraut, Schafgarbenkraut und dem Kraut und den Wurzeln des Löwenzahns. Mischen Sie bei Bedarf noch Nelkenwurzwurzel dazu.

!

Flohsamen sind Samen von verschiedenen Wegerich-Arten, nicht jedoch von Breit- oder Spitzwegerich.

Wegerich-Schleimstoffe als gute Ergänzung

Der positive Effekt des Breitwegerichs kann durch die Einnahme von Flohsamen verstärkt werden, denn ihre Wirkung beruht auf den Wegerich-Schleimstoffen: Flohsamen schützen die Darmschleimhaut und regulieren die Darmtätigkeit. Dies zeigte auch eine Studie aus dem Jahr 1993. Bei dieser erhielten 15 Patienten mit Reizdarm täglich zehn Gramm Flohsamen. In der Folge regulierte sich ihre Darmtätigkeit, Bauchschmerzen und Völlegefühl nahmen ab.[50]

Was sonst noch hilft

Verschiedene Ernährungsrichtlinien können bei Reizdarm hilfreich sein. Die in Studien wirkungsvollste ist die sogenannte FODMAP-arme Diät. Dabei werden Zuckerstoffe, die im Dünndarm schlecht resorbiert werden, reduziert. Eine Regulierung der Darmflora ist bei vielen Patienten mit Reizdarm hilfreich. Sie können hierfür unsere Richtlinien aus dem Abschnitt „Tee trinken und abwarten" befolgen. Stress verschlechtert bei vielen Patienten die Beschwerden. Ist dies bei Ihnen auch der Fall, so werfen Sie einen Blick in den Abschnitt „Stress".

Wann zur Ärztin/zum Arzt

Bei anhaltenden oder wiederkehrenden Verdauungsbeschwerden und Bauchschmerzen.

Reizmagen

Beim Reizmagen treten Symptome wie Bauchschmerzen, Übelkeit, saures Aufstoßen oder Druckgefühl auf. Bei den ärztlichen Untersuchungen werden typischerweise keine organischen Ursachen gefunden. Die Beschwerden verschlechtern sich bei Stress, Aufregung oder Zeitdruck.

So helfen Schafgarbe und Hopfen

Die Schafgarbe und der Hopfen stärken über ihre Bitterstoffe die Verdauungsleistung des Magens. Die Schafgarbe wirkt zudem aufgrund ihrer Farbstoffe krampflösend.

Hopfen ist genau die richtige Heilpflanze, wenn sich – wie beim Reizmagen –Verdauungsbeschwerden durch Stress und Anspannung verschlechtern. Seine beruhigenden Wirkstoffe helfen dabei, dass Belastungen nicht oder weniger auf den Magen schlagen.

Die „hopfigen Beruhigungstropfen" sind eine gute Alternative zum Tee. Wie sie hergestellt werden, lesen Sie im Portrait des Hopfens.

> !
>
> Der Hopfen ist genau richtig, wenn Stress und Anspannung die Verdauung beeinträchtigen.

Unsere Empfehlungen

Trinken Sie zwei- bis dreimal täglich einen Tee aus Schafgarbenkraut und Hopfenzapfen.

Alternativ nehmen Sie zwei- bis dreimal täglich 20 Tropfen der hopfigen Beruhigungstropfen mit etwas Flüssigkeit ein.

!

Sibirischer Ginseng kann hilfreich sein, wenn die Beschwerden mit Stress in Zusammenhang stehen.

So hilft der Sibirische Ginseng

Sie haben das Gefühl, sich nach stressigen Situationen nicht richtig erholen zu können? Dann ist der Sibirische Ginseng eine gute Option. Seine Wirkstoffe senken die Stresshormone und ermöglichen so die Erholung und Entspannung. Der Sibirische Ginseng lässt sich gut als Extrakt der Eleu-Wurzel einnehmen.

Was sonst noch hilft

Langsames Essen und das Vermeiden von schwerem, fettigem Essen, viel Zucker, Alkohol und Zigaretten sind hilfreich.

Wann zur Ärztin/zum Arzt

Bei Gewichtsverlust, wiederkehrenden Verdauungsbeschwerden und Bauchschmerzen.

Rheuma, entzündliches

Bei den entzündlichen rheumatischen Erkrankungen führen fehlgeleitete Prozesse des Immunsystems zu Beschwerden des Bewegungsapparates. Die folgenden Ratschläge richten sich an Patienten mit entzündlichen Erkrankungen der Gelenke (rheumatoide Arthritis, Psoriasis-Arthritis) und der Wirbelsäule (Morbus Bechterew).

Patienten mit degenerativen rheumatischen Erkrankungen können die Hinweise aus dem Abschnitt „Arthrose“ berücksichtigen.

So helfen Brennnessel, Weidenrinde und Hopfen

Bei rheumatischen Erkrankungen kann die Weidenrinde helfen, Schmerzmittel zu reduzieren. Die Weidenrinde wirkt über die entzündungshemmende Salizylsäure.

!

Hopfenzapfen sind als Beruhigungsmittel bei starken Schmerzen eine Option.

Ebenfalls entzündungshemmend bei rheumatischen Beschwerden ist die Brennnessel. Bisherige Studienergebnisse sprechen ihr eine antirheumatische Wirkung zu. Ihre Wirkstoffe beeinflussen auch autoimmune Entzündungsprozesse.[51]

Als Beruhigungsmittel bei starken Schmerzen sind Hopfenzapfen hilfreich. Sie können dabei helfen, die Schmerzen leichter zu ertragen, wirken angstlösend, beruhigend und auch ein wenig schmerzstillend.

Unsere Empfehlungen

Trinken Sie zwei- bis dreimal täglich einen Tee aus Weidenrinde, Hopfenzapfen und Brennnesselblättern.
Zur Linderung der Schmerzen ist das Nesselpeitschen eine Option. Dies beschreiben wir im Porträt der Brennnessel.

Was sonst noch hilft

Der Reduzierung von Unter-, beziehungsweise Übergewicht ist ratsam. Daneben hat sich eine vollwertige Ernährung mit Vollkornprodukten, viel Gemüse, fettem Fisch und hochwertigen pflanzlichen Ölen bewährt. Alkohol und andere tierische Fette wie fettreiches Fleisch, Wurst oder Butter stehen besser nur in Maßen auf dem Speiseplan.

Wann zur Ärztin/zum Arzt

Bei anhaltenden oder wiederkehrenden Beschwerden des Bewegungsapparates.

Rückenschmerzen

Unser Rücken ist ein filigranes Bauwerk aus Knochen, Muskeln, Sehnen, Bandscheiben und Nerven. Er ist dafür gebaut, einiges zu ertragen. Was er schlecht verträgt, sind Bewegungsmangel und sitzende Tätigkeit. Wahrscheinlich hat heute deswegen fast jeder dritte Erwachsene ständige oder häufige Rückenschmerzen.

So helfen Weidenrinde, Hopfen und Holunder

Es gibt mittlerweile mehrere klinische Studien, die die positiven Effekte von Weidenrinde bei Rückenschmerzen belegen.[52, 53, 54] Diese können durch den Hauptwirkstoff der Weidenrinde, Salizin, erklärt werden. Salizin hemmt als Salizylsäure Enzyme (Cyclooxygenasen), die an der Entstehung von Schmerzen und Entzündungen beteiligt sind.

Starke Schmerzen machen unruhig. Daher empfehlen wir bei Rückenschmerzen auch Hopfenzapfen. Sie entspannen das vegetative Nervensystem und beruhigen den Geist. Diese Effekte werden durch die angstlösenden Eigenschaften des Hopfens verstärkt. Starke Schmerzen sind ein Warnsignal des Körpers. Als solches können sie Sorgen und Ängste auslösen. Diese sollten besonders bei Rückenschmerzen beachtet werden. Bei mehr als der Hälfte der Patienten mit Rückenschmerzen spielen seelische Konflikte eine wichtige Rolle. Dies legt unter anderem eine Untersuchung der Universität Heidelberg nahe. Zudem verstärken Ängste die Schonhaltung von Patienten mit Rückenschmerzen. Dies kann sich rächen, denn wer sich wegen seiner Rückenschmerzen dauerhaft wenig bewegt, vergrößert damit sein Leiden.

!

Bei mehr als der Hälfte der Patienten spielen seelische Konflikte eine wichtige Rolle.

Der Hopfen wirkt auch schmerzstillend. Seine Inhaltsstoffe hemmen die Weiterleitung von entsprechenden Impulsen im zentralen Nervensystem.

Traditionell werden bei Rückenschmerzen auch Holunderbeeren empfohlen. Ihre antioxidativen Farbstoffe und B-Vitamine können den Stoffwechsel der in Mitleidenschaft gezogenen Nerven stärken und schützen.

Unsere Empfehlungen

Trinken Sie zwei- bis dreimal täglich einen Tee aus Weidenrinde und Hopfenzapfen.

Trinken Sie zwei- bis dreimal täglich ein Schnapsglas Holunderbeerensaft.

Was sonst noch hilft

Zur Linderung der Schmerzen ist das Nesselpeitschen eine Möglichkeit. Dies beschreiben wir im Porträt der Brennnessel.

Wärme und leichte Dehnungsübungen tragen zum Lösen von Verspannungen bei. Auch Hopfenbäder sind eine wohltuende Option. Wie diese zubereitet werden, erklären wir im Portrait des Hopfens.

Eine Operation gilt heute als allerletzte Option, denn sie garantiert keine 100-prozentige Heilung und birgt zudem Risiken. Die effektivste Methode scheint die einfachste zu sein: Bewegung, genauer gesagt Krankengymnastik. Zu diesem Ergebnis kommt auch eine Auswertung aller bisherigen Studien zum Thema Bandscheibenvorfälle aus dem Jahr 2010. Deren Autoren empfehlen, Krankengymnastik mit entzündungshemmenden Mitteln zu kombinieren, 90 Prozent der Patienten gehe es dann innerhalb von drei Monaten besser.

Dieser Empfehlung folgen nun auch die ärztlichen Leitlinien. Statt wie früher zu Ruhe und Schonung zu raten, werden nun Sport, Bewegung und Krankengymnastik empfohlen. Überlegen Sie gemeinsam mit Ihrem Arzt, welche Aktivitäten für Sie in Frage kommen.

!

Wer sich übermäßig schont, kann seine Beschwerden verstärken.

Wenn Sie beruflich viel sitzen müssen, ist die Anpassung des Arbeitsplatzes ratsam. Die Höhe des Bildschirms und der Tastatur sollte angepasst und die Anschaffung eines ergonomischen Stuhls überlegt werden.

Wann zur Ärztin/zum Arzt

Wenn sich die Beschwerden nach zwei Tagen nicht bessern, bei Taubheitsgefühlen in den Extremitäten, bei intensiven Schmerzen oder Blasen- oder Darmproblemen.

Schlafstörungen

Schlaf ist essenziell für unsere körperliche und seelische Gesundheit. Etwa sechs Prozent der Bevölkerung leiden unter Schlafstörungen. Dabei sind die Dauer oder die Qualität des Schlafs so beeinträchtigt, dass dies Auswirkungen auf die Leistungsfähigkeit am Tage hat.

!

Hopfen kann sowohl bei Einschlaf- als auch bei Durchschlafstörungen angewandt werden.

So hilft der Hopfen

Hopfen wird traditionell schon lange bei Schlafstörungen eingesetzt. Für seine schlaffördernden Wirkungen sind unter anderem die beruhigenden Hopfenbittersäuren und sein ätherisches Öl verantwortlich. Seine Wirkung auf Menschen untersuchten Wissenschaftler meist in Kombination mit Baldrian (Valeriana officinalis).[55, 56, 57] Hierbei zeigte sich, dass die Kombination unter anderem den sogenannten Adenosin-Regelkreis aktiviert. Dieser vermittelt unserem Körper das Müdigkeitsgefühl, wenn unser Gehirn Ruhe und Schlaf braucht.

Hopfen hilft besonders dann, wenn das Abschalten nach einem stressigen Tag nicht gelingt. Dies zeigte unter anderem eine Studie mit Krankenschwestern.[58]

Unsere Empfehlung

Trinken Sie vor dem Schlafengehen einen Tee mit Hopfenzapfen.

So hilft der Sibirische Ginseng

Der Sibirische Ginseng kann hilfreich sein, wenn Stress die Schlafstörungen verursacht oder verschlimmert. Nehmen Sie hierfür tagsüber das Extrakt der Eleu-Wurzel ein.

Was sonst noch hilft

Das Essen leicht verdaulicher Speisen am Abend, abendliche Einschlafrituale wie Gebete oder Tagebuchschreiben und das Vermeiden von Displaygeräten eine Stunde lang vor der Nachtruhe.

Werfen Sie noch einen Blick in den Abschnitt „Müdigkeit". Dort zeigen wir Ihnen, wie Sie mit den Auswirkungen von Schlafstörungen tagsüber besser zurechtkommen.

Wann zur Ärztin/zum Arzt

Bei anhaltender Tagesmüdigkeit oder wiederkehrenden Schlafproblemen.

Schnupfen

Tritt der Schnupfen im Rahmen einer Erkältung auf, sind Holunderblüten und Holunderbeerensaft eine gute Option. Näheres dazu finden Sie im Abschnitt „Erkältung". Den allergischen Schnupfen behandeln wir im Abschnitt „Heuschnupfen".

Schweißfüße

Manche Menschen schwitzen stark an den Füßen. Durch die Tätigkeit der dort lebenden Bakterien entsteht übelriechender Geruch.

So helfen Weidenrinde und Schafgarbe

Bei übermäßigem Fußschweiß können Fußbäder mit Weidenrinde helfen. Die Wirkung lässt sich durch den Gehalt an Gerbstoffen erklären, die in der Rinde zu finden sind. Die Gerbstoffe ziehen die obere Hautschicht zusammen und hemmen die Schweißbildung und das Wachstum der Bakterien. Schafgarbe wirkt vor allem durch ihr ätherisches Öl antibakteriell.

!

Gerbstoffe aus der Weidenrinde hemmen die Schweißbildung.

Unsere Empfehlung

Machen Sie sich einmal täglich ein Fußbad mit Weidenrinde. Übergießen Sie 10 Gramm Weidenrinde und 10 Gramm Schafgarbenkraut mit einem halben Liter siedendem Wasser und lassen Sie sie 15 Minuten lang zugedeckt ziehen. Nach dem Abseihen wird die Mischung in einer Schüssel mit kaltem Wasser verdünnt, bis eine angenehm kühle Temperatur erreicht wird. Baden Sie darin Ihre Füße für 15 Minuten.

Was sonst noch hilft

Bewährt haben sich Einlegesohlen aus Zedernholz und das Tragen offener Schuhe im Sommer. Kaufen Sie atmungsaktive Socken und Schuhe.

Wann zur Ärztin/zum Arzt

Wenn die Schweißfüße für Sie oder andere zu einer starken Belastung werden.

Sodbrennen

Bei Sodbrennen empfehlen wir Schafgarbentee. Lesen Sie mehr zu dessen Wirkung und Anwendung im Abschnitt „Magenübersäuerung (Hyperazidität)".

Sommerhitze

Hohe Temperaturen belasten unseren Körper, vor allem den Kreislauf.

!

Holunderblüten helfen, unseren Körper abzukühlen.

So helfen Holunderblüten

Holunderblüten fördern den Hautstoffwechsel und die Schweißbildung. Damit regen sie die Klimaanlage unseres Körpers an. Wenn der Schweiß verdunstet, kühlt sich unser Körper ab.

Unsere Empfehlung

Bereiten Sie einen Tee aus Holunderblüten zu. Süßen Sie ihn mit 2 TL Honig oder Agavendicksaft und verlängern ihn dann mit einem halben Liter Leitungswasser. Die Zugabe von Zitronensaft, einer Brise Salz und Eiswürfeln macht das Getränk zu einer erfrischenden Wohltat. Die Eiswürfel sollten es nur kühl, nicht eiskalt machen.

Was sonst noch hilft

Das Tragen luftiger Kleidung, ausreichend trinken, lüften nur in den Morgen- und Abendstunden und der Verzicht auf schwere Speisen haben sich bewährt. Ein kühles Fußbad bringt eine schnelle Erfrischung.

Wann zur Ärztin/zum Arzt

Bei anhaltenden oder wiederkehrenden Kreislaufproblemen. Herzrasen, Schwindel, Ohnmacht oder Bewusstseinsstörungen legen den Verdacht auf einen Hitzschlag nahe und müssen notärztlich betreut werden.

Sonnenbrand

Setzen wir unsere Haut zu lange der prallen Sonne aus, kann sich das rächen. Die Haut ist gerötet und brennt.

So hilft die Weidenrinde

Verschiedene Ärzte empfehlen bei den ersten Symptomen eines Sonnenbrandes, Aspirin einzunehmen. Dessen Wirkstoff, die sogenannte Acetylsalizylsäure, hemmt die Botenstoffe, die die Entzündung in der

Haut auslösen. Weidenrinde ist mit ihrem natürlichen Gehalt an Salizylsäure eine gute Alternative.

Die Gerbstoffe der Weidenrinde beruhigen den Hautstoffwechsel. Bei Sonnenbrand können sie Juckreiz, Entzündung und Schmerzen lindern. Dafür müssen sie äußerlich angewandt werden. Ein Tee aus Weidenrinde kann als Badezusatz für ein kühlendes Bad verwendet werden.

!

Bei der äußerlichen Anwendung der Weidenrinde kommen die Gerbstoffe zum Tragen.

Unsere Empfehlungen

Trinken Sie bei den ersten Anzeichen eines Sonnenbrands einen Tee aus Weidenrinde.
Für ein kühlendes Bad mit Weidenrinde übergießen Sie 30 Gramm Weidenrinde mit drei Litern kochendem Wasser und lassen Sie sie zugedeckt zehn Minuten lang ziehen. Seihen Sie die Mischung ab und geben Sie sie zu Ihrem Badewasser.

Was sonst noch hilft

Es ist sinnvoll, viel zu trinken und die Haut zu kühlen. Kalte und feuchte Leintücher können auf die betroffene Stelle aufgelegt werden. Auch Auflagen mit Quark oder Joghurt haben sich bewährt.

Wann zur Ärztin/zum Arzt

Wenn sich Blasen auf der Haut zeigen oder zusätzliche Symptome wie Kopfschmerzen, Fieber, Übelkeit, Verwirrtheit und starke Erschöpfung auftreten.

Stress

Auf manche Herausforderungen müssen wir blitzschnell reagieren. Dafür sorgt die Stressreaktion, sie mobilisiert unsere Energien und steigert unseren Herzschlag und unsere Atmung. Wir begegnen Stress zu oft: In der Schule, auf der Arbeit und in den sozialen Medien werden wir überfordert. Die Folge davon ist Dauerstress, der krank machen kann. Dauerstress entlädt unsere Energiereserven und senkt damit unsere Leistungsfähigkeit. Er schwächt unser Immunsystem und vergrößert das Risiko für Erkrankungen des Herz-Kreislauf-Systems, des Magens und der Psyche.

So helfen Hopfen und Holunder

!

Hopfen fördert die Entspannung bei Belastung und in Ruhe.

Hopfen ist schon lange einer der wichtigsten beruhigenden Heilpflanzen Europas. Verschiedene seiner Inhaltsstoffe entfalten ihre entspannende Wirkung direkt im zentralen Nervensystem. Dies kann auch bei Stress hilfreich sein: Hopfen fördert unsere Gelassenheit bei Belastung und die Entspannung in Ruhephasen. Dies zeigte unter anderem eine Studie, an der 17 Krankenschwestern teilnahmen. Viele davon arbeiteten auch während der Nachtschicht.[58]

Holunderbeeren sorgen aufgrund ihrer Farbstoffe und B-Vitamine für starke Nerven. Die Farbstoffe schützen als Radikalenfänger unter anderem unsere Nerven vor den belastenden freien Radikalen. Freie Radikale entstehen besonders bei Stress und können dafür sorgen, dass wir uns dann schlechter konzentrieren können.

Unsere Empfehlung

Trinken Sie zwei- bis dreimal täglich einen Tee aus Hopfenzapfen. Trinken Sie zwei- bis dreimal täglich ein Schnapsglas Holunderbeerensaft.

So hilft der Sibirische Ginseng

!

Der Sibirische Ginseng hilft bei Stress, drohendem Burnout und Leistungsschwäche.

Der Sibirische Ginseng wurde in Europa durch seine stresslindernden Effekte berühmt. Seine Inhaltsstoffe regulieren die Stresshormone im Körper, wie unter anderem eine Studie mit Sportlern zeigte.[59] Das führt dazu, dass akute Stresssituationen kürzer dauern und unser Körper schneller zur Ruhe findet. Eine vollständige Erschöpfung durch eine stressige Situation kann dadurch vermieden werden. Die immunsteigernden Effekte des Sibirischen Ginsengs wirken der schwächenden Wirkung von Stress auf das Immunsystem entgegen.

Der Sibirische Ginseng ist außerdem ein beliebtes Kräftigungsmittel, das bei Patienten mit Erschöpfungszuständen gute Erfolge zeigt.

Auch bei Burnout wird er mittlerweile empfohlen. Wir empfehlen die Einnahme eines Extraktes der Eleu-Wurzel. Es kann begleitend zu obigem Tee eingenommen werden.

Was sonst noch hilft

Jeder Mensch entspannt anders. Der eine kommt lieber durch Aktivität wie Sport zur Ruhe, ein anderer entspannt lieber passiv mit einem Buch auf der Couch. Was für ein Typ sind Sie? Welcher Mix an Entspannungstechniken und Hobbys baut Ihren Stress am besten ab? Mit der sogenannten Achtsamkeit lässt sich den krankmachenden Eigenschaften von Stress gut entgegenwirken. Sie kann in sogenannten MBSR-Kursen erlernt werden. Auch Praktiken des Mitgefühls sind empfehlenswert. Eine solche lernen Sie im Kapitel „Tee trinken und abwarten" kennen.

Wann zur Ärztin/zum Arzt

Wenn dauerhafter Stress Ihr körperliches oder seelisches Wohlbefinden beeinträchtigt.

Trigeminusneuralgie: siehe „Nervenschmerzen"

Übergewicht: siehe „Fettleibigkeit (Adipositas)"

Unruhe und Nervosität (vegetative Dystonie)

Unser modernes Leben ist hektisch, seine Anforderungen übersteigen schnell unsere Belastungsgrenzen. Dann kann es zu nervösen Erschöpfungszuständen kommen. Die Betroffenen klagen über Reizbarkeit, Unruhe, rasche Ermüdbarkeit und unruhigen Schlaf. Häufig kommen weitere körperliche Beschwerden wie Muskelkrämpfe oder Herzbeschwerden hinzu, deren Ursachen wahrscheinlich in stressbedingten Fehlregulationen des vegetativen Nervensystems liegen. Ärzte finden typischerweise keine Ursache für das Leiden und nennen es „vegetative Dystonie" oder „Befindlichkeitsstörung".

> **!**
> Das vegetative Nervensystem kann bei Überforderung körperliche Beschwerden hervorrufen.

So helfen Hopfen, Schafgarbe und Holunder

Hopfen ist eine bewährte Heilpflanze bei Unruhezuständen. Für seine beruhigende Wirkung sind seine Bitterstoffe und sein ätherisches Öl verantwortlich. Sie sorgen dafür, dass wir nach einem anstrengenden Tag wieder zur Ruhe kommen. Seine Bitterstoffe wirken auch regulierend auf das vegetative Nervensystem, das bei Unruhezuständen oftmals überlastet ist. Gleiches gilt für die leicht bittere Schafgarbe. Sie wird traditionell bei Regulationsstörungen des vegetativen Nervensystems eingesetzt. Ihre Farbstoffe wirken zudem krampflösend, was bei Verdauungsbeschwerden hilfreich ist.

Holunderbeeren sorgen aufgrund ihrer Farbstoffe und B-Vitamine für starke Nerven. Die Farbstoffe schützen als Radikalenfänger unter anderem unsere Nerven vor den belastenden freien Radikalen.

Unsere Empfehlungen

Trinken Sie zwei- bis dreimal täglich einen Tee aus Schafgarbenkraut und Hopfenzapfen.

Alternativ können die hopfigen Beruhigungstropfen (siehe im Porträt des Hopfens) eingenommen werden. Nehmen Sie zwei- bis dreimal täglich 20 Tropfen dieser Tinktur mit etwas Flüssigkeit ein.

Trinken Sie zwei- bis dreimal täglich ein Schnapsglas Holunderbeerensaft.

!

Bei allen stressbedingten Beschwerden ist der Sibirische Ginseng eine gute Wahl.

So hilft der Sibirische Ginseng

Der Sibirische Ginseng ist eine gute Option, wenn Unruhe und Erschöpfung stressbedingt sind. Seine Wirkstoffe senken die Stresshormone und ermöglichen so Erholung und Entspannung. Der Sibirische Ginseng lässt sich gut in Form eines Extraktes der Eleu-Wurzel einnehmen.

Was sonst noch hilft

Bei Unruhe und Nervosität haben sich Entspannungstechniken wie Meditation, autogenes Training oder Yoga und regelmäßige körperliche Bewegung bewährt. Auch Praktiken des Mitgefühls (siehe „Tee trinken und abwarten") können helfen.

Wann zur Ärztin/zum Arzt

Wenn sich die Unruhe nicht bessert oder von körperlichen oder seelischen Symptomen begleitet ist.

Verbrennungen: siehe „Wunden und Verletzungen" oder „Sonnenbrand"

Verstopfung

Bei der Verstopfung findet die Darmentleerung selten oder nur unter Schwierigkeiten statt. Betroffene klagen über harten oder klumpigen Stuhl. Sie haben oft das Gefühl, als wäre der Darmausgang blockiert oder könnte nicht vollständig entleert werden.

So helfen Schafgarbe, Löwenzahn, Holunder und Wegeriche

Die Schafgarbe wird traditionell bei Verstopfungen empfohlen. Ihre Bitterstoffe regen die Bewegung der Darmmuskulatur an. Dadurch wird der Stuhl im Darm schneller in Richtung Ausgang befördert.

Der Löwenzahn wird bei Verstopfung aufgrund seiner galletreibenden Eigenschaften empfohlen. Der Breitwegerich ist aufgrund seiner Schleimstoffe eine Option bei Verstopfung. Wie diese wirken, lesen Sie im folgenden Absatz.

Holunderbeeren wirken leicht abführend. Diese Wirkung wurde zusammen mit anderen Heilpflanzen in einer 2010 veröffentlichten Studie untersucht.(60)

Unsere Empfehlungen

Trinken Sie bis zu fünfmal täglich einen Tee aus Breitwegerichkraut, Schafgarbenkraut und dem Kraut und den Wurzeln des Löwenzahns.

Trinken Sie zwei- bis dreimal täglich ein Schnapsglas Holunderbeerensaft.

!

Ergänzend zum Tee sind Flohsamen empfehlenswert.

Mit Wegerich-Schleimstoffen die Darmentleerung erleichtern

Ergänzend zum Tee würden wir Ihnen gerne die Samen vom Breitwegerich empfehlen, diese sind aber nicht im Handel erhältlich. Eine Alternative sind Flohsamen, die von anderen Wegericharten stammen und viele Schleimstoffe enthalten. Diese binden viel Wasser und wirken als Quellmittel im Darm. Dadurch vergrößern sie das Stuhlvolumen und die Gleitfähigkeit des Stuhls. Beides erleichtert einer Studie zufolge die Entleerung des Darms und regt die Darmbewegungen an.(61)

Was sonst noch hilft

Ballaststoffreiche Ernährung und ausreichende Flüssigkeitszufuhr (täglich mindestens 1,5 bis 2 Liter).

Wann zur Ärztin/zum Arzt

Wenn die Beschwerden über mehrere Wochen anhalten oder von Gewichtsverlust begleitet sind. Der Rettungsdienst muss alarmiert werden, wenn die Verstopfung plötzlich und zeitgleich mit Fieber, starken Bauchschmerzen, Übelkeit oder Erbrechen auftritt.

Völlegefühl

Wer unter Völlegefühl leidet, fühlt sich so, als wären seine oberen Bauchabschnitte mehr als angefüllt. Der Bauch wölbt sich nach vorne und kann schmerzen. Völlegefühl entsteht durch Blähungen. Es kann derselbe Tee getrunken werden, den wir im Abschnitt „Blähungen" empfehlen.

Wechseljahresbeschwerden

Während der Wechseljahre verändert sich bei Frauen der Stoffwechsel der Hormone Progesteron und Östrogen. Dies kann mit verschiedenen Beschwerden einhergehen. Dazu zählen Hitzewallungen, Schweißausbrüche, Nachtschweiß, Schlafstörungen und Unruhe.

So helfen Hopfen, Rotklee und Gänseblümchen
Hopfen entfaltet über seine Farbstoffe eine östrogene Wirkung im Körper. Davon können Frauen mit Wechseljahresbeschwerden profitieren, wie mittlerweile mehrere klinische Studien zeigen. Die letzte, an der 120 Frauen teilnahmen, wurde 2016 veröffentlicht. In allen Studien senkte Hopfen die Beschwerden der Teilnehmerinnen.[62, 63, 64] Neben der östrogenen Wirkung dürften auch die beruhigenden Eigenschaften für die beobachteten positiven Effekte verantwortlich sein.

Eine gute Ergänzung ist der einheimische Rotklee, den wir in diesem Buch nicht gesondert vorgestellt haben. Der Rotklee ist reich an Isoflavonen, die an Östrogenrezeptoren binden. Ihre Wirksamkeit bei Wechseljahresbeschwerden belegen mehrere klinische Studien.[65, 66] Zusammen mit Hopfen bieten sie auch einen Schutz vor Osteoporose, wie Sie im entsprechenden Abschnitt nachlesen können.

Das Gänseblümchen ist aufgrund seiner Wirkung auf den Fettstoffwechsel empfehlenswert.

Unsere Empfehlung
Trinken Sie zwei- bis dreimal täglich einen Tee aus Hopfenzapfen, Gänseblümchenblüten und Rotklee-Blüten.

So hilft der Sibirische Ginseng
Der Sibirische Ginseng ist auch bei Erschöpfungszuständen während der Wechseljahre eine gute Option. Er wirkt sich positiv auf die Stressreaktion und auf den Stoffwechsel der Blutfettwerte aus. Dies zeigte eine Studie mit Frauen nach der Menopause.[67] Wir empfehlen das Extrakt der Eleu-Wurzel, das Sibirischen Ginseng enthält.

!
In einer Studie wurde der Sibirische Ginseng bei Frauen nach der Menopause getestet.

Was sonst noch hilft
Ein gesunder Lebensstil mit kalorienarmer aber nährstoffreicher Ernährung und ausreichend Bewegung und Erholung helfen dabei, mit den Beschwerden besser umzugehen.

Wann zur Ärztin/zum Arzt

Wenn die Monatsblutung unregelmäßig auftritt oder aussetzt oder die Wechseljahresbeschwerden stark beeinträchtigen.

Winterblues/Winterdepression

Der Winterblues ist eine depressive Störung, die während der kalten Monate auftritt und typischerweise mit einem verstärkten Bedürfnis nach Schlaf und Süßigkeiten einhergeht. Wie Schafgarbe und Hopfen helfen können, erfahren Sie im Abschnitt „depressive Verstimmung".

Wunden und Verletzungen

Unsere Haut ist eine wichtige Barriere, die unseren Körper schützt. Ist sie verletzt, sollten wir uns um entstandene Wunden sorgfältig kümmern.

So helfen Gänseblümchen, Schafgarbe, Breitwegerich und Nelkenwurz

Gänseblümchen und Schafgarbe sind zwei bewährte Wundheilkräuter. Schafgarbe desinfiziert zudem den Wundbereich durch ihr ätherisches Öl.

> !
>
> Das ätherische Öl der Schafgarbe bekämpft Pilze und Bakterien im Wundbereich.

Offene und schlecht heilende Wunden

Bereiten Sie sich einen Tee aus Gänseblümchenblüten und Schafgarbenkraut und lassen ihn abkühlen. Mit diesem Tee können Sie Wunden ausspülen. Dies kann bei frischen Wunden (s.u.) und bei schlecht heilenden Wunden wie dem offenen Bein (Ulcus cruris) oder Wundliegegeschwüren (Dekubitus) erfolgen.

Geschlossene Wunden und Schutz vor Wundliegen

Bei geschlossenen Wunden oder als Schutz vor dem Wundliegen können Sie die Heilsalbe aus Gänseblümchen auftragen. Wie diese hergestellt wird, zeigen wir im Porträt des Gänseblümchens.

Verbrennungen

Bei leichten Verbrennungen hat sich die Anwendungen gerbstoffhaltiger Heilpflanzen wie der Nelkenwurz bewährt. Gerbstoffe fördern die Heilung, indem sie das betroffene Areal zusammenziehen und austrocknen. Damit entziehen sie Bakterien den Nährboden und hemmen Schmerz und Entzündung.

Spülen Sie die Verbrennung mit einem abgekühlten Tee aus Nelkenwurzwurzel. Damit der Tee schnell zur Hand ist, bereiten Sie ihn nur mit einer halben Tasse kochendem Wasser zu. Kühlen Sie ihn nach 10 Minuten Ziehzeit mit Eiswürfeln ab.

> !
> Gerbstoffe hemmen bei Verbrennungen Schmerz, Entzündung und Bakterienwachstum.

Das Pflaster von Wald und Wiese

Der Breitwegerich zählt zu den wichtigen einheimischen Wundheilkräutern. Er gilt das „Pflaster von Wald und Wiese". Seine Anwendung eignet sich bei Insektenstichen, kleineren Verletzungen und Blasen an den Füßen. Seine Wirkstoffe wirken entzündungshemmend, antibakteriell und wundheilend. Kneten Sie ein Breitwegerichblatt gut durch, bevor Sie es auflegen.

Was sonst noch hilft

Brandwunden kühlen Sie unter kaltem Wasser, bis der Schmerz abklingt. Im Folgenden beschreiben wir, wie Sie Wunden fachgerecht reinigen. Dabei sollte das unnötige Berühren der Wunde vermieden werden.

Wundreinigung

1. Reinigen: Spülen Sie Verschmutzungen mit frischem Leitungswasser oder einem Tee aus Gänseblümchen und Schafgarbe (abkühlen lassen!) aus der Wunde. Leicht blutende Wunden lassen Sie ein wenig bluten. Splitter und Steinchen bitte nicht selbst entfernen, das sollte eine Ärztin/ein Arzt machen.
2. Desinfizieren: Desinfizieren Sie die Wunde nach der Reinigung mit einem Wunddesinfektionsmittel. Ein solches sollte stets zuhause sein.
3. Abdecken: Decken Sie die Wunde mit einem Pflaster oder einer sterilen Kompresse ab.

Wann zur Ärztin/zum Arzt

Wenn sich bei Brandwunden Bläschen bilden und mit einem offenen Bein (Ulcus cruris) oder Wundliegegeschwüren. Sofort ärztlich versorgt werden müssen alle Stich-, Platz- und Bisswunden, starke Verbrennungen und alle stark blutenden Verletzungen.

Wundliegegeschwüre (Dekubitus): siehe „Wunden und Verletzungen"

Zahnbettentzündung (Parodontitis)

Bei der Zahnbettentzündung treiben Bakterien im Zahnhalteapparat ihr Unwesen. Zunächst macht sich die Entzündung durch Rötung, Schwellung und leichtes Bluten des Zahnfleisches bemerkbar. In der Folge zieht sich das Zahnfleisch zurück und die Zähne lockern sich.

So helfen Spitzwegerich und Nelkenwurz

Spitzwegerich und Nelkenwurz wirken antibiotisch. Der Spitzwegerich bekämpft Bakterien mit dem Stoff Aucubin, die Nelkenwurz mit ihrem ätherischen Öl. In diesem findet sich auch das nach Gewürznelken schmeckende Eugenol. Eugenol wirkt antibiotisch, schmerzstillend und entzündungshemmend. Der Spitzwegerich und ganz besonders die Nelkenwurz verfügen auch über diverse Gerbsäuren. Heilpflanzen mit Gerbsäuren werden schon lange bei Zahnbettentzündungen eingesetzt. Gerbsäuren wirken entzündungshemmend und stabilisieren die Zähne, indem sie das Zahnfleisch zusammenziehen. Zudem hemmen sie die Entstehung von Zahnbelag.

!

Heilpflanzen mit Gerbsäuren finden bei Zahnbettentzündungen Anwendung.

Die Nelkenwurz kann auch in Form unserer Mundwohl-Tropfen angewandt werden. Wie diese hergestellt werden, lesen Sie im Porträt der Nelkenwurz.

Unsere Empfehlungen

Bereiten Sie sich zweimal täglich eine Mundspülung aus Spitzwegerichkraut und Nelkenwurzwurzel zu. Überbrühen Sie hierfür 1 EL der Kräuter mit 100 ml kochendem Wasser und lassen die Mischung zugedeckt abkühlen. Alternativ zwei- bis dreimal täglich die betroffenen Stellen mit den Mundwohl-Tropfen einpinseln oder zwei- bis dreimal täglich mit einer Verdünnung von 10 bis 15 Tropfen auf ein Glas Wasser den Mundraum spülen.

Was sonst noch hilft

Sorgfältige Mundhygiene und das Reduzieren oder Meiden von Zucker und zuckerhaltigen Speisen. Das sogenannte Ölziehen reduziert die Keimzahl im Mundbereich. Nehmen Sie hierfür einmal täglich 1 EL pflanzliches Öl (zum Beispiel Sonnenblumenöl oder Kokosöl) in den Mund und ziehen es 15 Minuten lang durch die Zähne.

Wann zur Ärztin/zum Arzt

Bei den ersten Symptomen einer Zahnbettentzündung und bei ausgeprägtem Zahnbelag.

Zahnfleischentzündung (Gingivitis)

Fast 80 Prozent der Erwachsenen in Deutschland sind von einer Entzündung des Zahnfleisches betroffen. Typische Beschwerden sind schmerzendes, geschwollenes und gerötetes Zahnfleisch und Zahnfleischbluten.

So helfen Spitzwegerich und Nelkenwurz

Der Spitzwegerich wird traditionell bei Erkrankungen des Zahnfleisches eingesetzt. Er enthält das stark antibiotisch wirkende Aucubin, das das Wachstum von Bakterien hemmt. Aucubin wirkt auch gegen Hefepilze, die neueren Studien zufolge bei Erkrankungen der Mundhöhle oft beteiligt sind. Der Spitzwegerich wirkt durch seine Gerbsäuren und Schleimstoffe zusätzlich reizmildernd und entzündungshemmend.

!

Eugenol aus der Nelkenwurz wirkt antibakteriell, schmerzstillend und entzündungshemmend.

Vielleicht haben Sie schon mal davon gehört, dass Gewürznelken in manchen Produkten für die Zahn- und Mundhygiene enthalten sind. In Kriegszeiten waren Gewürznelken rar und die Wurzel der Nelkenwurz diente als Ersatz. Sie schmeckt ähnlich und ihr ätherisches Öl hat auch eine ähnliche Zusammensetzung. Unter anderem findet sich darin Eugenol. Eugenol wirkt antibakteriell, schmerzstillend und entzündungshemmend und ist daher bei einer Zahnfleischentzündung genau richtig. Ebenfalls antibakteriell, reizmildernd und entzündungshemmend wirken die Gerbsäuren der Nelkenwurz. Zudem hemmen sie die Entstehung von Zahnbelag.

Die Nelkenwurz kann auch in Form unserer Mundwohl-Tropfen angewandt werden. Wie diese hergestellt werden, lesen Sie im Porträt der Nelkenwurz.

Unsere Empfehlungen

Bereiten Sie sich zweimal täglich eine Mundspülung aus Spitzwegerich und Nelkenwurzwurzel zu. Überbrühen Sie hierfür 1 EL der Kräuter mit 100 ml kochendem Wasser und lassen die Mischung zugedeckt abkühlen.

Alternativ zwei- bis dreimal täglich die betroffenen Stellen mit den Mundwohl-Tropfen einpinseln oder zwei- bis dreimal täglich mit einer Verdünnung von 10 bis 15 Tropfen auf ein Glas Wasser den Mundraum spülen.

Was sonst noch hilft

Die Ursache für eine Zahnfleischentzündung ist fast immer unzureichende Mundhygiene. Ölziehen entfernt Bakterien aus dem Mund. Nehmen Sie hierfür einmal täglich 1 EL pflanzliches Öl (es eignen sich besonders Sonnenblumenöl oder Kokosöl) in den Mund und ziehen es 15 Minuten lang durch die Zähne.

Wann zur Ärztin/zum Arzt

Wenn die Beschwerden anhalten und bei ausgeprägtem Zahnbelag.

Zahnschmerzen

Harte Schale, weicher Kern: Gesunde Zähne wirken von außen unverwüstlich, doch unter ihrem harten mineralischen Überzug sind sie schmerzempfindlich und verletzlich. Zahnschmerzen treten meist infolge von Verletzungen des Zahnschmelzes oder im Rahmen einer Migräne auf.

So helfen Breitwegerich, Nelkenwurz und Weidenrinde

Die Weidenrinde wirkt aufgrund ihres Salizingehaltes wie ein natürliches Aspirin. Ihre Wirkstoffe lindern Schmerz und Entzündung. Traditionell wird der Breitwegerich bei Zahnschmerzen empfohlen. Es ist möglich, dass seine Gerbsäuren leicht schmerzstillend wirken. Sie ziehen die Schleimhaut zusammen und sorgen dafür, dass das Areal rund um den Zahn weniger durchblutet wird. Damit werden die Nerven, die den Schmerz weiterleiten, weniger versorgt.

Deutlich mehr Gerbsäuren enthält die Nelkenwurz. Ihre Wurzel ist zudem reich an dem schmerzstillenden Stoff Eugenol, der in vielen Artikeln für die Mundhygiene zu finden ist. Eugenol findet sich auch in der Gewürznelke, deshalb wird sie bei Zahnschmerzen empfohlen. Im Porträt der Nelkenwurz beschreiben wir, wie Sie aus ihrer Wurzel unsere Mundwohl-Tropfen herstellen.

> **!**
> Gerbstoffe können die Blutversorgung der Nerven verringern.

Unsere Empfehlungen

Trinken Sie bis zu fünfmal täglich einen Tee aus Weidenrinde, Breitwegerichkraut und Nelkenwurzwurzel.

Pinseln Sie zusätzlich bis zu fünfmal täglich das Gebiet rund um den betroffenen Zahn mit Mundwohl-Tropfen ein.

Was sonst noch hilft

Das beste Mittel gegen Zahnschmerzen ist Vorbeugung mit einer guten Mund- und Zahnhygiene. Wenn die Schmerzen schon einmal da sind, sollten Hausmittel nur die Zeit bis zum Arzttermin überbrücken.

Wann zur Zahnärztin/zum Zahnarzt

Bei pochenden oder stechenden Zahnschmerzen oder wenn zusätzlich Fieber, Schwellungen im Mundbereich oder Schmerzen beim Kauen oder im Gesicht auftreten.

Zyklusstörungen

Von Zyklusstörungen spricht man, wenn die Regelblutung ausbleibt, unregelmäßig oder schwächer oder stärker als gewöhnlich auftritt.

!

Schafgarbe und Brennnessel waren bereits in der Antike als blutstillende Mittel bekannt.

Schafgarbe und Brennnessel bei starker (Hypermenorrhö) oder verlängerter (Menorrhagie) Menstruationsblutung

Die Schafgarbe ist seit der Antike als blutstillendes Mittel bekannt. Als solches wird sie traditionell auch bei starken Menstruationsblutungen eingesetzt. Auch die Brennnessel zählt zu den blutstillenden Pflanzen. Sie kann aufgrund ihres hohen Eisengehaltes auch dazu beitragen, dass der Blutverlust besser verkraftet wird.

Unsere Empfehlung

Trinken Sie zwei- bis dreimal täglich einen Tee aus Schafgarbenkraut und Brennnesselblättern.

Beifuß bei ausbleibender (Amenorrhö) oder schwacher (Hypomenorrhö) Menstruationsblutung

Dem Beifuß haben wir in diesem Buch kein Porträt gewidmet, er zählt auch zu den Heilpflanzen, die in menschlichen Siedlungen zu finden sind. Seine Anwendung hat sich bei schwacher und ausbleibender oder verzögerter Menstruationsblutung bewährt. Seine Inhaltsstoffe sollen den Hormonhaushalt entsprechend beeinflussen und die Durchblutung des Beckens und der Gebärmutter erhöhen. Wenn die Regelblutung einmal ausbleibt und die Möglichkeit einer Schwangerschaft besteht, sollte Beifußkraut nicht angewandt werden.

Unsere Empfehlung

Trinken Sie zwei- bis dreimal täglich einen Tee aus Beifußkraut.

Wann zur Ärztin/zum Arzt

Wenn die Menstruationsblutung vom Normalverlauf abweicht und bei Verdacht auf eine Schwangerschaft.

ANHANG

Nebenwirkungen, Wechselwirkungen und Gegenanzeigen

HEILPFLANZE	MÖGLICHE WECHSELWIRKUNGEN	MÖGLICHE NEBENWIRKUNGEN	GEGENANZEIGEN
Beifuß	Keine bekannt	Keine bekannt	Schwangerschaft, Überempfindlichkeit gegenüber Beifuß oder anderen Korbblütlern
Breit-wegerich	Keine bekannt	Keine bekannt	Keine bekannt
Brennnessel	Keine bekannt	Keine bekannt	Ödeme infolge von Herz- oder Nierenerkrankungen
Flohsamen	Eine Beeinflussung der Aufnahme anderer Medikamente ist denkbar. Nicht zeitgleich mit anderen Medikamenten einnehmen	Allergische Reaktionen wie Asthma oder Schnupfen. Bauchschmerzen, Blähungen oder Verstopfung bei nicht ausreichender Trinkmenge	Darmverschluss, Verengung der Speiseröhre, Schluckbeschwerden
Gänse-blümchen	Keine bekannt	Keine bekannt	Überempfindlichkeit gegenüber Gänseblümchen oder anderen Korbblütlern
Holunder (Blüten)	Keine bekannt	Keine bekannt	Keine bekannt

HEILPFLANZE	MÖGLICHE WECHSELWIRKUNGEN	MÖGLICHE NEBENWIRKUNGEN	GEGENANZEIGEN
Hopfen	Keine bekannt, theoretisch aber möglich bei Medikamenten, die über das Enzym Cytochrom P450 verstoffwechselt werden	Müdigkeit. Beim Kontakt mit frischen Hopfenzapfen kann ein Hautausschlag, die sogenannte Hopfenpflückerkrankheit, auftreten.	Allergie gegen Hopfen
Löwenzahn	Keine bekannt	Die Bitterstoffe regen die Bildung der Magensäure an. Dadurch können Magenbeschwerden verursacht oder verschlimmert werden.	Verschluss der Gallenwege, Darmverschluss, Gallenblasenempyem, Überempfindlichkeit gegenüber Löwenzahn oder anderen Korbblütlern. Bei Gallenerkrankungen nur nach Rücksprache mit Ärzten anwenden
Nelkenwurz	Eine Beeinflussung der Aufnahme anderer Medikamente ist denkbar. Nicht zeitgleich mit anderen Medikamenten einnehmen	Keine bekannt	Keine bekannt

▶▶

HEILPFLANZE	MÖGLICHE WECHSELWIRKUNGEN	MÖGLICHE NEBENWIRKUNGEN	GEGENANZEIGEN
Rotklee	Die mögliche Interaktion mit Tamoxifen und anderen Medikamenten, die an Östrogenrezeptoren wirken, wird kontrovers diskutiert.	Keine bekannt	Schwangerschaft, Stillzeit. Nicht anwenden bei Kindern unter 12 Jahren. Die möglichen Auswirkungen von Rotklee auf hormonsensitive Krebsarten werden kontrovers diskutiert. Allergie gegen Rotklee
Schafgarbe	Keine bekannt	Allergische Hautreaktionen	Überempfindlichkeit gegenüber Schafgarbe oder anderen Korbblütlern
Spitzwegerich	Keine bekannt	Keine bekannt	Keine bekannt
Weide	Theoretisch sind Wechselwirkungen mit Gerinnungshemmern möglich.	Theoretisch sind allergische Reaktionen wie Hautausschlag, Juckreiz und Asthma möglich.	Schwangerschaft, Stillzeit und Überempfindlichkeit gegenüber Weidenrinde oder Salizylaten/Salizylsäure. Kinder unter 12 Jahren sollten Weidenrinde nur in Absprache mit einer Ärztin/einem Arzt einnehmen.

Weiterlesen: Büchertipps

Jürgen Feder: Feders fabelhafte Pflanzenwelt: Auf Entdeckungstour mit einem Extrembotaniker. Rowohlt, 2014

Sind Sie neugierig, wie der Pflanzenkenner Jürgen Feder zu seinem Titel „Extrembotaniker“ kam? Wir könnten Ihnen einiges dazu erzählen. Doch am besten erfahren Sie das aus erster Hand – zum Beispiel aus dem ersten seiner insgesamt vier Bücher. Darin lesen Sie einiges über den lebhaften Pflanzenliebhaber und über seine mal schillernden, mal unscheinbaren grünen Geliebten. Jürgen Feder nimmt uns mit auf seine aufregenden Ausflüge – quer durch Deutschland und in verschiedene Landschaften und Lebensräume.

Ein Kapitel widmet sich auch der Pflanzenwelt in Dorf und Stadt. Dort gibt es neben unseren zehn Heilpflanzen noch jede Menge andere grüne Lebewesen. Darunter sind gut bekannte wie der Efeu und der Giersch und echte Raritäten wie die Stundenblume und der Erdbeerspinat. Insgesamt stellt Jürgen Feder 333 gewöhnliche und manchmal auch ungewöhnliche Pflanzen mit Foto, Witz und Wissen vor.

„Feders fabelhafte Pflanzenwelt: Auf Entdeckungstour mit einem Extrembotaniker“ ist vieles gleichzeitig: ein botanischer Reisebericht, eine Streitschrift für mehr Artenschutz und das bewegende Tagebuch eines Entdeckers.

Sicher bestimmen: Bestimmungsbücher und -apps

Schauer, Caspari, Caspari: Der illustrierte Pflanzenführer für unterwegs: 1150 Blumen, Gräser, Bäume und Sträucher. BLV Buchverlag, 2018

Der illustrierte Pflanzenführer der Autoren Thomas Schauer, Claus Caspari und Stefan Caspari ist ein sehr gutes Bestimmungsbuch für die einheimische Pflanzenwelt. Die Pflanzen sind nach Blütenfarbe und Anzahl der Blütenblätter sortiert. Das erlaubt es auch Laien, blühende Pflanzen sicher zu bestimmen.

Fleischhauer, Spiegelberger, Gassner: Blatt für Blatt: Über 800 Pflanzen nach Blattformen und Blüten einfach bestimmen. AT Verlag, 2017

Das unter der Mitwirkung von Steffen Guido Fleischhauer entstandene Buch ist eine gute Ergänzung zum oben erwähnten Pflanzenführer. „Blatt für Blatt: Über 800 Pflanzen nach Blattformen und Blüten einfach bestimmen“ erlaubt nämlich auch die Bestimmung von Pflanzen, wenn sie gerade nicht blühen.

Pflanzenbestimmungs-App Pl@ntNet

Mit dieser kostenlosen App lassen sich die meisten Pflanzen in Deutschland mit dem Smartphone bestimmen. Einfach ein Foto von einem Pflanzenteil machen und die App macht Vorschläge, um welche Pflanze es sich handeln könnte. Wer sicher bestimmen will, der überprüft die Ergebnisse der App mit den oben genannten Bestimmungsbüchern. Erhältlich für Android und iOS.

Mitgefühl lernen

Thupten Jinpa: Mitgefühl: Offen und empathisch sich selbst und dem Leben neu begegnen. Verlag O.W. Barth, 2016

Brené Brown: Verletzlichkeit macht stark: Wie wir unsere Schutzmechanismen aufgeben und innerlich reich werden. Goldmann Verlag, 2017

Botanische Führungen und Heilpflanzenführungen

Botanische Führungen
Gute Adressen für botanische Führungen sind botanische Gärten, der Bund für Umwelt- und Naturschutz BUND und der Naturschutzbund NABU.

Heilpflanzenführungen
Anbieter für Heilpflanzenführungen aus ganz Deutschland finden Sie auf der Seite des Autoren Steffen Guido Fleischhauer: https://wildpflanzenliebe.wordpress.com/plz/

Bezugsadressen

Heilkräuterapotheken
Zieten Apotheke Berlin
Großbeerenstraße 11
10963 Berlin
Tel. 030 5471690
www.zietenapotheke.de

Gethsemane Apotheke Berlin
Stargarder Straße 79
10437 Berlin
Tel. 030 44653370
www.gethsemane-apotheke.de

Schloss-Apotheke Koblenz
Schlossstraße 17
56068 Koblenz
Tel. 0261 9882550
www.schloss-apotheke-koblenz.de

Hofapotheke St. Afra am Dom
Hoher Weg 11
86152 Augsburg
Tel. 0821 343470
www.hofapotheke-augsburg.de

Kronen Apotheke Wuppertal
Berliner Straße 45
42275 Wuppertal
Tel. 0202 265250
www.kronen-apotheke-wuppertal.de

Kräuterläden
Herbathek Berlin
Kollwitzstraße 76
10435 Berlin
Tel. 030 25797021
www.herbathek.com

Kräuter Kühne
Filialen in Berlin, Hannover, München
Tel. 030 25 32 60 10
www.kraeuter-kuehne.de

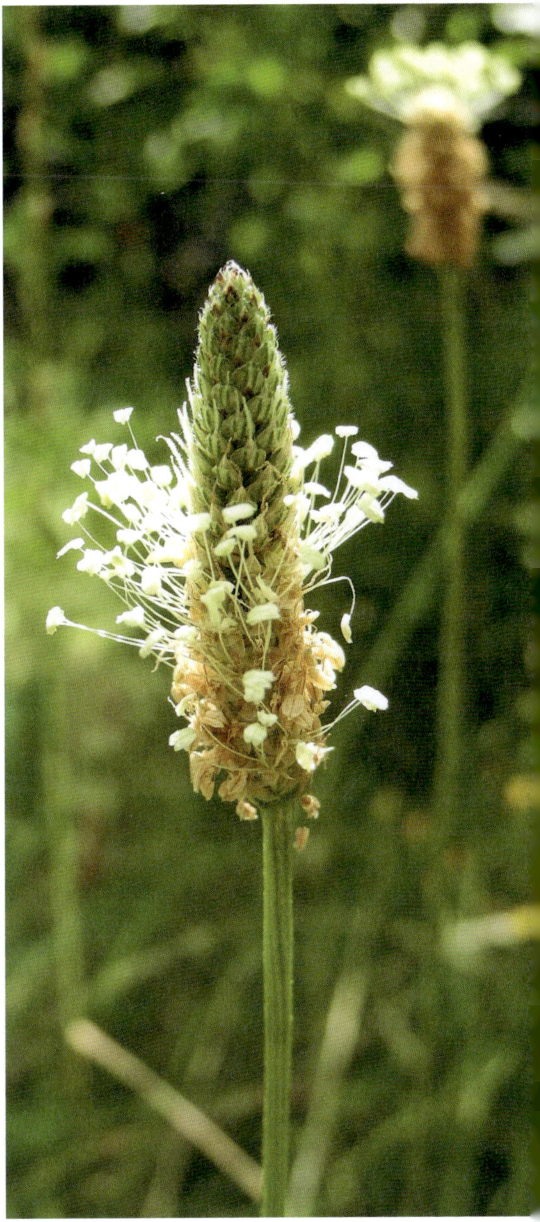

Verwendete Literatur und Verzeichnis der zitierten Studien

Auszug der verwendeten Literatur

Wolfgang Blaschek (Hrsg.): Hagers Enzyklopädie der Arzneistoffe und Drogen. Springer, HagerROM DVD 2014

Wichtl M (Hrsg.). Teedrogen und Phytopharmaka. Wissenschaftliche Verlagsgesellschaft, 6. Auflage 2015

Hänsel, Rudolf, Sticher, Otto (Hrsg.): Pharmakognosie – Phytopharmazie. Springer, 9. Auflage 2010

Madaus G.: Lehrbuch der biologischen Heilmittel, 1979

Van Wyk, Wink, Wink: Handbuch der Arzneipflanzen. Wissenschaftliche Verlagsgesellschaft, 3. Auflage 2015

European Scientific Cooperative on Phytotherapy (ESCOP): ESCOP monographs, online series, 2014

World Health Organization (WHO): WHO Monographs on Selected Medicinal Plants, 2009 (kostenlos online einsehbar unter: http://apps.who.int/medicinedocs/en/d/Js2200e/)

Verzeichnis der zitierten Studien

1 Kyrou et al.: Effects of a hops (Humulus lupulus L.) dry extract supplement on self-reported depression, anxiety and stress levels in apparently healthy young adults: a randomized, placebo-controlled, double-blind, crossover pilot study. Hormones (Athens). 2017 Apr;16(2):171-180

2 Jacquet et al.: Phytalgic, afood supplement, vs placebo in patients with osteoarthritis of the knee or hip: a randomised double-blind placebo-controlled clinical trial. Arthritis Res Ther. 2009;11(6):R192

3 Randall et al.: Nettle sting of Urtica dioica for joint pain--an exploratory study of this complementary therapy. Complement Ther Med. 1999 Sep;7(3):126-31

4 Randall et al.: Randomized controlled trial of nettle sting for treatment of base-of-thumb pain. J R Soc Med. 2000 Jun;93(6):305-9

5 Uehleke et al.: Willow bark extract STW 33-I in the long-term treatment of outpatients with rheumatic pain mainly osteoarthritis or back pain. Phytomedicine. 2013 Aug 15;20(11):980-4

6 Beer et al.: Willow bark extract (Salicis cortex) for gonarthrosis and coxarthrosis--results of a cohort study with a control group. Phytomedicine. 2008 Nov;15(11):907-13

7 Biegert et al.: Efficacy and safety of willow bark extract in the treatment of osteoarthritis and rheumatoid arthritis: results of 2 randomized double-blind controlled trials. J Rheumatol. 2004 Nov; 31(11): 2121-30

8 Hall et al.: Safety, efficacy and anti-inflammatory activity of rho iso-alpha-acids from hops. Phytochemistry. 2008 May;69(7):1534-47

9 Clare et al.: The diuretic effect in human subjects of anextract of Taraxacum officinale folium over a single day. J Altern Complement Med. 2009 Aug;15(8):929-34

10 Albrecht, U. et al.: Eine randomisierte, Placebo-kontrollierte Doppelblindstudie eines pflanzlichen Arzneimittels aus Kapuzinerkresse und Meerrettich in der Prophylaxe von rezidivierenden Harnwegsinfekten, Curr Med Res Opin 23(10): 2415-2422 (2007)

11 Goos, K.-H. et al.: Wirksamkeit und Verträglichkeit eines pflanzlichen Arzneimittels mit Kapuzinerkressenkraut und Meerrettich bei akuter Sinusitis, akuter Bronchitis und akuter Blasenentzündung im Vergleich zu anderen Therapien unter den Bedingungen der täglichen Praxis, Drug Res 56. No.3, 249-257 (2006)

12 Lau et al.: Phytotherapy in catheter-associated urinary tract infection : Observational study recording the efficacy and safety of a fixed herbal combination containing Tropaeoli majoris herba and Armoraciae rusticanae radix. Urologe A. 2018 Dec;57(12):1472-1480

13 Asgary et al.: Antihypertensive and antihyperlipidemic effects of Achillea wilhelmsii. Drugs Exp Clin Res. 2000;26(3):89-93

14 Ivanova et al.: Improved lipid profile and increased serum antioxidant capacity in healthy volunteers after Sambucus ebulus L. fruit infusion consumption. Int J Food Sci Nutr. 2014 Sep;65(6):740-4

15 Solà et al.: Soluble fibre (Plantago ovata husk) reduces plasma low-density lipoprotein (LDL) cholesterol, triglycerides, insulin, oxidised LDL and systolic blood pressure in hypercholesterolaemic patients: A randomised trial. Atherosclerosis. 2010 Aug;211(2):630-7

16 Goos, K.-H. et al.: Wirksamkeit und Verträglichkeit eines pflanzlichen Arzneimittels mit Kapuzinerkressenkraut und Meerrettich bei akuter Sinusitis, akuter Bronchitis und akuter Blasenentzündung im Vergleich zu anderen Therapien unter den Bedingungen der täglichen Praxis, Drug Res 56. No.3, 249-257 (2006)

17 Goos, K.-H. et al.: Aktuelle Untersuchungen zur Wirksamkeit und Verträglichkeit eines pflanzlichen Arzneimittels mit Kapuzinerkressenkraut und Meerrettich bei akuter Sinusitis, akuter Bronchitis und akuter Blasenentzündung bei Kindern im Vergleich zu anderen Antibiotika, Arzneim.-Forsch./Drug Res. 57, No. 4, 238-246 (2007)

18 Fernández-Bañares et al.: Randomized clinical trial of Plantago ovata seeds (dietary fiber) as compared with mesalamine in maintaining remission in ulcerative colitis. Spanish Group for the Study of Crohn's Disease and Ulcerative Colitis (GETECCU). Am J Gastroenterol. 1999 Feb;94(2):427-33

19 Kyrou et al.: Effects of a hops (Humulus lupulus L.) dry extract supplement on self-reported depression, anxiety and stress levels in apparently healthy young adults: a randomized, placebo-controlled, double-blind, crossover pilot study. Hormones (Athens). 2017 Apr;16(2):171-180

20 Chatterji et al.: Study of the effect of the herbal composition SR2004 on hemoglobin A1c, fasting blood glucose, and lipids in patients with type 2 diabetes mellitus. Integr Med Res. 2018 Sep;7(3):248-256

21 Kianbakht et al.: Improved glycemic control in patients with advanced type 2 diabetes mellitus taking Urtica dioica leaf extract: a randomized double-blind placebo-controlled clinical trial. Clin Lab. 2013;59(9-10):1071-6

22 Namazi et al.: The effect of hydro alcoholic nettle (Urtica dioica) extract on oxidative stress in patients with type 2 diabetes: a randomized double-blind clinical trial. Pak J Biol Sci. 2012 Jan 15;15(2):98-102

23 Namazi et al.: The effect of hydro alcoholic Nettle (Urtica dioica) extracts on insulin sensitivity and some inflammatory indicators in patients with type 2 diabetes: a randomized double-blind control trial. Pak J Biol Sci. 2011 Aug 1;14(15):775-9

24 Ziai et al.: Psyllium decreased serum glucose and glycosylated hemoglobin significantly in diabetic outpatients. J Ethnopharmacol. 2005 Nov 14;102(2):202-7

25 Rodríguez-Morán et al.: Lipid- and glucose-lowering efficacy of Plantago Psyllium in type II diabetes. J Diabetes Complications. 1998 Sep-Oct;12(5):273-8

26 Tiralongo et al.: Elderberry Supplementation Reduces Cold Duration and Symptoms in Air-Travellers: A Randomized, Double-Blind Placebo-Controlled Clinical Trial. Nutrients. 2016 Mar 24;8(4):182

27 Fintelmann V. et al.: Efficacy and Safety of a Combination Herbal medicinal Product containing Tropaeoli majoris herba and Armoraciae rusticanae radix for the prophylactic treatment of patients with respiratory tract disease: A randomised, prospective, double-blind, placebocontrolled phase III trial. Curr Med Res Opin. November 2012, Vol. 28, No. 11, Pages 1799-1807

28 Cicero et al.: Effects of Siberian ginseng (Eleutherococcus senticosus maxim.) on elderly quality of life: a randomized clinical trial. Arch Gerontol Geriatr Suppl. 2004;(9):69-73

29 Hartz et al.: Randomized controlled trial of Siberian ginseng for chronic fatigue. Psychol Med. 2004 Jan;34(1):51-61

30 Asgary et al.: Antihypertensive and antihyperlipidemic effects of Achillea wilhelmsii. Drugs Exp Clin Res. 2000;26(3):89-93

31 Chrubasik et al.: An observational study and quantification of the actives in a supplement with Sambucus nigra and Asparagus officinalis used for weight reduction. Phytother Res. 2008 Jul;22(7):913-8

32 Turnbull et al.: The effect of a Plantago ovata seed containing preparation on appetite variables, nutrient and energy intake. Int J Obes Relat Metab Disord. 1995 May;19(5):338-42

33 Morán et al.: Effects of fiber administration in the prevention of gallstones in obese patients on a reducing diet. A clinical trial. Rev Gastroenterol Mex. 1997 Oct-Dec;62(4):266-72

34 Zakay-Rones et al.: Randomized study of the efficacy and safety of oral elderberry extract in the treatment of influenza A and B virus infections. J Int Med Res. 2004 Mar-Apr;32(2):132-40

35 Sharquie et al.: Onion juice (Allium cepa L.), a new topical treatment for alopecia areata. J Dermatol. 2002 Jun;29(6):343-6

36 Mittman P. Randomized, double-blind study of freeze-dried Urtica dioica in the treatment of allergic rhinitis. Planta Med. 1990 Feb;56(1):44-7

37 Kupin et al.: Stimulation of the immunological reactivity of cancer patients by Eleutherococcus extract. Vopr Onkol. 1986;32(7):21-6

38 Aslanyan et al.: Double-blind, placebo-controlled, randomised study of single dose effects of ADAPT-232 on cognitive functions. Phytomedicine. 2010 Jun;17(7):494-9

39 Kupin et al.: Stimulation of the immunological reactivity of cancer patients by Eleutherococcus extract. Vopr Onkol. 1986;32(7):21-6

40 Kupin et al.: Immunomodulating action of an Eleuterococcus extract in oncologic patients. Sov Med. 1987;(5):114-6

41 Hyson: Anticephalgic photoprotective premedicated mask. A report of a successful double-blind placebo-controlled study of a new treatment for headaches with associated frontalis pain and photophobia. Headache, 1998, 38:475–477.

42 Shrivastava et al.: Tanacetum parthenium and Salix alba (Mig-RL) combination in migraine prophylaxis: a prospective, open-label study. Clin Drug Investig. 2006;26(5):287-96

43 Goos, K.-H. et al.: Wirksamkeit und Verträglichkeit eines pflanzlichen Arzneimittels mit Kapuzinerkressenkraut und Meerrettich bei akuter Sinusitis, akuter Bronchitis und akuter Blasenentzündung im Vergleich zu anderen Therapien unter den Bedingungen der täglichen Praxis, Drug Res 56. No.3, 249-257 (2006)

44 Lamb et al.: Nutritional supplementation of hop rho iso-alpha acids, berberine, vitamin D_3, and vitamin K_1 produces a favorable bone biomarker profile supporting healthy bone metabolism in postmenopausal women with metabolic syndrome. Nutr Res. 2011 May;31(5):347-55

45 Lambert et al. Combined bioavailable isoflavones and probiotics improve bone status an destrogen metabolism in postmenopausal osteopenic women: a randomized controlled trial. Am J Clin Nutr 2017; 106:909-920
46 Kaldewey: Behandlung der benignen Prostatahyperplasie und der Prostatitis mit einem standardisierten Urticae-radix Extrakt. Eine multizentrische Studie in 279 urologischen Praxen. Urologie B, 1995; 35: 430-433
47 Safarinejad: Urtica dioica for treatment of benign prostatic hyperplasia: a prospective, randomized, double-blind, placebo-controlled, crossover study. J Herb Pharmacother. 2005;5(4):1-11
48 Jenabi et al.: Effect of Achillea Millefolium on Relief of Primary Dysmenorrhea: A Double-Blind Randomized Clinical Trial. J Pediatr Adolesc Gynecol. 2015 Oct;28(5):402-4
49 Kazemian et al.: Evaluating the efficacy of mixture of Boswellia carterii, Zingiber officinale, and Achillea millefolium on severity of symptoms, anxiety, and depression in irritable bowel syndrome patients. J Res Med Sci. 2017 Nov 28;22:120
50 Hotz et al.: Effectiveness of plantago seed husks in comparison with wheat brain on stool frequency and manifestations of irritable colon syndrome with constipation. Med Klin (Munich). 1994 Dec 15;89(12):645-51
51 Chrubasik et al.: Evidence for antirheumatic effectiveness of Herba Urticae dioicae in acute arthritis: A pilot study. Phytomedicine. 1997 Jun;4(2):105-8
52 Chrubasik et al.: Potential economic impact of using a proprietary willow bark extract in outpatient treatment of low back pain: an open non-randomized study. Phytomedicine. 2001 Jul;8(4):241-51
53 Chrubasik et al.: Treatment of low back pain with a herbal or synthetic anti-rheumatic: a randomized controlled study. Willow bark extract for low back pain. Rheumatology (Oxford). 2001 Dec;40(12):1388-93
54 Uehleke et al.: Willow bark extract STW 33-I in the long-term treatment of outpatients with rheumatic pain mainly osteoarthritis or back pain. Phytomedicine. 2013 Aug 15;20(11):980-4
55 Cornu et al.: A dietary supplement to improve the quality of sleep: a randomized placebo controlled trial. BMC Complement Altern Med. 2010 Jun 22;10:29
56 Koetter et al.: A randomized, double blind, placebo-controlled, prospective clinical study to demonstrate clinical efficacy of a fixed valerian hops extract combination (Ze 91019) in patients suffering from non-organic sleep disorder. Phytother Res. 2007 Sep;21(9):847-51
57 Dimpfel et al.: Sleep improving effects of a single dose administration of a valerian/hops fluid extract – a double blind, randomized, placebo-controlled sleep-EEG study in a parallel design using electrohypnograms. Eur J Med Res. 2008 May 26;13(5):200-4
58 Franco et al.: The sedative effect of non-alcoholic beer in healthy female nurses. PLoS One. 2012;7(7):e37290
59 Gaffney et al.: The effects of Eleutherococcus senticosus and Panax ginseng on steroidal hormone indices of stress and lymphocyte subset numbers in endurance athletes. Life Sci. 2001 Dec 14;70(4):431-42
60 Picon et al.: Randomized clinical trial of a phytotherapic compound containing Pimpinella anisum, Foeniculum vulgare, Sambucus nigra, and Cassia augustifolia for chronic constipation. BMC Complement Altern Med. 2010 Apr 30;10:17
61 Passmore et al.: A comparison of Agiolax and lactulose in elderly patients with chronic constipation. Pharmacology. 1993 Oct;47 Suppl 1:249-52
62 Aghamiri et al.: The effect of Hop (Humulus lupulus L.) on early menopausal symptoms and hot flashes: A randomized placebo-controlled trial. Complement Ther Clin Pract. 2016 May;23:130-5
63 Erkkola et al.: A randomized, double-blind, placebo-controlled, cross-over pilot study on the use of a standardized hop extract to alleviate menopausal discomforts. Phytomedicine. 2010 May;17(6):389-96
64 Heyerick et al.: A first prospective, randomized, double-blind, placebo-controlled study on the use of a standardized hop extract to alleviate menopausal discomforts. Maturitas. 2006 May 20;54(2):164-75
65 Shakeri et al.: Effectiveness of red clover in alleviating menopausal symptoms: a 12-week randomized, controlled trial. Climacteric. 2015;18(4):568-73
66 del Giorno et al.: Effects of Trifolium pratense on the climacteric and sexual symptoms in postmenopause women. Rev Assoc Med Bras (1992). 2010 Sep-Oct;56(5):558-62
67 Lee et al.: The effects of A. senticosus supplementation on serum lipid profiles, biomarkers of oxidative stress, and lymphocyte DNA damage in postmenopausal women. Biochem Biophys Res Commun. 2008 Oct 10;375(1):44-8

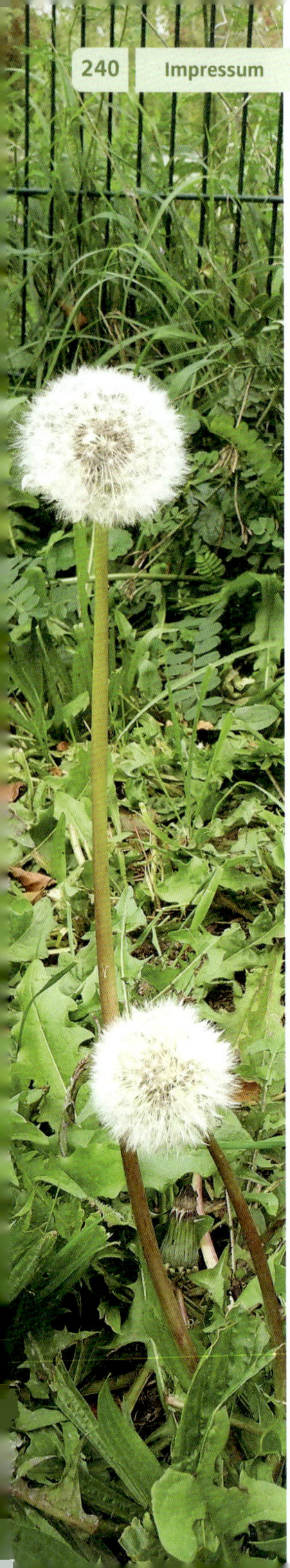

Bibliografische Information der Deutschen Nationalbibliothek
Die Deutsche Nationalbibliothek verzeichnet diese Publikation in der deutschen Nationalbibliografie; detaillierte bibliografische Daten sind im Internet über http://dnb.ddb.de/ abrufbar.

ISBN 978-3-86910-067-8 (Print)
ISBN 978-3-86910-068-5 (PDF)
ISBN 978-3-86910-069-2 (EPUB)

Fotos:
Titelmotiv: stock.adobe.com/flucas, shutterstock/embroidery designs, Sylverarts Vectors; Jürgen Feder
Jürgen Feder: 6, 8, 19, 30, 32, 37, 46, 50, 53, 58, 62, 63, 67, 73, 75, 80, 81, 84, 87, 91, 95, 99, 102, 240
Sebastian Vigl: 2, 13, 16, 23, 26, 60, 68, 75, 97, 118
Anne Wanitschek: 11
T. Weidner: 106
stock.adobe.com: eflstudioart: 1; Alexander Raths: 112/113; ArtCookStudio: 114; Cora Müller: 137; behewa: 138/139

Eine Marke der Schlüterschen Verlagsgesellschaft mbH & Co. KG
Hans-Böckler-Allee 7, 30173 Hannover
www.humboldt.de
www.schluetersche.de

Autoren und Verlag haben dieses Buch sorgfältig erstellt und geprüft. Für eventuelle Fehler kann dennoch keine Gewähr übernommen werden. Weder die Autoren noch der Verlag können für eventuelle Nachteile oder Schäden, die aus den im Buch vorgestellten Behandlungsmöglichkeiten und praktischen Hinweisen resultieren, eine Haftung übernehmen.

Lektorat: Heike Westhofen, Köln
Layout: Groothuis, Lohfert, Consorten, Hamburg
Covergestaltung: ZERO, München
Satz: Die Feder, Konzeption vor dem Druck GmbH, Wetzlar
Druck und Bindung: Schleunungdruck GmbH, Marktheidenfeld